Thomas M. H. Bergner

Arzt sein

Thomas M. H. Bergner

Arzt sein

Die 7 Prinzipien für Erfolg, Effektivität und Lebensqualität

Mit 94 Übungen und Tests,
39 Tabellen und 5 Abbildungen

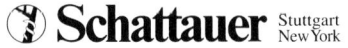 Schattauer Stuttgart New York

IV

Dr. med. Thomas M. H. Bergner
Hackerstraße 8 b
82067 Ebenhausen

E-Mail: info@bergner.cc
www.bergner.cc

Bibliografische Information der Deutschen Nationalbibliothek
Die Deutsche Nationalbibliothek verzeichnet diese Publikation in der Deutschen National-
bibliografie; detaillierte bibliografische Daten sind im Internet über http://dnb.d-nb.de
abrufbar.

Besonderer Hinweis:
Die in diesem Buch aufgeführten Tests und Übungen haben sich im täglichen Umgang mit
den Klienten bewährt. Die Interpretation der Ergebnisse und die persönlichen Konsequenzen liegen in der Eigenverantwortlichkeit des Lesers.

© 2009 by Schattauer GmbH, Hölderlinstraße 3, 70174 Stuttgart, Germany
E-Mail: info@schattauer.de
Internet: http://www.schattauer.de
Printed in Germany

Lektorat: Marion Lemnitz, Berlin
Umschlagabbildung: gettyimages®, Fotograf: altrendo images
Satz: Stahringer Satz GmbH, 35305 Grünberg
Druck und Einband: AZ Druck und Datentechnik GmbH, Kempten/Allgäu

ISBN 978-3-7945-2681-9

Vorwort

Ursprünglich wollte ich ein Buch über die persönlichen Kompetenzen von Ärzten schreiben. Je länger ich mich jedoch mit dem Thema befasste, umso deutlicher wurde, dass ich zugleich an etwas ganz anderem arbeitete, an einem Buch über deren Lebensqualität. Mir wurde dabei auch klar, dass Ärzte, so wie sie sich verhalten, keine Feinde brauchen: Sie erledigen sich selbst.

Arzt zu *sein* umfasst Ihr Fachwissen, Ihre allgemeine analytische Intelligenz, Ihre Erfahrungen, Ihre Persönlichkeit und deren Kompetenzen und Ihre sozialen Kompetenzen. Ihr Sein nutzt, damit es Ihnen genauso wie Ihren Patienten besser geht.

Es ist ein Ziel dieses Buches, Ihren rational-analytischen Fähigkeiten den tiefen Sinn anderer, Ihnen innewohnender Instanzen zu vermitteln, sie in Ihre ganze Persönlichkeit einzubinden. Es geht dabei in keiner Weise darum, Vernunft, Rationalität und Logik zu vernachlässigen und Sie zu einem gefühlsduseligen Arzt zu machen, der seine fachlichen Wurzeln vergisst; im Gegenteil: Ohne Ihr hohes Fachwissen wären Ihre persönlichen und mitmenschlichen Kompetenzen ohne Sinn. Sie sind Arzt und nicht der verständige, alles hinnehmende beste Freund.

Das Hauptziel ist, Sie an die stärksten Kräfte, die Ihnen und damit wohl auch Ihren Patienten eigen sind, heranzuführen. Es sind die Kräfte, welche ich als Lebenskraft oder Lebensenergie bezeichne. Das ist zum einen der Wunsch, das zu tun, was man zutiefst möchte und dem Sinn des eigenen Lebens gemäß ist. Zum anderen ist es der Wille, als einmaliges Individuum, das mit nichts und niemandem zu verwechseln ist, anerkannt und auch erkannt zu werden: Ich bin und wie ich bin, bin ich in Ordnung – das ist ein zentrales Anliegen des Menschen. Mir scheint, kein Impuls ist stärker als der, sein zu können, akzeptiert und erkannt zu werden, wie man eben ist.

Im Mittelpunkt des Buches steht zugleich das Ziel, wie es Ihnen als Ärztin oder Arzt gelingen kann, trotz der Widrigkeiten des Gesundheitssystems mit Ihrer eigenen Lebenseinstellung das Gefühl zu erhalten und dann zu behalten, dass es sich lohnt, Arzt zu sein.

Mit welchem Menschen verbringen Sie die meiste Zeit? Mit Ihrem Partner? Mit Ihren Mitarbeitern? Mit Ihren Kindern? Nein, Sie verbringen nur mit einem einzigen Menschen Ihre ganze Zeit: mit sich selbst, ununterbrochen von der Zeugung bis zum Tod. Meinen Sie nicht auch, das muss der wichtigste Mensch in Ihrem Leben sein, zumindest werden? Dieser Mensch, mit dem Sie all Ihre Zeit verbringen, hat das mit Abstand größte Recht auf Ihre Liebe, Ihre Zuneigung, Ihr vollkommenes Einverständnis und Verständnis, Ihre Achtsamkeit, Ihr Vertrauen und Ihre Pflege.

Wenn Sie sich das klarmachen, müssen Sie eine andere Einstellung zu dem bekommen, was Sie bisher als Ihre Fehler, Schwächen, Problemzonen oder mangelnden Idealismus bezeichneten. Selbst dann, wenn Sie objektiv einen Fehler gemacht haben, gehört es sich, dass Sie sich mit sich in Ruhe auseinandersetzen und sich schnellstmöglich verzeihen. Das bedeutet nicht die Erlaubnis, blindlings den nächsten Fehler zu machen, sondern sich selbst gegenüber gütig zu sein.

Vielleicht klingt das in Ihren Ohren banal oder anmaßend, aber es ist tatsächlich so: Sie selbst müssen davon überzeugt sein, dass eine bessere Lebensqualität für Sie sinnvoll ist, dass Sie es wert sind. Wenn Sie, warum auch immer, nicht davon überzeugt sind, werden Sie nichts ändern. Lesen Sie das Buch dennoch weiter; ich vertraue der Kraft Ihres Unterbewussten.

Sie brauchen zudem die Überzeugung, es *selbst* erreichen zu können. Sie brauchen also Selbstvertrauen als Basis Ihrer Selbstwirksamkeitsüberzeugung. Diese können Sie schon dadurch stärken, wenn Sie daran denken, wie weit Sie gekommen sind. Arzt wird man nicht einfach so, dafür mussten Sie viel tun, leisten, können, schlucken, akzeptieren, ertragen, was auch immer. Vertrauen Sie Ihren Veränderungsfähigkeiten und zumindest grundsätzlich dem, was ich Ihnen als sinnvollere Verhaltensweisen nahe bringen möchte.

Ebenhausen, im Mai 2009   **Thomas M. H. Bergner**

Inhalt

Vertiefen,
von innen nach außen leben,
nicht von außen nach innen.

Paula Modersohn-Becker

Einleitung

Hinweise zur effektiven Nutzung des Buches

Auch in diesem Buch nutze ich strikt die männliche Form und meine nach wie vor uneingeschränkt auch alle weiblichen Wesen damit. Diese Variante liest sich für die meisten viel leichter, das ist ihr Nutzen. So ist das mit Gewohnheiten.

Was sind positive oder negative Gefühle?

Zwar gibt es keine negativen Gefühle, genauso wenig wie positive, und es gibt erst recht keine guten oder schlechten Gefühle. Aus Gründen der sprachlichen Entwirrung benenne ich dennoch Gefühle, die der Mensch praktisch immer als negativ *empfindet* und damit nicht möchte, als negative Gefühle und solche, die er fast immer als positiv *wertet* und damit sucht und möchte, als positive Gefühle. Angst ist in diesem Sinn ein negatives Gefühl und Zuversicht ein positives. Positiv und negativ beziehen sich also ausschließlich auf das übliche, individuelle Empfinden und die übliche Einschätzung des Gefühls; diese Ausdrücke sollen das Gefühl als solches nicht bewerten.

Sind die Übungen standardisiert?

Ja, weitgehend nutze ich die Skala von 1 bis 10 für die Übungen. 1 bedeutet dabei immer die geringste Zustimmung oder Übereinstimmung mit der zu beurteilenden Aussage, 10 bedeutet die vollkommene Zustimmung oder Übereinstimmung mit ihr. Sie legen für sich selbst den stimmigen Wert fest.

Wie gehe ich an die Übungen heran?

Bitte beurteilen Sie vorgegebene Aussagen genauso wie frei zu beantwortende Fragen immer nach dem SSE-Schema: schnell (d. h. unverzüglich), spontan (d. h. die erste Lösung oder Antwort nehmend) und ehrlich.

Wie werte ich die Übungen aus?

Die Auswertung der meisten Übungen überlasse ich Ihnen. Manche von ihnen sind als Selbsttests gestaltet, so, als würde ich Ihnen persönlich Fragen stellen, um Sie zu sich selbst zu führen. Es geht hier nicht um Leistungen oder Einstufungen, sondern darum, dass Sie sich eigenverantwortlich klar machen, *wo* Sie stehen und *wie* Sie *wohin* wollen. Bei einem solchen Selbsttest mit beispielsweise zehn Aussagen können Sie bei Anwendung der 10-Punkte-Skala maximal 100 Punkte und minimal 10 erreichen: Wo sind Sie gelandet – im Mittelfeld, eher oben oder eher unten? Was *tun* Sie mit diesem neuen Wissen? Sie wissen ja: *Es gibt nichts Gutes, außer man tut es* (Erich Kästner).

> In diesem Zusammenhang möchte ich Ihnen noch etwas als eine Art Grundregel für die Übungen in diesem Buch mitgeben: Vergleichen Sie sich nicht, niemals! Das muss in einer Minderung Ihres Selbstwertgefühls enden, wenn Sie zu einer einigermaßen objektiven Wahrnehmung fähig sind.

Vielleicht kennen Sie das Beispiel von Carlos Kleiber, dem Sohn von Erich Kleiber. Der Sohn hing zeitlebens am Vorbild des Vaters. Dabei war der Sohn ein mindestens so genialer Dirigent wie sein Vater. Es wird berichtet, es sei kurz vor einer Aufführung gewesen, aber Carlos ward nirgends gesehen. Als man ihn entdeckte, sah man ihn vor einem Plattenspieler sitzen, eine Aufnahme seines Vaters lief und der Sohn schrie, das schaffe er nie. Ich weiß nicht, ob die Aufführung dann sehr kurzfristig abgesagt wurde oder der Sohn es doch wagte, zu dirigieren.

Wäre Carlos Kleiber zu einer objektiven Wahrnehmung fähig gewesen – und dazu hätte er nur die überragenden Kritiken über seine eigenen Konzerte *wahrnehmen* müssen –, hätte er auf einen Vergleich mit seinem Vater verzichtet. Vielleicht wollte er aber auch nur, dass sein Vater nicht schlechter abschneidet als er selbst.

Die eigenen Fähigkeiten und Eigenschaften sind einmalig, so wie jeder Mensch einmalig ist. Es ist gleich, wo wir hinschauen: Wir werden immer – immer meint ohne eine einzige Ausnahme – Menschen finden, die etwas besser können als wir oder schöner gebaut sind oder mehr wissen oder *bessere* Ärzte sind, was auch immer.

Denken Sie an die guten alten Zeiten, als es noch die drei Tenöre gab: Wer war denn nun der Beste, Luciano, Placido oder doch José? Oder hing es am interpretierten Stück oder schlicht an der Tagesform? Selbst als Michael Schumacher die Formel 1 dominierte wie kein anderer Fahrer, war er schlagbar. Auch Weltmeister verlieren Wettbewerbe, das ist menschlich. Deshalb gilt: Erfolgreiche Menschen messen sich nicht ständig an anderen [104].

Es geht also bei der eigenen Einordnung ins untere, obere oder mittlere Feld der Skala nicht darum, ob dies besonders gut oder schlecht ist, sondern ausschließlich darum zu erkennen, wer und wie Sie sind. Sie sind einmalig – auch in Ihren Ergebnissen.

Welche Fehlerquoten gibt es bei den Übungen?

Stellen Sie sich vor, Sie sitzen in einem Bus, neben Ihnen ein Mensch, den Sie noch nie gesehen haben. Der fragt Sie spontan: »Wie steht es eigentlich mit Ihren persönlichen Kompetenzen?« Sie wundern sich über die Frage, sind aber auch interessiert und fragen zurück: »Was meinen Sie denn damit eigentlich?« Ihr Nachbar sagt: »Na, zum Beispiel wo auf einer Skala von 1 bis 10 würden Sie Ihre Fähigkeit zur effektiven Kommunikation ansetzen?« Sie müssten vielleicht passen. Oder Sie sagen irgendeinen Wert, damit Sie Ihre Ruhe haben.

Der Grund liegt darin, dass die direkte Frage nach eigenen Kompetenzen meistens keine wahrheitsgetreue Antwort bringt. Auch weil es in aller Regel starke Abweichungen zwischen dem Selbst- und dem Fremdbild gibt. Das Fremdbild scheint objektiv zu sein – aber es ist ebenso subjektiv wie das Selbstbild.

Meine Lösung für dieses Phänomen besteht darin, möglichst konkrete Fragen an Sie zu stellen – über dieses Buch –, damit doch konkrete Antworten möglich sind. Dennoch sind Selbsteinschätzungs-Tests kein objektives Messinstrument. Der Grund liegt in einer menschlichen Schwäche: Wir alle neigen dazu, uns selbst so einzuschätzen, wie wir gerne wären. Wir beurteilen dann sozusagen unser Idealbild und missachten die Realität. Dieses Phänomen kann mit standardisierten Tests nicht gelöst werden, eine Art Grauzone bleibt. Gleichwohl machen solche Tests Sinn, da sie Sie dazu führen werden, über Ihr eigenes Verhalten und über Ihre Einstellungen nachzudenken. Sie werden Sie anstoßen, konkret an Ihrer persönlichen Weiterentwicklung zu arbeiten.

Die Selbsttests und Übungen in diesem Buch sind immer Fragen oder Aussagen, die klar strukturiert sind und die Auseinandersetzung mit Ihren persönlichen Kompetenzen anregen wollen. Es sind Fragen, wie ich sie als Coach meinen Klienten stelle. Der einzige Unterschied ist, dass Sie nicht vor mir sitzen und kein direktes Feedback bekommen.

Antworten Sie immer so, wie es Ihnen entspricht. Sie werden keine Diagnose über sich selbst lesen, sondern die Chance bekommen, eigenverantwortlich Konsequenzen zu ziehen – oder es zu lassen.

Welches Vorgehen ist am effektivsten?

Der Ausbau von Kompetenzen des Arztseins geht nicht auf Befehl, es handelt sich um einen Prozess, der Zeit in Anspruch nimmt [25]. Das ist wichtig, damit Sie sich nicht unter einen Erfolgszwang setzen oder setzen lassen, sondern sich gern und ohne Zwang auf die Übungen einlassen.

Wenn Sie aufgrund des Gelesenen erkennen, was Sie ändern sollten, nehmen Sie sich immer nur kleine Portionen vor. Die Salamitaktik, Scheibchen für Scheibchen, ist meistens erfolgreicher, als brachial Änderungen durchzusetzen, die dann auf Dauer doch nicht durchgehalten werden.

Die 24 Axiome des Buches

Du hast die erhabene Verpflichtung, für dich selbst zu sorgen, denn du weißt nie, wann die Welt dich brauchen wird. Rabbi Hillel

Sie haben ein Buch über Ihr Arztsein in den Händen: Wie Sie Ihren Beruf sehen, ausüben und leben, hat konkreten Einfluss auf Ihre Lebensqualität. Eine wichtigere Investition als in Ihre Lebensqualität gibt es kaum; damit schaffen Sie die Basis, auch in Zukunft genügend Kraft und Willen für Ihren Beruf aufzubringen und Freude zu empfinden.

> **!** Es gibt keine allgemeingültige Definition für *Lebensqualität*. In diesem Buch wird sie beschrieben als Einklang von persönlicher Zufriedenheit mit hoher Effektivität und befriedigenden Beziehungen mit anderen Menschen; Lebensqualität ist der Grad des individuellen Wohlbefindens, in das weit gefasste Bereiche wie Bildung, Status, Kultur oder eigene Gesundheit integriert werden.

Wie ist Ihr eigenes Gefühl – oder wie wäre es wahrscheinlich –, wenn Sie spürten, Ihr Leben hat eine hohe Qualität? Fühlten Sie sich eher ruhig oder aktiv, unbeeindruckt oder voller Glück, zufrieden oder erwartungsvoll? Ist Ihnen also klar, was Lebensqualität für Sie persönlich meint oder eher nicht? Schreiben Sie es jetzt, genau in diesem Moment auf.

Übung: Meine Lebensqualität

Für mich bedeutet eine hohe Lebensqualität …

Den meisten ist das Ziel einer hohen Lebensqualität allgemein wichtig, aber was sie konkret darunter verstehen, ist ihnen nicht ganz klar.

Wenn Sie zögerlich bei der Antwort auf meine Frage waren, werde ich sie anders formulieren: Welches *Gefühl* würde Ihnen am ehesten klarmachen, dass Sie Ihr eigenes Leben als wertvoll, qualitativ hochwertig spüren? Fühlen Sie sich dann

- zufrieden?
- sicher?
- geborgen?
- angesehen?
- anerkannt?
- gesund?
- locker?
- wahrgenommen?
- gelöst?
- wohlhabend?
- ruhig?
- gelassen?
- zweifelsfrei?
- Oder fühlen Sie von allem etwas – oder noch anders?

Lebensqualität finden Sie weder auf dem Bankkonto noch als Urkunde an der Wand, Sie finden sie in sich selbst, in Ihrer Gefühlswelt: Deshalb geht es in diesem Buch *auch* um Ihre Gefühle und um Ihre emotionalen Kompetenzen. Emotionale Kompetenz hat entscheidenden Einfluss darauf, wie weit jemand im Beruf kommt [122]. In Wirtschaftsunternehmen spielt sie in den beruflichen Anfangsjahren eine eher untergeordnete Rolle. Hier werden bei der Einstellung Fachkompetenzen erwartet und beurteilt. Je höher der Mensch auf der Karriereleiter steigt, umso mehr kann dies auf seine emotionalen Kompetenzen zurückgeführt werden. Selbst die Entscheidungen hoher Führungskräfte beruhen nach deren Eigeneinschätzung zumindest zur Hälfte auf emotionaler Basis und zur anderen Hälfte auf rationalen Entscheidungen. Kurzum: Kognitive Intelligenz ermöglicht den Eintritt in den Beruf, persönliche Kompetenzen führen danach zum Erfolg.

Nicht anders ist es in einer eigenen Praxis oder beim Erklimmen der Karriereleiter in Kliniken. Ihre fachliche Kompetenz ist heute Basis, eine Conditio sine qua non. Aber erst Ihre persönlichen und sozialen Fähigkeiten heben Sie heraus und führen zugleich zum Gefühl, ein guter Arzt zu sein.

Auf dieser Erkenntnis wurden die folgenden Grundsätze, die 24 Axiome, für das Buch entwickelt. Wenn Sie sich mit ihnen einverstanden erklären, werden Sie wahrscheinlich ohne größere innere Widerstände das Buch nutzen können. Taugen sie Ihnen eher nicht, wird Ihr Gewinn ebenso groß sein, denn auch an der Reibung mit diesen Ideen können Sie wachsen.

Der Arzt selbst

1. Um als Arzt in Zukunft erfolgreich zu sein, braucht es zusätzlich zu medizinisch-fachlichem Wissen auch ständige Selbstreflexion [96].
   Es geht um Selbsterkenntnis.
   An Ihrer fachlichen Kompetenz besteht kein Zweifel. Das ganze System, in dem Ärzte leben und arbeiten, ist auf dieser Kompetenz und deren Kontrolle aufgebaut. Die fachliche Kompetenz ist dennoch nur Basis – diese Erkenntnis ist zugleich Aufforderung, sich auch um andere, nicht fachliche Inhalte zu kümmern. Auf Dauer lohnt sich das gewiss, denn Ihre gestärkten persönlichen Kompetenzen werden Ihnen Freiräume schenken, die Sie einsetzen und genießen werden.

2. Nehmen Sie sich wie Sie sind. Sie haben keine andere Chance.
   Es geht um Selbstakzeptanz.
   Mein Vater, der Architekt war, hat mir einmal das Prinzip eines Hausbaus in einem kurzen Satz erklärt. Er sagte: »Von innen nach außen.« Ein Haus aufzubauen, etwas von Bestand zu schaffen, entsteht immer von innen nach außen. Die Hülle, der Rohbau, wird zuerst errichtet, aber dann folgen alle Gewerke, die mit dem Innenausbau zu tun haben. Das letzte, was angelegt wird, sind der Garten und die Zufahrt.
   Deshalb möchte ich Sie mit Ihnen selbst – Ihrem Innen – noch besser vertraut machen, damit Sie mit diesem für sich wirkungsvoller und mit mehr Lebensqualität umgehen können. Dazu gehört auch der Bereich Ihrer Gefühle; Menschsein ohne Gefühle gibt es nicht. Warum wollen wir sie dann oft nicht haben? Sie scheinen so ungreifbar und unberechenbar. Dieses Buch soll Ihnen helfen, mit Ihren eigenen und den Gefühlen anderer noch besser und insbesondere berechenbar umzugehen.
   Nichts ist berechenbarer als Gefühle, denn sie folgen einer definierten Logik; deswegen heißt das Fachgebiet *Psycho-Logie*.
   Gefühlsabläufe sind immer logisch; es gibt keine Unlogik in diesem Bereich. Logik und damit auch deren Umkehrung haben mit dem Verstand zu tun, nicht mit Gefühlen. Das bedeutet nicht, die Gefühle eines anderen Menschen logisch vorhersagen zu können, das entspricht bereits einer Verstandesleistung. Die Logik ist individuell und hängt auf das Engste mit der Vorgeschichte und Persönlichkeit jedes Einzelnen zusammen.

3. Sie müssen sich um sich selbst kümmern, wer sonst sollte es tun?
   Es geht um Selbstständigkeit.
   Damit Ihre Lebensqualität steigt, können Sie in vier Bereiche investieren: in Ihren Körper über Bewegung, Ernährung und Ruhe, in Ihre Beziehungen, also Ihre sozialen und emotionalen Bindungen, in Ihre spirituelle und in Ihre geistige Welt, wozu lesen, schreiben, planen, sich lebenslang bilden gehören.

Dennoch ist Ihre Berufstätigkeit zentral für Sie. So ist es wirkungsvoll, Befriedigung und Freude in der beruflichen Beschäftigung zu finden. Das lohnt auch, weil wir alle das größte Selbstbewusstsein in Fachfragen besitzen [122].

4. Es gibt keine Patentlösungen, nur individuelle.
   Es geht um Individualität.
   Alles in diesem Buch ist ein Angebot an Sie: Nehmen Sie es an oder nutzen Sie es nicht – es liegt in Ihrer Macht und Wahl. Das Buch soll Ihnen dienen, Ihre persönlichen Lösungen zu finden.

5. Jeder Mensch ist einzigartig. Sie sind es und Ihre Patienten sind es auch.
   Es geht um Einzigartigkeit.
   Jeder hat im Leben seine eigene spezifische Mission oder Berufung. Weder ist er in dieser zu ersetzen, noch lässt sich sein Leben wiederholen. Daher ist die Aufgabe eines jeden so einzigartig wie seine spezifische Möglichkeit, sie zu erfüllen. Victor Frankl [in 30]

6. Arztsein lässt sich mit keinem anderen Beruf vergleichen.
   Es geht um Einmaligkeit.

7. Ohne privaten Erfolg reicht beruflicher Erfolg in der Regel nicht aus, um hohe Lebensqualität zu spüren.
   Es geht um persönliche Liebe.

Die persönlichen Fähigkeiten als Arzt

8. Jeder Mensch – ein Arzt genauso wie ein Patient – hat grundsätzlich die Kraft, sein eigenes Leben beständig zu formen und weiterzuentwickeln.
   Es geht um Entwicklung.
   Fühlen und Denken sind nicht voneinander zu trennen. Wer seine Gefühle besser beeinflussen oder steuern kann, kann auch besser denken.
   Im Negativen kennen wir das alle: Wer hat nicht schon einmal erlebt, in einer Stresssituation wie einer Prüfung bei Weitem nicht mehr alles aus sich herausgeholt zu haben, was er gekonnt hätte? Angst oder Stress mindern unsere geistige Kapazität. Wenn das eine gilt, gilt auch das andere: In positiver, ausgeglichener, zufriedener Stimmung können wir das, was wir haben, voll nutzen. Nutzen Sie es für Ihre Patienten. Deren Wohl spiegelt das Wohl der Ärzte wider und bietet die Basis für Entwicklungen auf beiden Seiten.

9. Was wir wahrnehmen, hängt unabänderlich mit uns selbst zusammen. Unsere Wahrnehmung formt unsere Einstellungen und damit mittelbar unser Verhalten. Deshalb ist jeder Mensch subjektiv; das Paradigma einer objektiven Medizin ist unhaltbar. Das ändert nichts daran, dass es Tatsachen gibt.
Es geht um Selbstwahrnehmung.
Wer als Arzt mit Gefühlen bewusst oder bewusster als bisher umgehen will, braucht die Bereitschaft, sie als Wissens- und Entscheidungsinstanz zu nutzen. Wer die eigenen Gefühle und die von anderen wie den Mitarbeitern oder Patienten als unwichtig oder nachrangig bewertet, kann auch seine eigenen persönlichen Kompetenzen nicht wirkungsvoll einsetzen [12, 17]. Sie können Ihre Gefühle nicht nur wahrnehmen, sondern sollten sie als eine Art *Leitfaden* für sich selbst akzeptieren, immerhin sind es Ihre Gefühle! Klären Sie mit folgendem Selbsttest Ihre Einstellung zu Ihren Gefühlen:

Selbsttest: Meine Einstellung zu Gefühlen

Oftmals nutze ich in diesem Buch eine zehnteilige Skala. 1 bedeutet dabei immer die geringste Zustimmung oder Übereinstimmung mit der zu beurteilenden Aussage, 10 bedeutet die vollkommene Zustimmung oder Übereinstimmung mit ihr.

Sie legen für sich selbst den stimmigen Wert fest:

Ich bin mir sicher, gerade als Arzt ist es wichtig, mir meiner Gefühle anderen gegenüber bewusst zu sein.

① ② ③ ④ ⑤ ⑥ ⑦ ⑧ ⑩

Meine Gefühle sind richtungsweisende Signale für den korrekten Umgang mit Menschen und Situationen.

① ② ③ ④ ⑤ ⑥ ⑦ ⑧ ⑨ ⑩

Es ist wichtig, dass sich gerade Ärzte über sich selbst klar oder zumindest klarer werden. Das ist ein wesentlicher Bestandteil eines verantwortungsvollen Umgangs mit anderen Menschen.

① ② ③ ④ ⑤ ⑥ ⑦ ⑧ ⑨ ⑩

Ich will wissen, warum ich manchmal so und manchmal anders fühle.

① ② ③ ④ ⑤ ⑥ ⑦ ⑧ ⑨ ⑩

Ich möchte meine Patienten (und meine Kollegen oder Mitarbeiter) besser verstehen können.

① ② ③ ④ ⑤ ⑥ ⑦ ⑧ ⑨ ⑩

Ich finde, richtig zu entscheiden ist wichtig. Dafür braucht es die Verbindung von Wissen (Verstand) und Gefühl.

① ② ③ ④ ⑤ ⑥ ⑦ ⑧ ⑨ ⑩

Ich möchte zeigen können, was ich fühle oder empfinde.

① ② ③ ④ ⑤ ⑥ ⑦ ⑧ ⑨ ⑩

Mir ist klar, dass ich meine Gefühle nicht ignorieren sollte, also mich zu einem gewissen Teil nach ihnen richten sollte.

① ② ③ ④ ⑤ ⑥ ⑦ ⑧ ⑨ ⑩

Gefühle haben nichts mit Unvernunft zu tun.

① ② ③ ④ ⑤ ⑥ ⑦ ⑧ ⑨ ⑩

Gefühle erleichtern Entscheidungen – oder machen sie sogar erst möglich.

① ② ③ ④ ⑤ ⑥ ⑦ ⑧ ⑨ ⑩

Der Arztberuf hat so viel mit Gefühlen zu tun wie kaum ein anderer Beruf.

① ② ③ ④ ⑤ ⑥ ⑦ ⑧ ⑨ ⑩

Auswertung
Wie bereits erläutert, überlasse ich die Auswertung der Übungen Ihnen. Nochmals: Es geht hier nicht um Leistungen oder Einstufungen, sondern darum, dass Sie sich eigenverantwortlich klar machen, wo Sie stehen und wie Sie wohin wollen.
Bei diesem Test mit elf Aussagen konnten Sie maximal 110 Punkte und minimal 11 erreichen: Wo sind Sie gelandet – im Mittelfeld, eher oben oder eher unten? Was tun Sie mit diesem neuen Wissen?

10. *Arztsein* hat insbesondere mit den eigenen persönlichen Qualifikationen und Fähigkeiten zu tun und diese sollten sich in der eigenen Lebensqualität spiegeln.
Es geht um persönliche Kompetenzen.
Die Intelligenz zur Bearbeitung des Wissens bleibt etwa ab dem 18. Lebensjahr gleich, aber unsere Kompetenzen sind ein gutes Stück weit unabhängig von Intelligenzen; Kompetenzen können wir unser Leben lang vermehren, sowohl im beruflichen wie im privaten Bereich.
Die Zeiten sind vorbei, sich auf sein Fachwissen zurückziehen zu können. Die Realität ist längst soweit, von Ärzten zu verlangen, neben ökonomischen vorrangig individuelle und ethische Aspekte in ihre Überlegungen einzubeziehen [96].

11. Ärztliche Professionalität bedeutet, das hohe fachliche Wissen mit einfühlsamer und mitmenschlicher Hingabe zu verbinden und über adäquate Kommunikation zu vermitteln.

    Es geht um Professionalität.

    Fachkompetenz und Menschlichkeit schließen sich nicht aus, beide gehören zur wahren Professionalität. Zur Menschlichkeit gehören Gefühle und Emotionen. Wer sich mit denen noch nicht intensiv befasst hat, denkt oftmals, sie seien schwer beeinflussbar. Jeder Fernsehabend beweist Ihnen das Gegenteil: Beim Krimi zittern Sie mit und fühlen Angst während spannender Szenen, beim Liebesfilm bekommen Sie frohe Gefühle, vielleicht sogar eine angenehme Gänsehaut, bei den Nachrichten ärgern Sie sich über den einen oder anderen Politiker: Gefühle anderer lassen sich ganz leicht beeinflussen, Ihre auch; das geht leichter, als Gedanken zu beeinflussen.

    Ein Beispiel: Ich werde Ihre Gedanken niemals dahingehend beeinflussen, dass fünf plus fünf zwölf ergibt, aber wenn ich Ihnen nun schreibe, wie extrem beschränkt Ärzte doch sind, tangiert Sie das irgendwie in Ihren Gefühlen, obgleich es genauso unwahr ist.

    Auch einen Patienten auf eine für ihn selbst positive Gefühlssituation zu bringen kann leichter fallen, als ihn mit noch so vielen kognitiven Argumenten von der Notwendigkeit einer Behandlung überzeugen zu wollen.

    Das liegt daran, dass der Versuch, vorgefasste Meinungen – also Gedanken – zu verändern, beim Menschen das Gefühl der Machtabgabe verursachen kann (der andere, der mich umstimmt, ist stärker als ich). Das geschieht regelhaft dann, wenn seine Gefühlswelt nicht zugleich mit ergriffen und integriert wurde.

    Wenn ein Arzt es jedoch erreicht, beim Patienten ein gutes, optimistisches Gefühl, ein Gefühl des Einverstandenseins zu erzeugen, fühlt sich das für den Patienten angenehm und stimmig an, eben einstimmig mit dem Arzt. Wenn das Gefühl »ja« sagt, wenn es passt, dann kommen keine Zweifel auf. Zweifel erzeugt nur der Verstand. Gefühle sind immer unzweifelhaft – zumindest dann, wenn man genügend Selbstwahrnehmung entwickelt hat, um die Gefühle eindeutig erkennen und benennen zu können.

12. Effektivität macht Sinn und sollte angestrebt werden, Effizienz ist nachrangig. Das gilt in jedem Bereich und in keinem so sehr wie im Gesundheitswesen.

    Es geht um Wirksamkeit.

    Es ist nicht selten, dass man eifrig und geschäftig arbeitet, an einer Klinik mehr und mehr Publikationen verfasst oder in der Praxis das Leistungsspektrum stetig ausbaut, um dann irgendwann – meistens, indem sich die Seele rührt – zu entdecken, das Falsche getan zu haben. In der Nomenklatur der Effektivität, ineffektiv gewesen zu sein: viel Effizienz (Output), wenig Erfolg. Das entspricht einem leeren, sinnentleerten Sieg. Wer in einer solchen Situation lebt, sollte sich Ruhe schenken und sich bis zu einer Klärung mit sich selbst auseinandersetzen. Vielleicht hat Ihre anspruchsvolle Arbeit Sie davon abgelenkt, was Ihnen wirklich wichtig ist.

Klären Sie sich, bevor Sie weitermachen. Sonst geschieht das gleiche wie bisher. Zur Effektivität gehört entscheidend, das richtige Ziel im Auge zu haben, weil Zielerreichung Erfolg und Wirksamkeit bedeutet. Diese Wirksamkeit basiert auf vielen Faktoren:

- Fachkompetenz
- Status/Hierarchie
- Bekanntheitsgrad
- Körpersprache
- Ehrlichkeit
- Vorerfahrungen des Patienten
- ärztlichem Gleichklang mit den Zielen des Patienten
- Ziel- und Wegekompetenz

13. Umgestaltungen entstehen aus Unzufriedenheit mit der aktuellen Situation oder durch das Anstreben eines größeren Ziels.
    Es geht um Veränderungen.
    Die meisten Menschen lieben das Gleichmaß und hoffen, zukünftige Veränderungen hielten sich in engen Grenzen. In Jahrzehnten wirksamer »Gesundheitspolitik« hätten Ärzte erkennen können, die Realität ist anders: Die Anforderungen des modernen Gesundheitssystems werden immer höher durch
    - Qualitätssicherungsmaßnahmen,
    - Patienten mit Halbwissen (Internetwissen),
    - überbordende Verwaltungsvorschriften,
    - (scheinbar) unüberschaubare Medikamentenvielfalt.

    Grundsätzlich gilt auch für Ärzte, dass deren wichtigster finanzieller Faktor ihre Fähigkeit ist, Geld zu verdienen [30]. Ihre Optionen, das auch in Zukunft zu können, behalten Sie, wenn Sie stetig in die Veränderung, die Verbesserung Ihrer Fähigkeiten des Arztseins investieren.

14. Damit sich etwas ändert, müssen Sie sich ändern.
    Es geht um Initiationskraft.
    Sie selbst müssen anders handeln, wahrscheinlich sogar anders denken, bevor Sie sich selbst noch wirkungsvoller weiterbringen können.

15. Selbst revolutionäre Endergebnisse basieren auf schrittweisen Veränderungen.
    Es geht um Geduld.
    Um die angestrebte Lebensqualität zu erreichen, müssen Sie sich selbst Zeit geben. Stellen Sie sich vor, Sie würden ein neues Instrument lernen. Kein Mensch denkt bei dieser Vorstellung daran, nach einem Tag, einer Woche oder auch einem Jahr bühnenreif zu sein. Das geht nicht, es ist nicht mög-

lich, Zwischenstufen der eigenen Entwicklung zu überspringen. Alle müssen einzeln gegangen werden, damit der Prozess gelingt. Es nutzt nichts, sich oder Ihnen etwas vorzumachen: Ein Prozess verlangt nach einzelnen Schritten und nach Ehrlichkeit; jeder Täuschungsversuch wird auffliegen, egal, welche Ablenkungsmaßnahmen eingebaut werden sollten.

16. Die einzige Zeit, etwas Neues zu beginnen, ist Jetzt.
    Es geht um Offenheit.
    Sie besuchen für Ihre Qualifikation als Arzt Kurse, Fortbildungen, Qualitätszirkel, Arbeitsgruppen. Sie abonnieren Fachzeitschriften und nehmen Fachbücher mit in Ihren Urlaub. Und nun schreibe ich: Das alles ist Basisarbeit. Es ist normal. Es ist eine Verpflichtung den Patienten gegenüber. Lassen Sie die Vorstellung los, das alles genüge auch in Zukunft. Die effektive ärztliche Tätigkeit hat mit Ihnen persönlich zu tun, damit, wie Sie mit Ihren Patienten umgehen – mit Ihrer Menschlichkeit.

Die Einstellungen des Arztes

17. Es gibt keine Geheimnisse, die in einem Buch verraten werden können. Sie selbst wissen alles, was Sie für ein gutes Leben brauchen. Aber ein Buch kann Sie an Ihr Wissen heranführen.
    Es geht um Bewusstmachung.
    Welches Erstaunen ergreift so manchen Arzt, wenn er merkt, dass Patienten anders sind als *Lehrbuchfälle,* dass sie *Zuwendung* brauchen und keine Verordnungen, dass sie *Verständnis* brauchen statt Apparatemedizin. Aber in diesem Buch geht es nicht um den Ärztestand und dessen Missstände; es geht darum, wie *Sie* souverän in Ihrer eigenen Tätigkeit als Ärztin oder Arzt auftreten, wie Sie das, was Sie haben, noch besser nutzen: Ihre persönlichen Kompetenzen. Der Sinn dieses Buches ist, Sie an das wieder heranzuführen, was längst in Ihnen ruht – und wiedererweckt oder gefördert werden sollte: Ihre Fähigkeit zum und Ihr Streben nach dem Arztsein.
    Obwohl Sie täglich mit Leid, Trauer, Freude, Glück, Erleichterung, Hoffnung, Unglaube, Verzweiflung und vielen anderen Gefühlen zu tun haben, kann es sein, dass Sie über Ihre eigenen Gefühle noch nicht genug wissen oder Ihr Wissen im Alltagsstress verloren ging. Aber worum geht es denn in Ihrem eigenen Leben? Um den Abrechnungsstress, die irrsinnigen Vorgaben von welcher Institution auch immer? Es geht viel eher darum, was Sie aus den Anforderungen machen, wie Sie persönlich darauf reagieren.
    Gibt es ein Leben ohne Schwierigkeiten, ohne Anfeindungen, ohne die Notwendigkeit, über den eigenen Schatten zu springen? Wahrscheinlich nicht, denn wenngleich es so mancher behauptet, das Leben ist nicht leicht. Es ist auch nicht schwer, es ist genau so, wie Sie es *fühlen* und keinen Deut anders.

Auch wenn Gefühle in uns entstehen und nicht diktiert werden können, lohnt es, sich selbst Rahmenbedingungen zu schaffen, welche die Entstehung von bestimmten Gefühlen wahrscheinlich machen. Das gelingt Ihnen mittels Ihrer Einstellung zu sich selbst und Ihres Wissens um sich selbst.

18. Nur Sie selbst können für Ihre Lebensqualität, Effektivität und Ihren Erfolg sorgen.

    Es geht um Eigenverantwortlichkeit.

    Können Sie für sich sicher ausschließen, sich auch deshalb so sehr um Ihre Patienten zu kümmern, um von sich selbst abzulenken, sich mit den *eigenen* Problemen nicht wirklich befassen zu müssen? Weil Sie vielleicht befürchten, da könnte Schlimmes zu Tage treten?

    Aber genau darum geht es: Wenn Sie das Gefühl stärkerer Selbstbestimmung und Eigenverantwortlichkeit wollen, dann sollten Sie sich noch mehr mit sich selbst befassen; das kann als *Psychohygiene* bezeichnet werden [24]. Darin wird Ihre Stärke liegen, nur nachrangig in Ihrer Art, wie Sie mit Ihren Patienten umgehen, aber vorrangig in der Art, wie Sie mit sich selbst umgehen.

Übung: Ein Monat – zwei Zahlen

 Nutzen Sie für diese Übung die Abbildung 1 und entscheiden Sie jeden Abend, wie hoch Sie Ihre Lebensqualität für diesen Tag einschätzen. 1 bedeutet: Schlechter geht es nicht. 10 bedeutet: Wie im Paradies.

- Markieren Sie Ihren Wert mit einem grünen Stift. Nehmen Sie dann einen roten Stift zur Hand und markieren als Wert, wie stark Sie sich heute privat und beruflich eingebracht haben. Waren Sie voll und ganz bei der Sache oder nur halbherzig oder wären Sie am liebsten weggelaufen?

Entsprechend bedeutet 1: Ich habe mich gar nicht eingebracht, und 10: Ich war immer vollkommen präsent (das meint, wie stark Sie innerlich engagiert waren, empathisch und zugleich die eigenen Grenzen wahrend).

- Markieren Sie in einer anderen Farbe die Tage, an denen Sie nicht Ihrer üblichen Berufstätigkeit nachgegangen sind.

Schauen Sie am Ende des Monats an, ob Sie eine Verbindung zwischen Ihrem innerlichen Engagement und Ihrer Lebensqualität erkennen können. Sollte das so sein, haben Sie einen wirksamen Hebel für sich entdeckt, wie Sie zugleich erfolgreich und voll des Empfindens von Lebensqualität sein können.

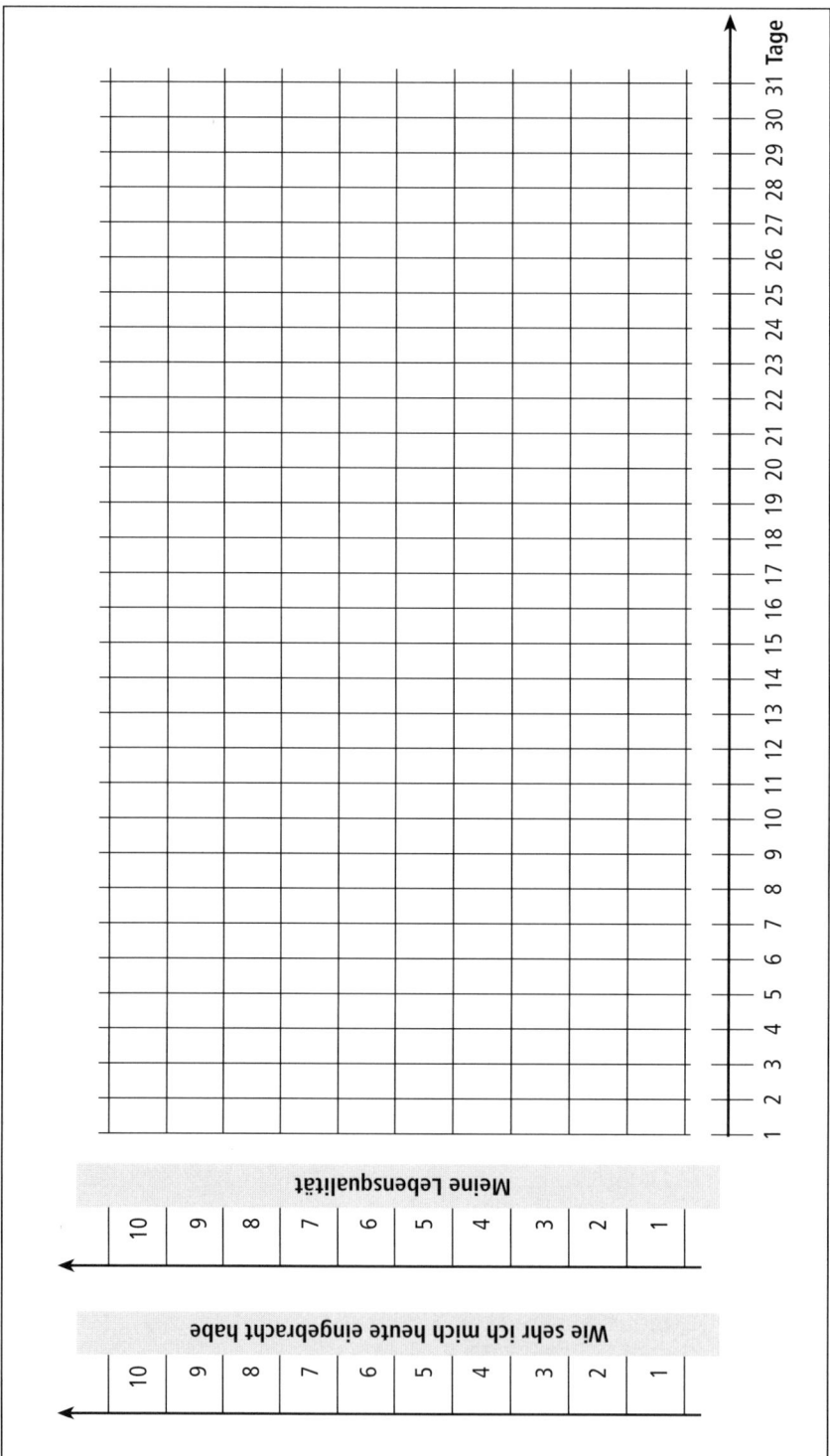

Abb. 1 Lebensqualität im Monatsverlauf

19. Ein erfüllendes Leben kann nur im Einklang mit den eigenen Werten gelebt werden.
    Es geht um Werte.
    Ihre Werte lernen Sie in Kapitel 1.1 »Werte, Integrität und Selbstwert« genau kennen.

20. Sie können nicht alles erreichen, aber sich selbst ganz sicher. *momentan bringt mir wenig!*
    Es geht um Selbstachtung.
    Wir alle haben etwas miteinander zu tun. Das Buch bringt Ihnen entweder neue Erkenntnisse über sich selbst oder bestätigt bereits vorhandene, oder es zeigt Ihnen, dass Sie ohnehin schon an alles gedacht haben. Während ich dieses Buch schreibe, habe ich mit Ihnen zu tun, ich bin in einer Art Abhängigkeit von Ihnen als Leser. Das ist nicht schlimm für mich, weil es meine Werte und mein Selbstbild solange nicht negativ tangiert, wie ich mich nicht verleugnen muss. Ich schreibe zugleich für Sie wie auch für mich – das ist fair. Arztsein hat auch mit Fairness zu tun: Ihr Beruf bringt Ihnen nur dann auf Dauer Befriedigung, wenn Sie ihn für sich *und* für Ihre Patienten ausüben. Das führt auch zum Entschluss, auf Idealismus zu verzichten.

21. Es gibt viele Wirklichkeiten. Sie haben Ihre, Ihre Patienten haben ihre eigene. Wirklichkeiten lassen sich nur in Ausnahmefällen in überwiegende Übereinstimmung bringen; vollkommen gleich können sie nicht werden.
    Es geht um Weltsichten.
    Ich hoffe, Ihre und meine Weltsichten, also Wirklichkeiten, sind nicht zu weit auseinander und lassen sich immer wieder in Übereinstimmung bringen.

22. Nur genügend Distanz zum Patienten ermöglicht es dem Arzt, seine eigene Identität und Individualität, seine Einmaligkeit und seinen Wert zu spüren.
    Es geht um Begrenzung.
    Begrenzung ist Grenzwahrung und diese meint die Achtung sich selbst als einmaligem Wesen gegenüber.

23. Als Ärztin oder Arzt haben Sie es ausschließlich mit Menschen zu tun und nie mit Krankheiten.
    Es geht um Menschlichkeit.
    Das Medizinstudium verfolgt Ziele wie die Wissensvermittlung über unzählige Erkrankungen des Menschen, den Aufbau des menschlichen Körpers oder die Stoffwechselvorgänge im Inneren. Die einen mögen diese Inhalte als kopflastig bezeichnen, andere nennen sie vielleicht wissenschaftlich oder konzentriert.

Aber regelhaft, wenn ein Mensch, der als Arzt tätig sein will, ins kalte Wasser des Arztseins geworfen wird, stellt er mehr oder minder erstaunt fest, dass all sein Wissen mit dem Beruf, der ja vorgeblich Berufung sein sollte, nur sehr wenig zu tun hat. Ihm fehlen wichtige, zentrale Inhalte:

- Wie spreche ich einen Menschen, der krank ist, einfühlsam an?
- Wie gehe ich mit einem Menschen um, der nur meint, krank zu sein – oder ist er es doch und ich erkenne es nur nicht?
- Wie verhalte ich mich, wenn Patienten Forderungen stellen, die ich so nicht erfüllen kann, beispielsweise weil es das Gesundheitssystem nicht erlaubt?

24. Authentizität und Integrität des Arztes helfen wesentlich, damit Heilung geschieht.
Es geht um höhere Ebenen.
Wären Sie sonst Arzt geworden?

1 Prinzip 1: Ärztliche Selbstachtung

1.1 Sich selbst einschätzen

Bedürfnisse

Finden Sie heraus, was Ihnen gut tut und tun Sie dies. [104]

Wesentliche Faktoren, an denen persönliche Kompetenzen ausgemacht werden können, sind Optimismus, die Fähigkeit, mit Stimmungen und Emotionen umzugehen, und Empathie [52]; auch Kreativität ist sinnvoll, weil sie zu Beweglichkeit in emotionalen Belangen führt [63]. Arztsein bedeutet kompetent sein, die Anforderungen des beruflichen und genauso die des privaten Lebens erfolgreich bewältigen zu können. Erfolg bedeutet Zielerreichung, und dabei kann es sich nur um Ihre eigenen Ziele handeln. Setzen Sie dabei auf innere Anreize [1], für die sind ausschließlich Sie verantwortlich und Sie brauchen sich über andere oder anderes weder zu ärgern noch sich davon abhängig zu machen. Innere Anreize sind letztlich unsere Triebe oder Bedürfnisse. Wir alle handeln viel öfter nach diesen als wir glauben. Bei jedem heftigeren Streit können wir das beobachten und wenn wir genau hinschauen, auch in vielen anderen Situationen. Machen Sie sich zunächst klar, worum es für Sie geht:

Selbsttest: Bedürfnisdruck

Bitte machen Sie diesen Selbsttest in wirklicher Ruhe.

Sie lesen nun 30 verschiedene Gefühle. Entscheiden Sie Gefühl für Gefühl, wie wichtig oder angenehm es für Sie wäre, dieses Gefühl zu spüren. Sie werten nach folgendem Schema:

① = will ich unbedingt vermeiden
② = will ich gerne vermeiden
③ = kann ich ab und zu ertragen
④ = ist mir gleich
⑤ = möchte ich ab und zu spüren
⑥ = möchte ich gerne und oft spüren
⑦ = würde ich am liebsten dauernd oder sehr oft spüren

1	angeregt	①	②	③	④	⑤	⑥	⑦
2	beschwingt	①	②	③	④	⑤	⑥	⑦
3	verwirrt	①	②	③	④	⑤	⑥	⑦
4	berührt	①	②	③	④	⑤	⑥	⑦
5	verspannt	①	②	③	④	⑤	⑥	⑦
6	engagiert	①	②	③	④	⑤	⑥	⑦
7	unglücklich	①	②	③	④	⑤	⑥	⑦
8	schwer	①	②	③	④	⑤	⑥	⑦
9	entspannt	①	②	③	④	⑤	⑥	⑦
10	erfüllt	①	②	③	④	⑤	⑥	⑦
11	traurig	①	②	③	④	⑤	⑥	⑦
12	fasziniert	①	②	③	④	⑤	⑥	⑦
13	lustlos	①	②	③	④	⑤	⑥	⑦
14	hilflos	①	②	③	④	⑤	⑥	⑦
15	gelangweilt	①	②	③	④	⑤	⑥	⑦
16	erstarrt	①	②	③	④	⑤	⑥	⑦
17	fröhlich	①	②	③	④	⑤	⑥	⑦
18	erschrocken	①	②	③	④	⑤	⑥	⑦

19	gelassen	①	②	③	④	⑤	⑥	⑦
20	erschöpft	①	②	③	④	⑤	⑥	⑦
21	ermüdet	①	②	③	④	⑤	⑥	⑦
22	heiter	①	②	③	④	⑤	⑥	⑦
23	bitter	①	②	③	④	⑤	⑥	⑦
24	hoffnungsvoll	①	②	③	④	⑤	⑥	⑦
25	locker	①	②	③	④	⑤	⑥	⑦
26	liebevoll	①	②	③	④	⑤	⑥	⑦
27	besorgt	①	②	③	④	⑤	⑥	⑦
28	angespannt	①	②	③	④	⑤	⑥	⑦
29	optimistisch	①	②	③	④	⑤	⑥	⑦
30	selbstsicher	①	②	③	④	⑤	⑥	⑦

Auswertung

Zählen Sie die Punkte zu den Gefühlen 1, 2, 4, 6, 9, 10, 12, 17, 19, 22, 24, 25, 26, 29, 30 und zu den Gefühlen 3, 5, 7, 8, 11, 13, 14, 15, 16, 18, 20, 21, 23, 27, 28 getrennt zusammen. Berechnen Sie dann die Differenz zwischen beiden Gruppen.

Sehr wahrscheinlich haben Sie deutlich mehr Punkte für die erste Gruppe gezählt. Das alles waren mögliche Gefühle, die bei *erfüllten* Bedürfnissen auftreten. In der zweiten Gruppe sind Gefühle angeboten, welche bei *nicht* erfüllten Bedürfnissen vorkommen.

Minimal können Sie in jeder der zwei Gruppen 15, maximal 105 Punkte haben. Das bedeutet, der größtmögliche Unterschied zwischen den zwei Gruppen beträgt 90 Punkte, der geringste null. Je größer die Differenz zwischen den zwei Gruppenwerten ist und je näher Sie diesem Unterschied von 90 Punkten kommen, umso wichtiger ist es für Sie, Ihre Bedürfnisse genauer zu erkennen und zu erfüllen.

Tab. 1-1   Formen der Motivation

Reaktiv	Initiativ
Vermeiden oder mindern von	*Hinbewegen oder anstreben von*
• Ärger	• Lob
• Angst	• Liebe
• Wut	• Freude
• Verzweiflung	• Freundschaft
• Hoffnungslosigkeit	• Verdienst
• unerwünschten Folgen	• Macht (und damit Geld)
• Krankheit	• Bequemlichkeit
• Hass	• Komplimenten
• Kontakt	• Ansehen
• Scham	• Einfluss
• Schuld	• Glück

Mit der Erfüllung Ihrer wirklichen Bedürfnisse schaffen Sie eine sichere Basis für Zufriedenheit und eine hohe Lebensqualität.

Bedürfnisse hängen eng mit unseren Motiven und den zugrunde liegenden Motivationen zusammen. Es gibt zwei grundsätzliche Motivationstypen [64]: weg von etwas und hin zu etwas. Das eine ist also eine reaktive Form, das andere eine initiative (Tab. 1-1).

Es ist Ihre Entscheidung, welcher Motivationsform Sie in Zukunft Raum geben, um Ihre Bedürfnisse zu befriedigen. Wenn Sie an Ihre Freude im Leben denken, sollten Sie sich der *initiativen Form* widmen [124]. Sie wird umso verlockender sein, je attraktiver Sie Ihr Drehbuch V schreiben werden (Kap. 1.2, S. 49).

Mit der *reaktiven Form* sind Sie in einer Art Fluchtverhalten, ausgelöst durch Leidensdruck, manchmal auch durch die *Vorstellung* von Leidensdruck.

Das Problem, was sich stellen könnte, ist, wie viel nachdrücklicher negative Gefühle, die aktuell vorhanden sind, empfunden werden im Vergleich zu den in Zukunft vielleicht kommenden positiven Gefühlen. Die initiative Motivation können Sie also nicht nur aus dem Bauch heraus einsetzen, für sie müssen Sie Ihren Willen aktivieren, der Ihnen eine Art der Vorfreude auf den zukünftigen Gewinn vermitteln sollte.

Schaffen Sie sich eine erste Übersicht über Ihre grundsätzlichen, konkreten Bedürfnisse mit folgender Übung:

┌─ **Übung: Was Gefühle über Bedürfnisse aussagen** ──────────────

 Lösen Sie die Aufgabe bitte schriftlich. Beantworten Sie so detailgetreu wie möglich, was Sie in folgenden Situationen erlebt haben:
- Wie haben Sie gefühlt?
- Wo haben Sie was gespürt?
- Hat sich Ihr Gefühl bewegt oder verändert?
- Wie lange bestand es?
- Wann ist es verschwunden?

Beleuchten Sie entsprechend Ihre Bedürfnisse.
1. Als ich im Rahmen des Anatomieunterrichts das erste Mal mit dem Anblick der vielen Toten konfrontiert wurde, hat sich das so angefühlt: …
   Mein Bedürfnis in diesem Moment war oder wäre gewesen: …
2. Als ich das erste Mal zu einem ärztlichen Notdienst eingeteilt war, da fühlte ich mich folgendermaßen: …
   Mein Bedürfnis in diesem Moment war oder wäre gewesen: …
3. Als ich das erste Mal einem Patienten eine für ihn wahrscheinlich lebensbeendende Diagnose mitteilen musste, da fühlte ich mich so: …
   Mein Bedürfnis in diesem Moment war oder wäre gewesen: …
4. Als ist das erste Mal verliebt war, fühlte ich mich so: …
   Mein Bedürfnis in diesem Moment war oder wäre gewesen: …
5. Die letzte Situation, in der ich richtig glücklich war, ist folgende: …
   Dabei fühlte ich mich so: …
   Mein Bedürfnis in diesem Moment war oder wäre gewesen: …

└──

Motiviert werden wir, wenn körperliche oder seelische Bedürfnisse nicht befriedigt sind oder wir das aktuelle Befinden möglichst erhalten wollen. Bearbeiten Sie deshalb nun, welche konkreten Bedürfnisse Sie im Detail für sich erkennen können.

┌─ **Übung: Meine tatsächlichen Bedürfnisse** ──────────────

 Führen Sie diese Übung in einem Abstand von etwa jeweils einer Woche insgesamt drei- bis fünfmal durch. Lesen Sie sich zunächst die Bedürfnisübersicht nach Tabelle 1-2 durch. Schreiben Sie nun auf ein leeres Blatt folgende zwei Fragen:
- Was brauche ich wirklich?
- Wozu brauche ist es?

Beantworten Sie diese Fragen. Bewerten Sie keine Ihrer Antworten und versuchen Sie ab dem zweiten Durchlauf aktiv zu vergessen, was Sie bisher ge-

schrieben haben. Nachdem Sie sicher sind, Ihre konkreten Bedürfnisse in ausreichender Zahl gesammelt zu haben, nehmen Sie sich Ruhe und Zeit und studieren Sie das Ausgeschriebene unter der einen Frage:
- Welche Bedürfnisse sollte ich ab sofort auf welche Weise befriedigen?

Unsere Wünsche und unsere Bedürfnisse weisen uns auf etwas hin. Bei Weitem nicht immer geht es beim Verlangen, ein neues Gerät für die Praxis zu kaufen, um das Gerät als solches, genauso wie Autos heute auch mit hoher Laufleistung noch gut fahren können. Es ist wichtig zu erkennen, worum es Ihnen tatsächlich geht.

Tab. 1-2   Bedürfnisse – Übersicht [nach 114]

Authentizität	
Eigenständigkeit	eigene Ziele entwickeln, eigene Werte leben
Einklang	Frieden
	Harmonie
	Inspiration
	Ordnung
	Schönheit
Fröhlich sein	feiern
Integrität	
Leben	Luft
	essen
	trinken
	bewegen
	lieben
	Kontakte
	wohnen
	ruhen
Soziales Leben	akzeptiert werden
	Ehrlichkeit
	Geborgenheit
	Gemeinschaft
	Liebe
	Nähe
	Respekt
	Rücksichtnahme
	Unterstützung
	wertgeschätzt werden
	Vertrauen
	verstanden werden
	Verständnis
	Zugehörigkeit
Traurig sein	sich von einem Menschen würdevoll verabschieden

Wollen Sie sich ein Gerät anschaffen, weil es Ihr Steuerberater sagt? Scheren Sie sich nicht darum – wenn Sie etwas wirklich nicht brauchen, ist Steuern zu zahlen immer noch die preiswerteste aller Varianten. Geht es darum, dass der nächste Kollege bereits solch ein Gerät verwendet und Ihre Minderwertigkeitskomplexe damit aktiviert? Freuen Sie sich an der überaus attraktiven Vertreterin (oder dem Vertreter, je nach Ihrem Geschmack), welche Ihnen das Gerät heiß ans Herz legt? Oder glauben Sie gar, damit einen von Ihnen empfundenen menschlichen oder fachlichen Mangel ausgleichen zu können?

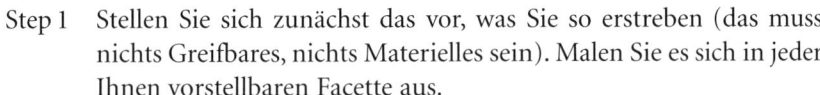

STEPS[1]: Worum es tatsächlich geht – Ermittlung der tatsächlichen Bedürfnisse

Step 1	Stellen Sie sich zunächst das vor, was Sie so erstreben (das muss nichts Greifbares, nichts Materielles sein). Malen Sie es sich in jeder Ihnen vorstellbaren Facette aus.
Step 2	Welche Gefühle sind in Ihnen, wenn Sie das Angestrebte tatsächlich besitzen?
Step 3	Wer weiß davon, wer sollte es wissen und wer darf es nicht erfahren?
Step 4	Warum oder warum nicht?
Step 5	Welchen objektiven Nutzen erwarten Sie?
Step 6	Welchen subjektiven Nutzen erwarten Sie?
Step 7	Wenn Sie es besitzen, was fehlt Ihnen dann noch?
Step 8	Welches tief liegende Bedürfnis ist dann befriedigt?
Step 9	Worum geht es Ihnen also wirklich?
Step 10	Auf welche (andere) Weise können Sie das noch erreichen?

Es nutzt wenig, die eigenen Bedürfnisse zu bearbeiten und zu erkennen, sie aber nicht korrekt ausdrücken zu können. Wir neigen dazu, unsere Bedürfnisse indirekt auszudrücken, d. h. über Interpretationen, Bewertungen oder Vorstellungen. Wenn wir das in einem Gespräch tun, wird der andere daraus Kritik hören statt darin ein Bedürfnis erkennen zu können.

Beispiele

Beispiel 1 – Ausdruck über eine Bewertung
»Ich finde den Schauspieler Noname nicht gut. Wir sollten uns den Film nicht anschauen.«
Korrekter Ausdruck des Bedürfnisses:
»Ich bin todmüde von der Arbeit und schlicht zu träge, nun noch ins Kino zu gehen.«
Bedürfnis: körperliche Ruhe

---

1 Als STEPS werden Ablaufschemata bezeichnen, welche Schritt für Schritt ein mögliches Vorgehen vorschlagen.

Beispiel 2 – Ausdruck über eine Interpretation
»Sie sollten den Verband fester wickeln.«
Korrekter Ausdruck des Bedürfnisses:
»Vielleicht habe ich Ihnen nicht genau genug erklärt, wie Sie diesen Verband anlegen.
Meine Mitarbeiterin wird es Ihnen gerne nochmals genau demonstrieren.«
Bedürfnis: verstanden sein wollen

Beispiel 3 – Ausdruck über eine Vorstellung
»Mark Rothko hat doch nur ein paar Farben gemalt. Das kann doch jeder.«
Korrekter Ausdruck des Bedürfnisses:
»Ich kenne die Bilder von Rothko nicht im Original und habe keine Ahnung, wie sie
wirklich wirken, was sie in mir auslösen.«
Bedürfnis: Unwissen nicht preisgeben wollen, sich vor Scham schützen

Es macht wenig Sinn, unerfüllt in den eigenen Bedürfnissen zu schmoren. Vorrangig die privaten Bedürfnisse sollten Sie mit Ihrem Partner besprechen. Ich wünsche Ihnen, dass Ihr Partner Ihnen so vertraut ist, dass Sie mit ihm über *alle* Ihre Bedürfnisse sprechen können. Tun Sie es mithilfe der Regeln des Partnergesprächs [nach 14]:

Übung: Partnergespräch – Sonderfall Bedürfnisse

 Alle Störungen von außen sind komplett auszublenden – die Dauer sollte höchstens 30 Minuten betragen.

Regeln
1. Es spricht immer nur ein Partner, der andere hört aufmerksam zu.
2. Der Sprechende erzählt, wie es ihm geht: Ich rede nur über mich. Das bedeutet: Alle Vorwürfe, Kritiken, Anklagen und Wünsche an den anderen sind strikt zu vermeiden!
3. Ich erzähle also, wie es mir grundsätzlich in meinem Leben geht (Beruf, Hobbys, Sinn usw.) und gehe dabei folgenden drei Aspekten besonders nach:
   a) Was sind meine Bedürfnisse?
   b) Wozu möchte ich sie erfüllt wissen?
   c) Wie fühle ich mich jetzt, wo sie noch nicht oder nicht vollständig erfüllt sind?
4. Der Partner äußert sich ebenfalls wie in den Punkten 1 bis 3 beschrieben.
5. Nach dem Gespräch werden die Inhalte nicht besprochen.

Abhängigkeiten

Kein Mensch lebt für sich allein. Wir alle sind in mehr oder minder starken Beziehungen, die bis zu Abhängigkeiten führen können. Wichtig ist, sich erst einmal klarzumachen, in welchen Abhängigkeiten Sie leben und ob und wie diese vielleicht geändert werden können, um Belastungen zu vermindern und Freiheiten zu gewinnen:

Selbsttest/Übung: Abhängigkeit

Wenn 1 bedeutet, Sie empfinden praktisch keine Abhängigkeit, und 10, dass Sie wissen, von folgenden Menschen oder Situationen vollkommen abhängig zu sein, wie schätzen Sie Ihre Position ein?

Meine Abhängigkeit von

Patienten	① ② ③ ④ ⑤ ⑥ ⑦ ⑧ ⑨ ⑩
Kassenärztlicher Vereinigung	① ② ③ ④ ⑤ ⑥ ⑦ ⑧ ⑨ ⑩
Eltern	① ② ③ ④ ⑤ ⑥ ⑦ ⑧ ⑨ ⑩
Geld	① ② ③ ④ ⑤ ⑥ ⑦ ⑧ ⑨ ⑩
Gesundheitsgesetzen	① ② ③ ④ ⑤ ⑥ ⑦ ⑧ ⑨ ⑩
Suchtmitteln (und zwar …)	① ② ③ ④ ⑤ ⑥ ⑦ ⑧ ⑨ ⑩
Partnern (und zwar …)	① ② ③ ④ ⑤ ⑥ ⑦ ⑧ ⑨ ⑩
Freunden (und zwar …)	① ② ③ ④ ⑤ ⑥ ⑦ ⑧ ⑨ ⑩
Banken	① ② ③ ④ ⑤ ⑥ ⑦ ⑧ ⑨ ⑩
dem Beruf als solchem	① ② ③ ④ ⑤ ⑥ ⑦ ⑧ ⑨ ⑩
Mitarbeitern (und zwar …)	① ② ③ ④ ⑤ ⑥ ⑦ ⑧ ⑨ ⑩
Vorgesetzten (und zwar …)	① ② ③ ④ ⑤ ⑥ ⑦ ⑧ ⑨ ⑩
Fernsehen	① ② ③ ④ ⑤ ⑥ ⑦ ⑧ ⑨ ⑩
Internet	① ② ③ ④ ⑤ ⑥ ⑦ ⑧ ⑨ ⑩

Computerspielen	① ② ③ ④ ⑤ ⑥ ⑦ ⑧ ⑨ ⑩
Zeitung	① ② ③ ④ ⑤ ⑥ ⑦ ⑧ ⑨ ⑩
Sport	① ② ③ ④ ⑤ ⑥ ⑦ ⑧ ⑨ ⑩
Medikamenten	① ② ③ ④ ⑤ ⑥ ⑦ ⑧ ⑨ ⑩
Alkohol	① ② ③ ④ ⑤ ⑥ ⑦ ⑧ ⑨ ⑩
Erfolg (und zwar …)	① ② ③ ④ ⑤ ⑥ ⑦ ⑧ ⑨ ⑩

Auswertung

Schauen Sie Ihre Abhängigkeitsliste an und konzentrieren Sie sich auf Abhängigkeiten, die Sie mit 5 und höher bewertet haben. Gehen Sie dabei Inhalt für Inhalt durch und beantworten Sie für sich die folgenden Fragen:

- Was suchen Sie damit?
- Wozu haben Sie sich in diese Abhängigkeit begeben?
- Bekommen Sie erfüllt, weshalb Sie in diese Abhängigkeit gingen?
- Wenn nein, warum halten Sie daran fest?

Blockaden

Erste Gruppe: Bewertungen

Blockaden bedeuten, etwas hindert uns; das Etwas sind nicht selten wir selbst. Wenn Sie sich nun fragen, welche Blockaden Ihnen in der letzten Zeit entgegenkamen, werden Sie vielleicht neue Vorschriften nennen. Wenn Sie diese Blockaden dann hinterfragen würden, könnten Sie in der Regel feststellen, dass der Inhalt dessen, was Sie als Blockade empfinden, einfach eine Tatsache ist, mehr nicht. Tatsachen sind keine Blockaden. Blockaden entstehen meistens in uns selbst und laufen über *Bewertungen* der Tatsachen ab. Bewertungen blockieren uns, nicht jedoch Realitäten.

┌─ **Übung: Party der Anteile** ──────────────────────────────

Es gibt eine gruppenpsychotherapeutische Übung nach Virginia Satir, die sogenannte *Parts Party*. Die Party, die dabei gefeiert wird, ist eine sehr besondere: Es ist die Party der Persönlichkeitsanteile. Tun wir einfach so, als würden wir heute Ihre Party feiern. Sie wissen das aus eigener Erfahrung: Eine gelungene Party braucht einiges an Vorbereitung.

Das besondere an dieser Party ist, dass Sie jeden Menschen und jede Figur zu dieser Feier einladen können. Diese Personen sollen im Prinzip öffentlich zugängig sein; also keine Verwandten o. Ä., sondern beispielsweise Politiker, Schauspieler, Filmfiguren, historische Figuren, Comicfiguren, Wissenschaftler, mystische Gestalten, Dichter, Industriemagnaten. Es ist auch gleich, ob die Figuren noch leben oder nicht. Es ist eben eine wirklich besondere Party!

- Schreiben Sie nun die Namen drei solcher Personen auf, die Sie besonders für eine oder mehrere positive Eigenschaften schätzen und achten. Die Erfahrung zeigt: Menschen wie z. B. Albert Schweitzer, Nelson Mandela oder Mahatma Gandhi tauchen hier öfter auf.
- Nehmen Sie ein anderes Blatt Papier zur Hand und schreiben Sie darauf: Menschen, die ich wegen einer oder mehrerer negativer Eigenschaften besonders ablehne. Notieren Sie wieder drei Personen, auch diese sollen im Prinzip öffentlich zugängig sein. Die Erfahrung zeigt, hier taucht gerne Ex-US-Präsident Bush jr. auf, auch bekannte Bankchefs oder Diktatoren werden öfter, wenngleich zunächst widerwillig, zur Party eingeladen.
- Sie nehmen nun beide Blätter zur Hand und notieren je eine bis drei Eigenschaften, für die Sie diese Personen besonders schätzen bzw. ablehnen.
- Unterstreichen Sie dann die wichtigste der Eigenschaften aller sechs Figuren als deren Haupteigenschaft.
- Überlegen Sie sich nun eine typische Geste der Person und notieren Sie diese in Stichworten. Wenn Ihnen keine Geste einfällt, denken Sie sich eine aus, die zu der Person passt. Schreiben Sie nun in die nächste Spalte für jede der sechs Personen einen Satz auf, den sie gesagt hat oder gesagt haben könnte.
- Wählen Sie nun für die Haupteigenschaft der besonders geschätzten Personen jeweils drei Situationen/Kontextbedingungen aus, in denen diese Haupteigenschaft für jemanden auch von Nachteil wäre oder sein könnte. Ein Nachteil kann auch eine Gefahr oder eine Missachtung bedeuten, etwas Negatives jedenfalls. Diese drei Situationen tragen Sie ein.
- Wählen Sie nun für die Haupteigenschaft der besonders ungeliebten Personen jeweils drei Situationen/Kontextbedingungen aus, in denen diese Haupteigenschaft für jemanden auch von Vorteil wäre oder sein könnte. Die drei Situationen tragen Sie ebenso ein.

So wird beispielsweise Brutalität zur Stärke, Verklemmtheit zur Besonnenheit, intensives Verlangen zur Fähigkeit, sich zu zeigen oder sich durchzusetzen. Andererseits wird Freundlichkeit zur Durchsetzungsschwäche oder Liebe zur Blindheit.

Bei der Gruppenübung fängt nun die Party an – das können wir im Buch nicht tun. Deshalb bitte ich Sie, mir das Folgende einfach zu glauben: Jeder Ihrer Gäste repräsentiert einen Teil von Ihnen selbst. Sicher, Sie sind kein Diktator und auch für keine Kriege verantwortlich – zumindest nicht auf Völkerebene, aber auf Partnerebene und auch mit Patienten werden so manche Kriege ausgefochten. Und Sie sind wahrscheinlich auch kein Friedensnobelpreisträger, aber Sie werden schon oft Frieden im persönlichen Bereich gestiftet haben.

Das Prinzip ist, in Ihnen kann nur Resonanz – plus wie minus – erzeugt werden, wenn es mit Ihnen zu tun hat. Wenn Sie sich über jemanden oder dessen Verhalten so richtig aufregen, sollte in Zukunft die erste Frage an sich selbst sein: Das hat sicher etwas mit mir selbst zu tun – und was?

Wenn eine *Parts Party* »gefeiert« wird, ist das Ziel, all die scheinbar guten und die scheinbar schlechten Eigenschaften miteinander zu versöhnen und im Einklang mit sich bewusst in sich zu integrieren. Das ist ein besonderer Moment, wenn die inneren Widerstände gegen die scheinbar negativen Seiten der Persönlichkeit im Frieden mit sich angenommen werden. Rituell wird jede, nun als Teil von sich selbst erkannte Persönlichkeitseigenschaft dann begrüßt mit: »Ich bin meine Fähigkeit …« Das können Sie vielleicht nachempfinden, wenn Sie Ihr Aufgeschriebenes anschauen, und zwar die Rubrik, wo die schlechte Eigenschaft nutzt; sie nutzt genau Ihnen selbst.

Zwei Erkenntnisse sind überaus bedeutsam:
- Jede scheinbar positive und jede scheinbar negative Eigenschaft anderer hat ausschließlich mit einem selbst zu tun hat.
- Jede Eigenschaft hat einen Sinn, einen Nutzen und einen Wert für einen Menschen.

So wie das für einen selbst zutrifft, ist es für jeden anderen auch. Deshalb macht es so viel Sinn, jedem anderen seine Eigenschaften zu belassen, was nicht heißt, Grenzübertritte zu akzeptieren. Alle Eigenschaften sind sinnvoll, notwendig und gehören zu einem. Freuen Sie sich darüber, was Sie an anderen empfinden – es sind auch zumindest in bestimmter Form Ihre eigenen Eigenschaften.

Deshalb kommen in allen negativen Urteilen über andere Abwertungen der *eigenen* Person vor und in den positiven Äußerungen auch etwas, das einen hemmt und hindert.

Zweite Gruppe: Misstrauen

--- **Fallbeispiel** ---

Unsicherheit durch mangelndes Vertrauen

Anni ist Allgemeinärztin mit dem Zusatztitel Psychotherapie. Sie ist seit mehreren Jahren verheiratet, die Ehe ist nicht wirklich prickelnd, aber eigentlich kann sie ihrem Mann keine echten Vorwürfe machen. Alles ein bisschen zu alltäglich, nichts Neues mehr, das sie meint, erwarten zu können. Eines Tages trifft es sie aus heiterem Himmel: Sie verliebt sich in den neuen Therapiepatienten – alles Wissen um Übertragung und Gegenübertragung ist wie weggeblasen. Scheinbar steht der Mann ihres Lebens vor ihr. Heimlich fängt sie an, sich mit ihm zu treffen, Zärtlichkeiten auszutauschen. Das Erste, was sie morgens tut, nachdem sie ihre Tochter in den Kindergarten gebracht hat, ist den neuen Mann anzurufen. Es gibt Tage, da telefonieren sie zehnmal miteinander. Die Therapie findet nicht mehr statt – beide schweben auf Wolke Sieben. Wirklich? Ein wenig ein schlechtes Gewissen hätte Anni schon, aber was gibt es nicht alles am Ehemann auszusetzen.

Wie auch immer diese Geschichte ausgegangen ist – sie besteht aus einer Aneinanderreihung gebrochener Versprechen:

- die fehlende Kommunikation zwischen Anni und ihrem Mann, als sie feststellt, es prickelt zu wenig; sie entspricht einer fehlenden Achtung, die sich beide gegenseitig versprochen hatten
- die fehlende Befolgung der ärztlichen Grundsätze, sich ausdrückend über den ärztlichen Eid: eine ungelöste Gegenübertragung schädigt den Patienten, missachtet ihn letztlich
- die Heimlichkeit des Vorgehens: das implizite Versprechen der Ehrlichkeit in der Ehe wird gebrochen
- der Abbruch einer Therapie aus privaten Gründen – und das, ohne es zum Thema zu machen

Wie oft versprechen Sie etwas, das Sie nicht einhalten? Sie meinen spontan, das sei die absolute Ausnahme? Dann denken Sie einmal an Termine für Ihre Patienten, die dann trotz des Termins warten müssen. Machen Sie sich klar, dass eine Terminvereinbarung auf Ihrer Seite einer Zusage, einem Versprechen gleicht. Nicht besser ist es, sich selbst gegebene Versprechen zu brechen. Das tun fast alle in der Silvesternacht, in der die tollen Versprechen sich selbst gegenüber Hochkonjunktur haben: keine Zigarette mehr, jemanden anrufen, Gewicht abnehmen. Die Liste der sich selbst gegebenen und dann gebrochenen Versprechen ist bei den meisten Menschen ziemlich lang. Das ist von Nachteil, weil Sie *sich* damit demonstrieren, sich selbst nicht vertrauen zu können – und dem Patienten bei nicht eingehaltener Terminzusage, dass er Ihnen nicht zu sehr trauen sollte.

> **Übung: Wie gut ich mir vertrauen kann**
>
> Listen Sie fünf bis zehn Abmachungen auf, die Sie mit sich selbst geschlossen haben. Wenn Ihnen spontan keine einfallen, denken Sie sich, es sei Silvester und Sie nehmen sich mal wieder richtig was vor fürs nächste Jahr, was wahrscheinlich keine Chance auf Verwirklichung hat.
>
> - Welche Abmachungen davon haben Sie eingehalten und welche nicht?
> - Warum nicht?
> - Gibt es einen Unterschied, je nachdem, ob die gebrochene Vereinbarung mit einem konkreten positiv formulierten Ziel verbunden war oder nicht?

Dritte Gruppe: Energiefressende Baustellen

> **Übung: Meine Baustellen**
>
> Nun geht es um Ihre Baustellen: Welche Dinge, Inhalte, Situationen sind unerledigt und/oder verlangen nach einer Klärung?
>
> Schreiben Sie sich alles in Listenform auf, zum Beispiel so:
>
> - Uneinigkeit mit Partner über den nächsten Urlaub
> - Uneinigkeit mit Partner über die Schule für das Kind
> - Mitarbeitergespräch mit Frau Weißnichtviel über notwendige Verhaltenskorrekturen
> - Belege für den Steuerberater ordnen
> - Garagentor streichen
> - …
>
> Es geht erst einmal darum, dass Sie sich Ihre Baustellen klarmachen. Baustellen haben meistens keinen guten Einfluss auf die eigenen persönlichen Kompetenzen. Sie blockieren die Aufnahmefähigkeit und schwächen den Willen zur Veränderung, der gebraucht wird, um die Baustellen handhaben zu können.

Vierte Gruppe: Fehlende Tankstelle

Sie haben eben die eine Möglichkeit, sich zu blockieren, kennengelernt, Dinge nicht zu lösen. Die andere Möglichkeit der Eigenblockade ist, sich nicht mit genügend Energie zu versorgen.

Das läuft oftmals mittels Flucht ab: Sie haben heute richtig viel gearbeitet, Patienten intensiv beraten, vielleicht auch die eine oder andere Operation oder spezielle Untersuchung erfolgreich gemeistert. Nun sind Sie ausgelaugt und noch immer angespannt. Viele reagieren bereits tagsüber mit Fluchtstrategien auf solchen Stress. Eine der beliebtesten ist Fast Food im weitesten Sinn. Der »gesunde« Müsliriegel, der »Energieriegel« oder der Döner gehören hierher. Abends ist eine beliebte Fluchtstrategie, sich ein »Gläschen« zu »gönnen« – oder auch mehrere. Die Suchtquote von Ärzten ist weit überdurchschnittlich [13].

Ein solches Verhalten bietet für kurze Zeit einen Gewinn: sich ein gutes Gefühl kaufen zu können. Willenspsychologen nennen es mangelnde Impulskontrolle. Wer zum Riegel oder zum Glas greift statt sich wirklich darum zu kümmern, was ihm gut täte, hat zu wenig Impulskontrolle. Dem Impuls nachzugeben hat neben rein somatischen Folgen einen Hauptnachteil: Die Strategie hilft nur kurzzeitig. Sie schenkt Ihnen keine Kraft, sie kostet Lebensenergie.

Energie bauen Sie *auf*, wenn Sie sich mehr um Ihren Partner kümmerten. Ärzte sind nicht unbedingt Meister der Zweierbeziehung – ist Ihr Partner sauer, weil Sie mit Ihrer Praxis oder der Kliniktätigkeit wie verheiratet erscheinen? Hat er Grund dazu? Wenn ja, sollten Sie schnellstmöglich etwas korrigieren (Tab. 1-3), denn das Sehnen nach fremden Ufern ist eine menschliche Eigenschaft, der auch Ihre Attraktivität als Arzt nichts entgegenzusetzen hat.

Tab. 1-3 Was Sie für Ihre Partnerschaft tun können, ohne Ihren Beruf zu vernachlässigen [nach 64]

- Geben Sie Ihrem Partner eine Telefonnummer, unter der er Sie wirklich erreichen kann.
- Lassen Sie Gespräche, die von Ihrem Partner ausgehen, immer sofort durchstellen.
- Legen Sie verbindlich Zeiten fest, zu denen Sie sicher zu Hause anwesend sind. Diese Zeiten sind heilig!
- Klären Sie Ihre Einstellung: Private Termine sind genauso wichtig wie geschäftliche.
- Geben Sie Ihre private Telefonnummer keinen Geschäftspartnern/Kollegen/Patienten.
- Nehmen Sie keine Krankenkarten mit nach Hause.
- Urlaub ist Urlaub, keine freie Zeit, um sich fortzubilden.
- Zeigen Sie Ihren Kindern mehrfach Ihren Arbeitsplatz, damit sie sich ein Bild davon machen können, was Sie tun und wo Sie sich befinden.
- Drücken Sie gegenüber Ihrem Partner klar aus, wie hoch Ihre berufliche Belastung ist.
- Drücken Sie ebenso klar aus, wie wichtig Ihnen Ihr Partner und die Familie sind.
- Fragen Sie Ihre Kinder nach dem, was sie erlebt haben, und nehmen Sie dann auch deren Aussagen wahr.
- Klären Sie, was Ihrem Partner konkret nicht passt.
- Tabuthemen, die Sie und Ihren Partner nie weiterbringen, verschweigen Sie.
- Kontrollieren Sie, ob Sie sich Ihren Werten entsprechend genügend Zeit pro Woche für Partner und Familie nehmen.
- Fragen Sie immer einmal wieder nach, ob sich Ihr Partner vernachlässigt fühlt.
- Sprechen Sie aus, wenn Sie die Zeit mit Ihrem Partner und/oder Ihrer Familie genießen.
- Fragen Sie Ihren Partner, wie er die Zeit mit Ihnen verbringen möchte.
- Schenken Sie vorrangig Ihre Zeit, aber ein Gutschein für das Lieblingsgeschäft Ihres Partners ab und zu schadet auch nicht (aber nicht statt Zeit für ihn, sondern zusätzlich).
- Wenn Sie Dienstreisen machen, nehmen Sie Ihren Partner mit, so es möglich ist.

Werte, Integrität und Selbstwert

Beim Ausdruck Integrität denken viele an eine ihnen bekannte, integere Person, nur: Wie erkennen wir deren Integrität? Es ist sowohl das Verhalten der Person als auch deren Ausstrahlung, anhand der wir sie – in der Regel unbewusst – als mehr oder weniger integer einschätzen. Integeres Verhalten ist klar und eindeutig, stetig wertegebunden und hoch ethisch. Integer sollte das Verhalten eines Arztes sein. Konkret sind es Verhaltensweisen wie

- die Werte mit der Realität in Einklang zu bringen,
- Versprechen zu halten,
- niemanden abzuwerten, insbesondere im Moment Abwesende wie Kollegen nicht,
- Erwartungen zu erfüllen,
- auf Doppelzüngigkeit zu verzichten, also eindeutig zu sein,
- jeden nach denselben Grundsätzen zu behandeln (das meint nicht gleiche Therapieverfahren oder Verordnungen für Medikamente bei Kassen- und Privatversicherten, das widerspräche der Realität der Mehrklassenmedizin),
- immer und von allen die Würde zu wahren,
- sich selbst hoch wertzuschätzen (je geringer diese Wertschätzung ist, umso weniger integer werden Sie handeln, zumindest erscheinen),
- sich an Prinzipien, an ethischen Grundsätzen also, zu orientieren, nicht an einzelnen Menschen und erst recht nicht an ökonomischen »Zwängen«.

Damit hat Integrität entscheidend mit dem Selbstwert und der Selbstbestimmung zu tun. Betrachten Sie dieses Kapitel unter diesem Gesichtspunkt.

Selbstwert

Auch wenn es eine paradoxe Intervention ist, macht es Sinn, sich zunächst zu überlegen, warum Sie *nichts* wert sind. Nur wenige Menschen sind mit sich selbst so eins, dass sie bei dieser Übung nichts finden. Die meisten, leider, werden etwas bei dieser Übung zu schreiben haben:

┌─ **Übung: Warum ich nichts wert bin** ─────────────────────────────

Listen Sie nun Ihre »guten« Gründe auf, warum Sie so wenig wert sind. Dafür komplettieren Sie die folgenden Sätze:
- Ich bin nur dann etwas wert, wenn …
- Ich kann (oder darf) mich nicht lieben, weil …
- Ich werde von anderen schief angesehen, wenn …
- Ich darf meine (oder folgende) Gefühle nicht zulassen, sonst …

▼

* Ich muss bis zum Umfallen arbeiten, ansonsten …
* Ich darf nicht groß oder anerkannt sein, denn …
* Ich gebe den anderen meistens recht, damit …
* Ich habe kein Recht darauf, dass …

Bei bestimmten Patienten sind manche Ärzte Meister im Umgang mit dem vorübergehenden Aufbau deren Selbstwertgefühls: Wer meint, die Falten im Gesicht seien zu tief, lässt sich heute operieren oder mit Botulinumtoxin traktieren. Aber das Leben schreitet voran und schon bald hängen der Bauch, die Brüste, die Lider. Selbst wenn sie nicht der Schwerkraft folgten, sinkt der empfundene Selbstwert dieser Patienten innerhalb von ein bis zwei Jahren postoperativ wieder auf das Niveau vor der Operation. Damit ist der nächste, meistens invasive Eingriff vorprogrammiert. Und wenn es kein Eingriff ist, ist es ein neuer Liebhaber oder es sind teure Kleidung, eine neue Wunderkur oder -kosmetik. All das kann das Selbstwertgefühl offenbar nicht dauerhaft stärken.

> Selbstwert basiert auf innerer Selbstakzeptanz und nicht auf äußeren Faktoren.

Sich selbst anzunehmen ist eine persönliche Entscheidung, die jeder Mensch nur für sich treffen kann. Sie ist nicht das Ergebnis von Perfektion oder der Erfüllung von irgendwelchen Bedingungen. Es geht darum, sich anzunehmen, so wie man ist – was bedeutet, mit allen scheinbaren oder tatsächlichen Mängeln und Fehlern.

Ein gutes und starkes Selbstwertgefühl hängt also zentral damit zusammen, sich selbst anzuerkennen. Dazu gehört eine Grundhaltung [128], sich ausdrückend über Sätze wie:

* Ich behandle mich voller Respekt.
* Ich gehe liebevoll mit mir um.
* Ich tue mir selbst nur Gutes.
* Ich erkenne meine Leistungen an.
* Ich erkenne mich an, so wie ich bin.
* Ich liebe mich.

Von solchen Inhalten tatsächlich überzeugt zu sein ist für viele eher schwer. Uns allen wurde – erst recht als Ärzten – eingeschärft, erst einmal an andere zu denken und Eigenlob stinkt angeblich ohnehin. Es stinkt aber zum Himmel, wenn Sie sich selbst nicht loben und lieben, denn von einem starken Selbstwertgefühl hängen viele, uns positiv stimmende Gefühle ab.

Selbstliebe ist die bestmögliche Form, seinen Selbstwert zu leben. Sie hat nichts mit besten Leistungen, tollem Aussehen, einem Traumgewicht oder

Traumpartner zu tun. Vergessen Sie auch alle »guten« Gründe, welche Sie davon abhalten, sich selbst zu lieben – zumindest zu mögen oder doch wenigstens zu akzeptieren. Machen Sie sich klar, was Sie zu einem wertvollen Menschen macht.

Übung: Weshalb ich wertvoll bin

 Schreiben Sie nun mindestens zehn Gründe auf, weshalb Sie wertvoll sind. Wenn es mehr werden: Umso besser!

Was konkret macht Sie zu einem wertvollen Menschen? Suchen Sie dabei nach dem, was Sie einzigartig, besonders, mitmenschlich, stark und gut macht.

Bedenken Sie immer: Sie sollen sich nicht trotz Ihrer Schwächen mögen, sondern mit ihnen.

Werte

Werte sind das, was einem etwas wert ist. Kennen Sie Ihre wichtigsten Werte, zumindest fünf an der Zahl? Sie sollten Ihre Werte genau kennen, denn nur, wenn Sie diese auch leben, sind Sie mit sich im Einklang und das scheint nach außen als Ihre Integrität. Werte sind zentral für Integrität und Patienten brauchen integere Ärzte.

Selbsttest: Einkauf der wertvollen Art

 Sie haben nun die einmalige Chance, Güter einzukaufen, die Sie sonst nirgendwo kaufen können.

Markieren Sie im ersten Schritt zwischen fünf bis zwölf Güter, die Ihnen am *wertvollsten* sind, für die Sie Ihr Geld anlegen wollen.

Sie haben im zweiten Schritt 100 Goldmünzen zur Verfügung.

Legen Sie fest, welche individuelle Gewichtung die Güter haben und wie viele von Ihren 100 Goldmünzen Sie für die ausgewählten Güter ausgeben. Wählen Sie immer unterschiedliche Münzenmengen, sodass Sie eine Rangfolge bilden.

Nr.		Gold- münzen
1.	Die Fähigkeit, die eigenen Ressourcen ganz in den Dienst einer humanitären Aufgabe oder einer ökologischen Aufgabe zu stellen	___
2.	Die tatsächliche Kraft zu besitzen, immer so handeln zu können, wie ich handeln will	___

---

3. In völliger innerer Ruhe auf Ergebnisse warten zu können   ____

4. Die Gabe mein Eigen zu nennen, den Sinn des Lebens klar
    zu erkennen   ____

5. Einen Weg zu bauen, der Chancengleichheit und Gerech-
    tigkeit auf der ganzen Welt schafft   ____

6. Ein absolut fähiger Zuhörer mit einem offenen, liebevollen
    Herzen sein zu können   ____

7. Die Dinge ohne Angst anpacken zu können   ____

8. Mit der tiefen Zuversicht zu leben, dass alles einen guten
    Gang nimmt   ____

9. Einer der sorglosesten Menschen der Erde zu sein, der
    immer genügend Geld hat   ____

10. Die Kraft und Fähigkeit zu besitzen, für alles in meinem
    Leben, in meiner Vergangenheit, heute und in Zukunft,
    geradestehen zu können   ____

11. Nicht nur die mir anvertrauten Menschen, sondern auch
    die anderen mit Achtung und Liebe zu begleiten   ____

12. Auf mich selbst voll und ganz und ohne Ausnahme ver-
    trauen zu können   ____

13. Mich von nichts und niemandem abhängig zu fühlen   ____

14. Die völlige Sicherheit, eine rundum anerkannte Persön-
    lichkeit zu sein   ____

15. Alle Chancen wahrgenommen zu haben, so viel wie nur
    menschenmöglich gelernt zu haben   ____

16. Eine nicht versiegende Quelle von neuen Ideen verinner-
    licht zu haben   ____

17. In einem absolut geschmackvollen und stilvollen Umfeld
    zu leben   ____

18. Auf das Schicksal der Menschheit starken Einfluss nehmen
    und damit etwas bewirken zu können   ____

19. Von einer faszinierenden Aufgabe, die viel Freude macht,
    vollkommen in Anspruch genommen zu sein   ____

20. Niemals in meinem Leben lügen zu müssen, immer gerad-
    linig handeln zu können   ____

21. Die endgültige Verabschiedung eines jeden inneren
    Schweinehundes in meinem Leben zu meistern in Verbin-
    dung mit großer Ausdauer   ____

22. Der leistungsfähigste Meister des von mir erwählten Berufs zu sein ____

23. In vollkommener Harmonie mit den universellen Gesetzen, in Harmonie mit Gott zu sein ____

24. Kontinuierlich im Einklang und Gleichklang mit der gesamten Umwelt zu sein ____

26. Alle Kranken und Bedürftigen zu unterstützen, ein gesünderes und erfülltes Leben zu führen ____

27. Widerstände mit durchgreifender Entschlusskraft überwinden zu können ____

28. Mit starker, innerer Sicherheit alles auf mich zukommen zu lassen ____

29. Die Fähigkeit, ein wirklich geordnetes Leben voller Klarheit führen zu können ____

30. Die Fähigkeit, die Welt von Fanatismus und Ungerechtigkeit zu befreien ____

31. Die Fähigkeit zu haben, voller Toleranz und Sympathie den Sinn der Kommunikation anderer zu verstehen ____

32. Mit der vollkommenen inneren Sicherheit leben und handeln zu können, dass alles, was geschieht, zu meinem Besten geschieht ____

33. Unverrückbar positiv in das Leben zu gehen ____

34. Mich in jeder Situation geschützt und geborgen zu fühlen ____

35. Jederzeit in voller Klarheit zu leben, dass ganz vorrangig ich der Verursacher meiner Welt bin ____

36. Die Fähigkeit, mich um andere Menschen ohne Wenn und Aber kümmern zu können ____

37. Immer auf den ersten Plätzen von sportlichen und anderen Wettkämpfen zu landen ____

38. Mein eigenes Leben so leben zu können, dass ich auf nichts wirklich Rücksicht nehmen müsste ____

39. Zu *dem* Mann oder *der* Frau des Jahres gewählt zu werden und in jeder Nachrichtensendung der Erde genannt und gelobt zu werden ____

40. Soviel zu wissen wie sonst nur wenige Menschen auf der Erde ____

41. In mir Welten zu entdecken, die unerschöpflich neue Bilder, Ideen und Inhalte bilden ____

42. Ein tolles Haus mit ausgesuchten Kunstwerken und einem wundervollen Ausblick zu besitzen ____

43. Bundeskanzler/-in, Minister/-in oder sogar Präsident/-in zu sein oder an anderer Stelle ebenso großen Einfluss zu haben ____

44. Ein schwungvolles Leben zu führen, das andere ebenso erfreut ____

45. Aufrecht, nicht aufgerichtet – immer so leben zu können ____

46. Die Fähigkeit, zutiefst immer mein Bestes zu geben ____

47. Die Fähigkeit, mit fast unbegrenzter Energie Leistungen vollbringen zu können ____

48. Alle Zeit, die ich will, mit den großen spirituellen Ideen und ihren Meistern verbringen zu können ____

49. Ein wirklich waches, vollkommen bewusstes Leben zu führen ____

50. In vollem Gleichklang mit der großen Ordnung und den Gesetzen der Natur zu leben ____

51. Ein Leben zu führen, in welchem Gedanken, Worte und Taten vollkommen übereinstimmen ____

52. Das Glück, eine in jeder Hinsicht vollkommene Beziehung zu einem anderen Menschen zu leben ____

53. Meine höchste Bedeutung als Mensch immer vollständig bewahrt zu wissen ____

54. Ohne Einschränkungen und zu jeder Zeit akzeptieren zu können, dass es etwas Höheres, auch Unerreichbares gibt ____

55. Bis zum (späten) Lebensende ohne Krankheit zu sein ____

56. Anspruchslos und bescheiden in ursprünglicher Natur leben zu können ____

57. Eine Welt zu erleben, in welcher alle Menschen wirklich gleich behandelt werden ____

58. Ein Leben zu führen, in dem alle meine Bedürfnisse voll und ganz befriedigt sind ____

59. Einer der Menschen mit den am weitesten gehenden Erkenntnissen auf dieser Erde zu sein und diese friedvoll einzusetzen ____

60. Tatsächlich von materiellen und allen anderen Anforderungen völlig frei zu sein ____

Übertragen Sie nun Ihre Goldmünzen in die Tabelle:

Nr.	Gold-münzen	Nr.	Gold-münzen	Summe	Werte
1		26			Menschlichkeit, Verantwortlichkeit
2		27			Willen, Willensstärke
3		28			Geduld, Gelassenheit
4		29			Klarheit, Ordnung
5		30			Gerechtigkeit, Toleranz
6		31			Vernunft, Verstehen, Verständnis
7		32			Mut, Tapferkeit, Vertrauen
8		33			Optimismus, Zuversicht
9		34			Sicherheit (menschliche, materielle), Wirtschaftlichkeit
10		35			Verantwortung, Verantwortungs-bewusstsein
11		36			Achtsamkeit, Fürsorglichkeit, Mitgefühl
12		37			Kraft, Stärke
13		38			Freiheit, Individualität
14		39			Anerkennung, Ansehen, Ruhm
15		40			Bildung, Wissen
16		41			Fantasie, Kreativität
17		42			Ästhetik, Attraktivität, Schönheit
18		43			Eigenständigkeit, Einfluss, Macht
19		44			Freude, Fröhlichkeit
20		45			Aufrichtigkeit, Ehrlichkeit, Gerad-linigkeit
21		46			Disziplin, Ehrgeiz, Fleiß
22		47			Energie, Leistung, Leistungsfähigkeit
23		48			Erkenntnis, Spiritualität
24		49			Aktivität, Begeisterungsfähigkeit, Zielstrebigkeit
25		50			Friede, Harmonie
		51			Wahrhaftigkeit
		52			Liebe
		53			Würde
		54			Demut

Nr.	Gold- münzen	Nr.	Gold- münzen	Summe	Werte
		55			Gesundheit
		56			Einfachheit
		57			Gleichheit
		58			Zufriedenheit
		59			Weisheit
		60			Unabhängigkeit

Wenn Sie in einer Zeile (wie zugleich 1 und 26) zweimal Münzen verteilt haben, bilden Sie deren Summe. Wenn in einer Zeile nur einmal Münzen zugeordnet wurden, übertragen Sie diesen Wert in die Summenspalte. Damit haben Sie eine erste Reihenfolge, also Hierarchie Ihrer Werte vorgenommen.

Bei den meisten Werten finden Sie eine kleine Auswahl verschiedener Werte im Sinne einer Annäherung an Ihren individuellen Begriff. Setzen Sie sich mit diesen Inhalten auseinander und legen Sie für sich – unabhängig von der Aussage, welche Sie zu Ihrem Wert führte – fest, um welchen Wertebegriff es genau geht. Ist es also zum Beispiel eher Menschlichkeit oder Verantwortlichkeit?

Welcher Wert ist Ihnen am meisten wert, welcher kommt an zweiter Stelle usw.?

Vielleicht müssen Sie kleine Korrekturen der Rangfolge vornehmen. Wenn Sie nun Ihre Werte-Rangfolge festgelegt haben, folgt eine zweite Aufgabe: Definieren Sie so konkret wie möglich, was welcher Wert *genau* für Sie bedeutet.

Jetzt, wo Sie Ihre Werte genau kennen und festgelegt haben, können Sie besser sicherstellen, diese nicht zu verletzen und im Einklang mit ihnen zu handeln, was Ihre Integrität steigert.

1.2   Sich selbst bestimmen

Die innere Stimme muss schon vorlaut werden, damit wir ihr folgen. Hans Arndt

Ziele und Effektivität

Wofür Ziele? Es läuft doch alles gut!

Lebensqualität hat auch mit der zeitlichen Perspektive zu tun: Bin ich bereit, heute auf etwas zu verzichten, um es morgen besser oder gleich gut zu haben oder denke ich mir, was ich habe, das habe ich? Es ist wichtig, nach vorne, in die Zukunft zu schauen und sich in Ruhe darüber Gedanken zu machen, was heute begonnen werden muss, damit morgen die Fähigkeiten genutzt werden können, die benötigt werden, um auch dann ein hohes Maß an Lebensqualität zu spüren.

Wenn Sie Ihre eigenen Ziele bearbeiten, sollten Sie gesellschaftliche Prozesse und Aspekte kaum einbeziehen, weil Sie darauf keinen direkten Einfluss nehmen können. Es kann bezweifelt werden, dass die Entwicklung des Arztseins in eine immer stärker dienstleistungsbetonte Tätigkeit umgekehrt oder auch nur gestoppt werden könnte.

Wenn Sie Ihre Lebensqualität eng an Ihre eigene Verantwortung ketten, auch daran, wie Sie mit etwas letztlich Unveränderlichem umgehen, wird es Ihnen besser gehen. Streben Sie nach einer inneren Balance, damit kann Ihnen ein innerer Frieden gelingen, der Einklang Ihrer Prioritäten mit Ihrem Handeln. Setzen Sie sich Ihre eigenen Ziele.

Jedes Unternehmen ab einer gewissen (geringen) Größe tut es: Ziele setzen, deren Einhaltung kontrollieren und aus dem Ablauf Rückschlüsse für die Zukunft ziehen (Tab. 1-4). In der Ärzteschaft existiert das Phänomen, solch eine Arbeit mit eigenen Zielen zu vermeiden; jedenfalls bei neun von zehn Praxisinhabern und auch bei vielen Assistenz- und Oberärzten in den Kliniken. Dabei ist es wichtig, sich konkrete Ziele zu setzen. Da Erfolg definiert ist als das Erreichen eigener Ziele, nehmen Sie sich bei fehlender Arbeit mit eigenen Zielen sogleich das Gefühl, erfolgreich zu sein. Das kann auf Dauer frustrieren und das Selbstvertrauen schwächen. Denn *Selbstvertrauen ist die Sicherheit, ein gestecktes Ziel oder Versprechen erreichen zu können* [104]. Wer keine Ziele hat, kann das Gefühl eigener Selbstwirksamkeit erheblich mühsamer wahrnehmen [4].

Wie viel geben Sie in einem Jahr für Ihr Fahrzeug aus? Wenn Sie betriebswirtschaftlich korrekt rechnen, sind es zwischen mehreren Tausend und einigen Zehntausend Euro.

Tab. 1-4 Funktionen von Zielen [nach 68]

Ziele
• geben eine Richtung, indem sie Energie schaffen und Ressourcen bündeln
• treiben an, indem sie motivieren, vor allem bei Durststrecken
• koordinieren, indem sie kooperatives Verhalten (bei gemeinsamen Zielen) fördern – Ebene der Unternehmensziele
• lassen erkennen, welche Fortschritte bereits erzielt wurden
• bewerten und lassen einordnen, wie gut Handlungsergebnisse bisher waren

Wie viel geben Sie in einem Jahr für Ihre eigene Fortbewegung, also für Ihre eigene Entwicklung aus, für Ihre persönliche Weiterentwicklung, nicht für Ihre fachliche?

Wahrscheinlich ist es ungleich weniger als Ihre Fahrzeugkosten. Ihr Fahrzeug landet irgendwann einmal in der Schrottpresse, Ihre Persönlichkeit bleibt Ihnen erhalten – und mit der erzielen Sie als Arzt Erfolge [103]. Möglicherweise sollten Sie die Prioritäten Ihres Lebens neu überdenken, dazu dient dieser Abschnitt.

Vielleicht kennen Sie die Erwachsenenform des Spiels »Schnitzeljagd«. Sie bekommen dafür am Start wenige Angaben, wohin Sie losfahren sollen. Sie müssen am Wegesrand mal eindeutige, mal schwer zu erkennende Hinweise wahrnehmen, anhalten, durchlesen und denen dann nach richtiger Interpretation weiter folgen. Wer zuerst das Ziel erreicht, ist Sieger.

Spiele haben immer eine Symbolbedeutung, so ist beispielsweise Monopoly das Spiel vom Verlieren und Gewinnen. Die Schnitzeljagd ist ein Symbol für den Lebensweg: Zuerst muss uns gesagt werden, wie es weitergeht, dann haben wir Mühe, den richtigen Weg zu finden, in aller Regel verlaufen wir uns mehrfach dabei, wissen nicht mehr weiter, und es kann dauern, an das eigene Ziel zu kommen.

Aber ich habe noch niemals an einer Schnitzeljagd teilgenommen, bei der nicht alle irgendwie ankamen. Im Notfall gibt es heute Handys und man kann sich verzweifelt an den großen Gott der Satellitenübertragung wenden und über ihn gnädig um Hilfe bitten.

Stellen Sie sich vor, Sie machen umweltbewusst mit einem 3-Liter-Auto an solch einer Schnitzeljagd mit, aber die Organisatoren hatten Pech: Eine zweite Gruppe, die mit Ihrer nichts zu tun hat, veranstaltet ebenfalls eine Schnitzeljagd und Ihrer beider Wege überkreuzen sich. Sie lesen deshalb Hinweise, die mit Ihrem Weg nichts zu tun haben. Sie werden natürlich ans falsche Ziel kommen. Die Hinweise oder der Plan müssen schon stimmen, damit Sie ans richtige Ziel finden. Wenn Sie sich verfahren haben und der Plan stimmt nicht mehr, können Sie tun, was Sie wollen – Sie haben keine realistische Chance mehr, Hinweise für Ihre eigene Schnitzeljagd zu finden. Gleich, ob Sie Ihre Geschwindigkeit erhöhen, ob Sie auf einen Wagen mit Achtzylindermotor umsteigen, Ihren Partner aus dem Auto werfen, andere hineinholen: Keine Chance! Sie können auch Ihre Einstellung ändern, alles positiv sehen, das Leben ist doch leicht und die Sonne scheint, was kostet die Welt? Gleich, was sie kostet, Sie erreichen Ihr Ziel nicht. Denn das Problem hat nichts mit Ihrem Verhalten, Ihrem Wissen, Ihrer Ausbildung oder Ihrer Einstellung zu tun. Nur dann, wenn Sie zufällig oder gezielt an die richtigen Hinweise kommen, haben Sie mit Ihrem Fleiß, Durchhalten, Nachdenken, Einsatz eine Chance.

Das alles hat viel mit Ihnen, Ihren Zielen und Ihrer Lebensqualität zu tun: Nur wenn Sie sich auf *Ihren* Weg begeben und sich von noch so viel Störfeuer von außen nicht ablenken lassen, werden Sie die Ziele erreichen. Sie selbst können sich einen Plan schmieden. Der wird das Störfeuer nicht verhindern, und Störungen gibt es mehr als genug für Ärzte: unheilbare Erkrankungen, wenig fähige Mitarbeiter, unerklärliche gesetzliche Vorschriften.

Die meisten der Störfeuer haben Sie nicht als persönliches Ziel ausgemacht und insofern haben sie mit Ihnen nur indirekt zu tun. Dann, wenn Sie ganz bei sich sind und bleiben, wird es Ihnen gut gehen – das sollten Sie bei Ihren Zielen beachten. Bei sich sind Sie, wenn Sie mit sich leben und nicht gegen sich. Dazu gehört auch, auf der Basis der individuellen Werte die eigenen Ziele zu definieren und sich ihnen zu nähern, eventuell auch, sich selbst und anderen weniger als bisher vorzumachen.

Manche Ärzte neigen dazu, in eine Art Opferposition zu gehen. Sie empfinden sich auch als selbstständige, niedergelassene Ärzte in engen Abhängigkeiten. Keine Frage, das ist eine der Möglichkeiten, die eigene Rolle und Position im Gesundheitswesen zu betrachten. Eine andere Möglichkeit wäre, die letztlich unveränderbaren Außenfaktoren als Nebenwirkungen des Arztseins umzuinterpretieren.

Dennoch muss im Rahmen von Zielarbeit auch die Frage geklärt werden, ob die aktuellen beruflichen Umstände den Lebenszielen noch entsprechen oder eher nicht.

Um die wirklichen eigenen Ziele zu erkennen, braucht es Selbstwahrnehmung; sie ist eine Basis von menschlicher Macht. Je besser Sie sich verstehen, umso eher können Sie darauf verzichten, Ihre Absichten auf das Verhalten der anderen zu projizieren, umso stärker werden Sie. Verstehen Sie unter diesem Gesichtspunkt die eigenen Ziele als einen zentralen Faktor des Selbstverständnisses.

Die Selbsterkenntnis ist der eher rückwärts gerichtete Teil des Selbstbewusstseins, also das Wissen darüber, wer ich bin und woher ich komme. Die Selbstfindung ist ein eher in die Zukunft gerichteter Prozess [104]. Wer sich selbst finden will, wird trotzdem nur das entdecken, was schon da ist, aber immerhin.

Ziele formulieren

Eigene Ziele sollten immer unabhängig von anderen Menschen formuliert werden. Es kann Ihr Ziel sein, eine lebenslange Partnerschaft zu erhalten – wenn Ihr Partner das nicht will, haben Sie keine Chance. Ihre Ziele sollten also ausschließlich von Ihrer eigenen Entwicklung und Ihren eigenen Fähigkeiten abhängen, so wirken Ziele als Ausdruck von Selbstbewusstsein.

Wenn Sie in Zukunft andere Ergebnisse erreichen wollen als bisher, kann es mit den bisherigen Eigenschaften und der Art, wie Sie bisher Ihre Fähigkeiten einsetzen, nicht funktionieren. Sonst wären Sie bereits näher daran, wohin Sie wollen.

Wenn Sie Ihre Kompetenzen steigern wollen, bedeutet es immer auch, zu Veränderungen bereit zu sein. Wenn Sie nichts verändern, wird *zunächst* alles gleich bleiben. Das mittel- und langfristige Risiko ist das der von außen diktierten Veränderungen, die nicht mehr Ihren Absichten entsprechen.

Um sich selbst die für Veränderungen reife Zeit zu verdeutlichen, kann es sinnvoll sein, sich dies plakativ zu demonstrieren. Das können Sie tun, indem Sie Ihre Uhr ab jetzt am anderen Arm tragen – oder den Arm in willkürlichen Zeiträumen wechseln. Sie können es tun, indem Sie andere Rundfunksender hören, indem Sie mit einem neuen Sport beginnen, indem Sie etwas anderes essen. Sie können auch einen anderen Weg zur Arbeit wählen oder ein anderes Transportmittel. Sie können Ihre Wohnung umgestalten oder Ihr Bett um 180 Grad drehen. Wichtig ist dabei Ihr *Gefühl*, etwas ist anders als bisher. Das rüttelt auf, es macht bewusst.

Gut ist, wenn Sie sich so ändern, dass mehr Flexibilität Einzug hält. Wozu sitzen Sie immer am gleichen Platz am Esstisch? Wozu lesen Sie immer diese eine Zeitung? Wozu streicheln Sie Ihren Partner auf immer die gleiche Weise oder mit der gleichen Hand? Wozu sagen Sie immer et cetera und nicht und so weiter? Und so weiter. Ändern Sie auch scheinbare Kleinigkeiten, damit sich etwas ändern kann.

Beachten Sie bei Ihrer Zielauswahl Ihre Zufriedenheit: Es gibt eine starke, positive Korrelation zwischen der Zufriedenheit mit einer Institution (wie einem Krankenhaus) und der tatsächlichen Möglichkeit, eigene Ziele zu erreichen [8]. Zufriedenheit ist also bei Weitem mehr als der Effekt, die Auswirkung, sie ist auch Begleiter von Erfolg und damit proaktiv wirksam. Für eine erste Annährung an Ihre eigenen Ziele nutzen Sie das Quartalsgespräch:

Übung: Quartalsgespräch mit sich selbst

Wenn Sie als Chef eine Praxis führen oder Ober- oder Chefarzt in einer Klinik sind, kennen Sie das Ritual: Alle Mitarbeiter werden einmal im Jahr (was übrigens zu selten ist) zum Jahresgespräch gebeten. Darin wird eine Zwischenbilanz erstellt und es werden gemeinsame berufliche Ziele für das nächste Jahr besprochen.

Sie wissen längst, die wichtigste Person in Ihrem Leben sind Sie selbst. Führen Sie deshalb kein Jahresgespräch, sondern ein Quartalsgespräch mit sich selbst – und das zielorientiert. Dabei beantworten Sie für sich folgende Fragen:

- Was ist seit meinem letzten Gespräch mit mir geschehen?
- Was davon hat mir gut gefallen?
- Und was nicht?
- Welche Ziele habe ich erreicht?
- Und welche nicht?
- Welche Entscheidungen stehen nun an?
- Wie fühle ich mich in meinem Leben?
- Was passt mir besonders gut?
- Was passt mir weniger?
- Wie hat sich meine Partnerschaft entwickelt?
- Besteht Handlungsbedarf – und wobei?
- Verhalte ich mich immer so, wie ich selbst gerne behandelt werden möchte?
- Entspricht mein Leben dem, was ich möchte?

Die Antworten auf diese Frage sind bereits mögliche Ziele. Nun fassen Sie noch einmal nach und beantworten sich folgende Fragen in dem Bewusstsein, daraus Ihren Handlungsbedarf zu generieren:

Selbsttest/Übung: Nachfassen

Selbsttest
Machen Sie einen Kassensturz und beantworten Sie folgende Fragen:

	Ja	Nein
Nehme ich mir genügend Zeit für meinen Partner?	☐	☐
Nehme ich mir genügend Zeit für meine Kinder?	☐	☐
Habe ich schriftlich formulierte Ziele für die nächsten Jahre?	☐	☐
Beachte ich meine wichtigsten Werte?	☐	☐
Ist mir klar, welche Rollen ich ausübe?	☐	☐
Ist mir klar, ob ich Rollen ändern oder aufgeben sollte?	☐	☐
Habe ich genügend Zeit für mich selbst?	☐	☐
Übe ich ein Hobby aus?	☐	☐
Kümmere ich mich (z. B. mittels Lesens) um geistige Anregung?	☐	☐
Bin ich meinen kommunikativen Aufgaben in meinem Beruf wirklich gewachsen?	☐	☐
Gibt es berufliche Bereiche, in denen ich überlastet bin?	☐	☐
Habe ich befriedigende Sozialkontakte, mit Freunden beispielsweise?	☐	☐

Bin ich in der Regel über meine Gefühle informiert und
taugt mir meine Gefühlslage? ☐ ☐

Kenne ich meine Bedürfnisse und richte ich mich nach ihnen? ☐ ☐

Wären für mich nicht medizinisch-fachliche Fortbildungen
nutzbringend – und welche? ☐ ☐

Bin ich mit den Menschen zusammen, mit denen ich
zusammen sein will? ☐ ☐

Bringt mich das, was ich im Moment tue, wirklich meinen
Zielen näher? ☐ ☐

Diese Fragen sollen Sie zu den Bereichen führen, bei denen Änderungsbedarf in Ihrem Leben besteht, nur dafür benötigen Sie Ziele.

Übung

Schauen Sie sich Ihre Ergebnisse des Quartalsgesprächs und die Ergebnisse dieser Aufgabe an. Jetzt sollten Sie einen Pool von Zielen erkennen und auch formulieren können.

Tun Sie dies und integrieren Sie dabei die Ergebnisse des bisherigen Kapitels.

Ziele haben immer ein Ziel: Es soll sich etwas ändern. Wenn sich nichts ändern soll, wird das nur im Ausnahmefall als aktives Ziel formuliert.

Grundsätzlich gibt es zwei Möglichkeiten, zu Änderungen zu gelangen. Die eine ist das Aha-Erlebnis. Ich mag Ihnen ein solches schildern, von einem Klienten berichtet, der unter anderem an einer Angsterkrankung litt:

Fallbeispiel

»Grundsätzlich bin ich klaustrophobisch, ich mag enge Räume nicht. Vor einigen Jahren besuchte ich Australien und dort auch das Great Barrier Reef. Es war Winter, kühl, kein Anlass, ohne ausreichende Schutzkleidung selbst ins Wasser zu gehen. Also buchte ich einen Ausflug mit dem U-Boot; also, es war ein Halb-U-Boot. Kaum saß ich in dieser Röhre, zu beiden Seiten weniger als ein Meter, nach oben dicht, nach unten das tiefe Meer, bekam ich Panik. Sie wurde stärker und stärker, keine Rede von Genuss dieses Ausflugs. Aber es gab keinen Ausweg: Im U-Boot unterwegs gilt die Maxime »Friss, Vogel, oder stirb«. Mein Herz raste, ich bekam nasskalte Schweißausbrüche, das Gesichtsfeld schränkte sich ein. Kein guter Moment. Plötzlich wurde ich wach, viel wacher als vorher in Fahrstühlen oder vergleichbaren Situationen. Ich schaute mich um und realisierte, die Lüftung war in Ordnung, das Wasser blieb draußen, mein Sitznachbar rückte mir nicht auf die Pelle. Ich hatte genug Platz. Das allein hätte die Panikattacke nicht beendet, sondern die Erkenntnis, wenn mir der Platz hier nicht reicht, dann nicht, weil er nicht reicht, sondern weil mein Verlangen maßlos ist, weil ich mich ausbreiten will weit über das Maß des U-Boots hinaus, und das war's. Mit einem Schlag hörten die körperlichen Symptome komplett auf. Ich klärte in mir auf und genoss die Fahrt mit dem U-Boot.«

Die zweite Möglichkeit für Änderungen ist das genaue Gegenteil, sie ist zäh, meistens langsam und oftmals mühsam, statt eines Aha-Erlebnisses die scheinbar stetige Entwicklung. Auch hierzu das Beispiel einer Klientin:

Fallbeispiel

»Ich habe meinen Mann so geliebt. Eines Tages bekam ich mit, dass er auffallend oft abends weg musste, seine Handyrechnungen wurden höher, er erschien unkonzentriert und uninteressiert an mir. Ich tat das, was wahrscheinlich viele Frauen täten, ich kontrollierte ihn und stellte fest, dass er eine bestimmte Telefonnummer überaus häufig anrief. Ich nahm dann all meinen Mut zusammen und rief diese Nummer an, eine Frauenstimme meldete sich. Ich legte sofort auf, habe keinen Namen verstanden. Ich stellte ihn zur Rede und es dauerte mehrere Abende und viel Druck meinerseits, bis er zugab, eine andere zu haben. Mein Schock war riesig, eine Welt brach zusammen. Ich konnte mir zu diesem Zeitpunkt überhaupt nicht vorstellen, von ihm getrennt zu sein. Im Nachhinein begann damit ein Prozess, an dessen Ende tatsächlich unsere Trennung stand. Während dieses Prozesses gab es Streit, Versöhnung, Verständnis, Ablehnung, Hass, Hoffnung, alles Mögliche, was das Leben hergibt. Es war so mühsam. Irgendwann habe ich mich entschieden, mich nicht weiter verletzen und demütigen zu lassen. Das war der Moment, in dem die Trennung wirksam wurde. Auf einmal war alles klar: weg von ihm, mein eigenes Leben neu greifen. Ich bin nur froh, dass wir keine gemeinsamen Kinder haben. Sonst wäre es zäher geworden, ich weiß auch nicht, wie ich mich dann entschieden hätte.«

Effektivität und Erfolg

Blindes Tun ist genauso wenig effektiv wie alles zu wissen und nichts zu tun. Damit Handeln Sinn macht, braucht es Ziele. Effektivität hat viel mit Balance zwischen den drei Bereichen Handeln (Gegenwart), Ziele (Zukunft) und Fähigkeiten (die basieren auf dem, was Sie erlebt und daraus gelernt haben, also aus Ihrer Vergangenheit) zu tun.

Ziele bedingen Effektivität und Effektivität will Ziele. Emotionale Intelligenz und das Gefühl von Selbstwirksamkeit, die ein Ausdruck von Effektivität darstellt, hängen eng zusammen [35]. Wer übrigens als Student bereits ein ausgeprägtes Maß für Selbstwirksamkeit empfindet, kommt im Umgang mit Patienten

besser zurecht [100]. Ziele dienen Ihnen, um Ihre eigene Effektivität zu empfinden. Wenn Sie effektiver werden wollen, müssen Sie als Erstes sich selbst gegenüber Verpflichtungen eingehen [30] und diese auch einhalten. Verpflichtungen
sind Inhalte wie genügend Freizeit, ausreichend Sozialkontakte und vieles mehr,
was Ihre Lebensqualität verbessert.

Selbstehrlichkeit

Für Beziehungen und Gruppen gilt: Es ist unmöglich, keine Rolle einzunehmen.

Selbstehrlichkeit ist von absolut zentraler Bedeutung für den Arztberuf. Wenn
Ihnen ein Patient nicht mehr alles oder gar nichts mehr glaubt, kann auch nichts
mehr wirken. Selbstehrlichkeit führt zur Glaubwürdigkeit. Auf der einen Seite
– das drückt schon der Begriff aus – müssen Sie zu dem stehen, was Sie glauben,
wovon Sie überzeugt sind, auf der anderen Seite müssen Sie im Wissen um Ihr
Fachwissen zu Ihren eigenen Zweifeln, zu Ihrer Ohnmacht stehen [23].
    Wie Sie das tun, hängt vorrangig mit der Wahl Ihrer Arztrollen (Tab. 1-5) zu-
sammen.
    Rollen sind verschiedene Bewusstseinszustände, je nachdem, welchen Sie wäh-
len, senden Sie unterschiedliche Botschaften aus. Am besten ist die Botschaft, bei
sich angekommen zu sein. Wenn ein Patient merkt, der Arzt ist ganz bei sich,
kann er ihm das größtmögliche Vertrauen schenken. Merkt er, der Arzt ist in

Tab. 1-5   Arztrollen

Typische Rollen	
• Vorgesetzter	• Verständiger
• Kollege	• Erzieher
• Mitarbeiter	• Mutter oder Vater
• Berater	• Freund
• indirekter Angestellter der Krankenkassen	• Domina
• Abrechner	• Sachverständiger
• Helfer	• Allwissender
• Heiler	
Rollen können auch anhand des ausgeübten Arbeitsstils erkannt werden [aus 14]	
Grandioser:	egozentrisch-narzisstischer Arbeitsstil
Philosoph:	einsam-schizoider Arbeitsstil
Kumpel:	abhängig-depressiver Arbeitsstil
Buchhalter:	kontrolliert-zwanghafter Arbeitsstil
Angsthase:	vermeidend-phobischer Arbeitsstil
Wunderkerze:	wetteifernd-rivalisierender oder hysterischer Arbeitsstil

einer Rolle, die nicht seine ist (was bedeutet, der Arzt ist nicht authentisch), wird er an ihm und seinen Fähigkeiten zweifeln.

⌐ Übung: Wie ich den Arzt spiele ─────────────────────────────

 Kein Mensch ist *gottgegeben* ein Arzt, zum Mediziner bildet man sich aus – und wenn alles gut geht, kommt es im Laufe der Zeit zum Arztsein. Wie dieser Beruf ausgeübt wird, hängt mit vielen Inhalten zusammen, vorrangig mit der eigenen Persönlichkeit und damit, wie man sich selbst gerne sieht. Das prägt sich in der Realität dann so aus, dass der Arzt in eine Rolle schlüpft und zugleich mit der ärztlichen Tätigkeit auch eine Rolle ausfüllt.
- Welche Rolle haben Sie sich auf Ihre inneren Fahnen geschrieben?
- Welche Rolle(n) nutzen Sie im Arztberuf?

Wenn Sie sich über Ihre Rolle(n) klarer wurden:
- Sind das die optimalen Rollen für Ihren Beruf und Ihre Persönlichkeit?
- Welche wären besser?

Rollen sind sinnvoll. Jedoch der zu sein, der man ist, ist viel sinnvoller. Sind Sie bei sich angekommen?

⌐ Übung: Bei sich angekommen? ─────────────────────────────

 Beantworten Sie für sich folgende Fragen. Sie können daran erkennen, wie nahe Sie an sich selbst leben.
1. In der Position als Kind – selbst wenn Ihre Eltern schon tot sind oder Sie Ihre Eltern nur teilweise oder gar nicht gekannt haben: Sind Sie wirklich von Ihren Eltern in einem erwachsenen Sinn vollständig abgenabelt? Das ist nie der Fall, wenn Sie Ihren Eltern etwas nachtragen.
2. In der Position als Eltern: Geben Sie Ihren Kindern die notwendige Selbstständigkeit, klammern Sie nicht?
3. Übernehmen Sie die volle Verantwortung für Ihr Leben und Ihr Handeln? Das meint auch: Spielen Sie in bestimmten Situationen noch immer Opfer? Jede Opferrolle vermindert die Eigenverantwortung.
4. Welche Ihrer Ängste behindern Sie – und wie und wann werden Sie daran gehen, sie aufzulösen oder genau anzuschauen?
5. Welche Schuldgefühle schleppen Sie mit sich herum? Wie und wann werden Sie daran gehen, sie aufzulösen oder genau anzuschauen?
6. Haben Sie Ihre Rollen erkannt und die von Ihnen nicht gewünschten modifiziert oder beendet?
7. Leben Sie aus Ihrem Herzen, Ihrer Intuition, Ihrer Seele und lassen Sie diese Instanzen auch immer wieder führen?

8. Haben Sie einen Weg gefunden, sich selbst zu lieben – ohne Wenn und Aber?
9. Sprechen Ihre Seele, Ihr Herz und Ihr Verstand eine Sprache – sind und leben Sie authentisch?
10. Erkennen Sie den Tod als Preis für das eigene Leben an, gleich, ob es für Sie nach dem Tod weitergeht oder nicht?
11. Füllen Sie Ihren Platz ganz und gar aus? Das heißt auch: Erfüllt er Sie? Sind Sie damit glücklich und zufrieden?
12. Vertrauen Sie sich und Ihrem Leben ohne Wenn und Aber?

Ständig selbstehrlich zu sein ist schwer, wenn man keinen Selbstkorrekturfaktor einbaut. Diesen kann jeder selbst bedienen:

Übung: Meine heutige Erkenntnis

Vielleicht kennen Sie das Buch von Hape Kerkeling »Ich bin dann mal weg«. Es ist eines der meistverkauften deutschsprachigen Bücher überhaupt. Darin beschreibt er seine Art, den Jakobsweg zu gehen, und beendet sein Tagebuch jeden Abend mit einer Erkenntnis, einem Satz. Sie brauchen hierfür nicht den Jakobsweg zu gehen: Schaffen Sie sich ein Tagebuch an. Beantworten Sie darin jeden Abend – das geht rasch, je öfter Sie es machen – folgende Fragen:

*   Was hat mich heute am meisten berührt, bei mir und anderen?
*   Welche konkreten Gefühle hatte ich dabei?
*   Was habe ich heute von anderen Menschen gelernt?
*   Welche neuen Fähigkeiten oder Ressourcen habe ich heute in mir entdeckt?
*   Was war mein wichtigstes Erlebnis heute und was ist meine Erkenntnis daraus?

Drehbuch V

Fehlplanung ist etwas, was viele Menschen mit Schicksal verwechseln. Molière

Es gibt drei wesentliche Bereiche, in denen es sich Menschen bevorzugt selbst schwer machen:
*   es allen recht machen wollen
*   es bestmöglich machen wollen
*   es alleine machen

Damit schaffen sie sich Belastungssituationen, welche unnötig sind und ihre Lebensqualität, sich selbst besser zu fühlen, deutlich mindern.

Sie haben nicht nur das Recht, sondern die Pflicht, sich ein glückliches und zufriedenes Leben zu gestalten. Wer, wenn nicht Sie selbst? Sie müssen es sich erlauben, was für manchen schwer ist. Zu stark sind in ihnen die Worte der Eltern oder der akademischen Lehrer verankert, dass der Patient oder die anderen vorgehen und man selbst in zweiter Reihe stünde. Das ist grundfalsch. Nur bei sich selbst können Sie in der ersten Reihe sitzen – und da sollten Sie auch sitzen. Vielleicht mögen Sie sich in diesem Zusammenhang die folgenden Fragen beantworten:

- Was konkret verbieten Sie sich?
- Was davon sollten Sie sich erlauben?

Bedenken Sie, dass Ihnen niemand auf der Erde etwas erlauben kann und dann auch entsprechend wirkt, was Sie sich selbst verbieten. Das gilt auch für gute Gefühle. Wenn Sie sich die selbst nicht erlauben, werden Sie sie kaum erleben.

Wenn Sie sich an Ihre Schulzeit zurückerinnern: Was wurde Ihnen zuerst beigebracht? Das kleine oder das große Einmaleins? Genauso ist es mit Erfolg: erst der private, dann der öffentliche. Wer mit privaten Baustellen »verheiratet« ist, flieht gerne in den Beruf, was die privaten Baustellen aber meistens vergrößert und dann irgendwann zum Knall führt. Bevor Sie sich mit Ihrem eigenen zukünftigen Leben auf einer Ebene oberhalb Ihrer Ziele befassen, betrachten Sie noch einmal, wo es Handlungsbedarf geben kann.

⌇ Übung: Es sich selbst schwer machen [nach 128]

1. Teil
Ärzte haben ein breites Spektrum von Chancen, um es sich schwerzumachen. Bitte beurteilen Sie Ihre entsprechenden »Fähigkeiten«:

- Ich versuche immer wieder, es allen recht zu machen, konkret:

  _____

- Ich verhalte mich in folgenden Situationen zu genau oder perfektionistisch:

  _____

- Ich tue immer wieder mehrere Dinge gleichzeitig, konkret:

  _____

- In folgenden Situationen halte ich meinen Mund, obwohl ich damit meine Belange missachte:

  _____

- An mir gefällt mir Folgendes nicht:

  _____

- Folgendes könnte ich delegieren und tue es nicht:

  _____

- Ich kritisiere mich für Folgendes:

  _____

2. Teil
Beantworten Sie für jeden der oben gegebenen Inhalte folgende Fragen:
- Wie geht es anders?
- Was muss ich tun, damit sich das ändert?

Vielleicht gibt es das eine oder andere, was Sie so beibehalten wollen. Aber ist das in Ordnung? Es ist Ihre Energie, welche Sie verbrauchen.

Ihre Aufgabe ist nun, sich ein Drehbuch für das eigene Leben zu schreiben; Sie können das Drehbuch V auch Ihre Vision nennen. Diese Aufgabe ist nicht ganz leicht und sollte auf keinen Fall in Allmachtsphantasien abdriften und die Tatsache verleugnen, dass es viele Faktoren gibt, die ein Mensch nicht beeinflussen kann. Insofern sollte das eigene Drehbuch eine *positiv stimmende Zielvorlage* für den Fall sein, dass alles bestens verläuft im Wissen, so kann es sein, aber so muss es nicht sein. Wenn Sie nun Ihr Drehbuch formulieren, bringt es wenig, es auf ein paar Monate hin auszulegen, diese gehen zu schnell vorbei. Es ist auch nicht sinnvoll, einen zu langen Zeitraum zu wählen, dann werden die Unwägbarkeiten einfach zu groß. Ein Zeitraum von fünf Jahren gibt viel Freiraum und zugleich ist er für einen Erwachsenen noch einigermaßen überschaubar: Schreiben Sie also am Drehbuch Ihres eigenen Lebens der nächsten fünf Jahre, an Ihrem Drehbuch V.

Von höchster Bedeutung ist Ihre Zufriedenheit, die sich aus den eigenen Entscheidungen nährt, aus dem eigenen Geist. Sie nährt sich nur oberflächlich und kurzfristig aus äußeren Dingen wie mehr Honorar.

Ein Drehbuch besteht nicht nur aus Handlungsanweisungen, sondern auch aus Stimmungen und Gefühlen. Gestalten Sie Ihr eigenes Drehbuch als emotional aufgeladenes Bild, das Sie in Bewegung bringt, Sie zu initiativem, also proaktivem Verhalten führt. Lesen Sie hierfür zunächst die Tabelle 1-6 durch und lassen sich durch die allgemein gehaltenen Formulierungen inspirieren, was für Sie ab jetzt von Bedeutung sein soll.

Schauen Sie nun Tabelle 1-7 an, sie führt Sie an mögliche Zielbereiche heran.

Sie kennen nach Kapitel 1.1 Ihre Bedürfnisse und Ihre Werte und nach Kapitel 1.2 Ihre Ziele. Schauen Sie Ihre Ergebnisse noch einmal in aller Ruhe durch. Auf der Basis dieser eigenen Erkenntnisse bearbeiten Sie nun, was Sie tatsächlich brauchen, können und wollen.

Tab. 1-6   Was einem als aktive Lebensinhalte wichtig sein kann

• Anerkennung	• Kreativität
• Ausdauer	• Mitmenschlichkeit
• Bewahrung	• Motivation
• Dankbarkeit	• Schutz
• Freiheit	• Selbsterkenntnis
• Freude	• Selbstliebe
• Geborgenheit	• Sicherheit
• Harmonie	• Spiritualität
• Kontakte	• Würde
• Kraft	• Zufriedenheit

Tab. 1-7   Zielbereiche

• Ich (Selbstverwirklichung)	• Beruf (Inhalte, Karriere)
• Partner	• Weiterbildung (fachlich, persönlich)
• Kinder und andere Familie	• Werte (immateriell)
• Gesundheit (Ernährung, Sport, Entspannung, Schlaf)	• Werte (materiell: Geld und anderer Besitz)
• Freizeit (Vergnügen, Hobby, soziales Engagement)	• Spiritualität und Glaube
• Kontakte (Familie, Freunde; auch: Trennung von einem Menschen)	

Übung: Was ich brauche

 Nehmen Sie drei große Blätter zur Hand und schreiben Sie auf das erste Blatt:

• Was ich wirklich brauche.

Schreiben Sie auf das zweite Blatt:

• Was ich wirklich kann.

Schreiben Sie auf das dritte Blatt:

• Was ich wirklich will.

Lassen Sie Ihren Gedanken und Gefühlen vollkommen freien Lauf, träumen Sie und denken Sie nicht an Grenzen, die Sie sich bisher vielleicht selbst auferlegt haben oder von anderen wie dem Partner oder den Eltern übernommen haben.

Schreiben Sie – auch unter innerlicher Einbeziehung Ihrer Erkenntnisse der Bedürfnisse, Werte und Ziele – zunächst vollkommen unstrukturiert auf, was Ihnen in den Sinn kommt.

Wird Ihnen mehr und mehr klar, worum es Ihnen denn wirklich geht in Ihrem Leben? Lösen Sie zudem die folgende Aufgabe, um Ihre Prioritäten besser zu erkennen.

┌─ **Übung: Worum es geht** ───────────────────────────────────

 Teil I

Für diese Übung stellen Sie sich vor, selbst zum Arzt zu gehen. Sie sitzen ihm gegenüber und er teilt Ihnen mit, dass Sie nur noch eine Woche zu leben haben, Sie seien aber immerhin in der Zeit zu allem fähig. Was genau tun Sie in dieser einen Woche im festen Wissen, dann nicht mehr auf der Erde zu weilen?
Schreiben Sie zunächst das auf, bevor Sie an den zweiten Teil der Übung gehen. Lesen Sie erst weiter, wenn Sie die Übung soweit fertiggestellt haben.

Teil II

Sie sitzen wieder bei Ihrem Arzt, es ist der gleiche Tag, er hat Sie noch einmal akut wieder einbestellt. Ihr Arzt entschuldigt sich bei Ihnen, weil er Sie verwechselt hat. Er sagt Ihnen, Sie hätten noch exakt zwölf Monate zu leben, bei bester Gesundheit natürlich. Was genau tun Sie in diesem Jahr, wenn Sie sicher wissen, danach nichts mehr tun zu können?
Schreiben Sie nun auf, was Sie wann in diesem Jahr noch tun werden. Lesen Sie erst weiter, wenn Sie die Übung bis hierher fertig haben.

Teil III

Sie gehen aus der Praxis, sind doch etwas erleichtert, da ruft Ihnen die Arzthelferin nach, Sie mögen nochmals hineinkommen. Sie ist hochrot, entschuldigt sich und Sie kommen nochmals zum Arzt, der Ihnen unter dem Ausdruck größten Bedauerns mitteilt, das sei so noch nie vorgekommen, aber er habe sich getäuscht, Sie hätten nur noch 48 Stunden zu leben.
Schreiben Sie auf, was Sie dann täten.

Auswertung

Sie haben nun Ihre Prioritäten festgelegt. Jetzt fängt Ihre Arbeit an: Erfüllen Sie diese. Sie wissen nämlich nicht, ob Sie noch 48 Stunden oder viele Jahrzehnte vor sich haben.

└──

Sie haben Ihre Sammlung komplett – aber Ihr Drehbuch V, Ihre höchst eigene Lebensvision, sollten Sie noch schreiben. Dafür nutzen Sie Ihre vielen, guten Selbsterkenntnisse, welche sich inzwischen angeeignet haben.

Übung: Das eigene Drehbuch V schreiben ──────────────

Ihr Drehbuch V können Sie nicht in 20 Minuten fertigstellen, dafür müssen Sie sich Zeit nehmen, vielleicht auch das eine oder andere mit Ihrem Partner besprechen.

Eine gute Zeit, das eigene Drehbuch zu schreiben, ist mindestens ein komplett freies Wochenende oder auch ein ganzer Urlaub. Ein Ortswechsel kann Ihnen neue Perspektiven ermöglichen. Nehmen Sie sich viele leere Blätter und einige Stifte mit in diesen Urlaub.

Diese Übung ist wesentlich.

Grundziel muss sein, das eigene Verhalten in Einklang mit Ihren Möglichkeiten und Überzeugungen zu bringen. Das bedeutet, die eigenen Prioritäten wiederkehrend zu überdenken.

- Schreiben Sie zunächst wichtige Erlebnisse in Ihrem Leben stichpunktartig auf. Vielleicht fallen sie Ihnen nicht chronologisch ein, das macht nichts, Sie sollten diese aber am Ende der Sammelphase zeitlich korrekt darstellen.

- Markieren Sie Schlüsselerlebnisse und Brüche: Warum ging es so weiter und nicht anders? Versetzen Sie sich dafür visuell in die vergangenen Situationen. Was wäre im Nachhinein besser oder passender gewesen? Sind Sie mit allem einverstanden oder hadern Sie mit etwas? Was davon könnten Sie noch ändern oder wollen Sie mit etwas wieder beginnen oder neu beginnen?

- Wenn Sie so die Jahrzehnte Ihres bisherigen Lebens betrachten und denken, dies sei Ihr Drehbuch für Ihr Leben – welchen Titel geben Sie ihm?

- Sie leben in einer Fortsetzungsserie; also beginnen Sie, in groben Zügen das Drehbuch V für die nächsten Zeiten zu schreiben: Was soll gleich bleiben, sollen »Figuren« abgesetzt werden, fehlen Ihnen welche und was soll die Hauptfigur namens Ich nun tun? Wohin entwickeln Sie sich? Was ist Ihr bestes Bild Ihrer eigenen Zukunft?

Formulieren Sie Ihr Drehbuch V im Präsens, ohne Verneinungen, ohne Konjunktive, in der Ihnen bestmöglichen positiven Sprache, aber in Ihrer Sprache.

Da morgen schon ein anderer Tag ist als heute und Sie ein wenig anders als jetzt im Moment wissen, denken und fühlen, sollten Sie von Zeit zu Zeit Ihr Drehbuch V adaptieren. Wenn Sie Ihr jetzt gültiges Drehbuch V definiert haben, legen Sie als Erstes fest, wann Sie sich erneut damit befassen. Sinn macht, es einmal im Jahr zu überdenken oder unverzüglich bei massiven Ereignissen persönlicher wie beruflicher Art.

Sie haben inzwischen Ihr Drehbuch V verfasst – damit haben Sie den für Sie richtigen Film Ihres Arztseins vorbereitet; oder kommen Sie darin als Arzt gar nicht mehr vor? Damit Sie darin die strahlende Hauptrolle spielen, damit Sie sich Ihr eigenes, gutes Bild von Ihrer Zukunft verankern können, nutzen Sie Affirmationen.

> ! Affirmationen sind schöpferische, lebensbejahende und lebensunterstützende Gedanken und Aussagen, durch die lebensverneinende Überzeugungen, Verhaltensweisen und Einstellungen verdrängt oder ersetzt werden [64].

Ihre Affirmationen sollten Sie aus Ihrem Drehbuch entwickeln und formulieren. Affirmationen müssen von dem, der sie nutzt, selbst formuliert werden, ansonsten werden sie nicht als hilfreich oder ehrlich empfunden. Ich vergesse nie den Augenblick, als ich einem Vortragenden zuhörte und er dauernd rief (das Kommende ist eine Affirmation): »Das Leben ist leicht! Das Leben ist leicht!« Pustekuchen, mir war damals gar nicht nach einem leichten Leben. »Das Leben ist schwer!«, hätte ich am liebsten dagegengehalten.

Wenn Sie für sich individuell passende Affirmationen entwickeln wollen, beachten Sie bitte, diese
- im Präsens zu formulieren,
- nicht gekünstelt, sondern in Ihrer eigenen Sprache auszudrücken,
- so aufzuschreiben, *wie* Sie es wollen (und nicht, *dass* Sie es wollen),
- so kurz wir möglich zu halten.

Wenn Sie Ihre eigenen Affirmationen entwickeln haben (Tab. 1-8 gibt Ihnen Anregungen), dann wirken sie umso besser, je öfter Sie sich diese selbst aufsagen.

Tab. 1-8   Anregungen zu Affirmationen

• Ich freue mich auf jeden neuen Tag.	• Ich bin leistungsfähig.
• Ich genieße mein Leben.	• Ich liebe meinen Körper und gebe ihm das Beste.
• Ich bin, wie ich bin und so bin ich in Ordnung.	• Ich bin flexibel, das bringt mich weiter.
• Ich helfe anderen Menschen.	• Ich strahle Wohlwollen und Verständnis aus.
• Ich tue Gutes und bekomme Dank dafür.	• Meine Kreativität ist besonders.
• Das meiste fällt mir leicht.	• Ich weiß viel und kann viel.
• Ich nehme mich an, so wie ich bin.	• Mein Erfolg ist mir Ansporn, noch besser zu werden.
• Ich gehe in meiner Arbeit auf.	• Ich habe genug, um viel geben zu können.
• Ich liebe meine/n Partner/in.	• Ich bin die Ursache für meinen Erfolg.
• Ich liebe mein/e Kind/er.	• Ich kann Heilung vermitteln.
• Ich bin begehrenswert.	• Ich helfe und tue Gutes.
• Ich bin gesund.	

2 Prinzip 2: Ärztliche Kommunikation

2.1 Sich selbst ergreifen – den anderen annehmen

Grundlagen der Kommunikation

Vergessen Sie über Gesprächstechniken nicht Ihre Authentizität und Empathie. Keine Kommunikationstechnik kann deren Wirkung erreichen.

Heute ist vieles geil oder cool – die sprachliche Differenzierung flacht zusehends ab, was den Gefühlsbereich angeht. Es kann schon schwer sein, seine eigenen Gefühle korrekt wahrzunehmen und sie in Worte zu fassen. So gibt es beispielsweise kein »gutes« Gefühl. Es fühlt sich noch nicht einmal etwas »gut« an, sondern beruhigend oder erleichternd oder erlösend oder aufbauend oder … Sprache ist *das* Vehikel für Gefühle, nicht für Emotionen (im Gegenteil, Sprache ist ein Teil von Emotionen). Die Gefühle eines anderen Menschen können wir nicht fühlen – im Gegenteil zur Emotion, welche wahrzunehmen, trainiert und optimiert werden kann. Insofern ist Sprache wahrscheinlich der Teil einer Emotion, welcher ein Menschen noch am besten erkennen und bewusst einschätzen kann.

> **!** Kommunizieren kommt von *communicare,* in Verbindung stehen, etwas teilen, etwas gemeinsam haben oder sein. Kommunikation erfüllt nur dann ihren Sinn, wenn sie zur Verständigung zwischen zwei Menschen oder Gruppen beiträgt. Verständigung bedeutet einen gegenseitigen Vorgang, das Verstandenwerden und das Verstehen auf beiden Seiten.

Wenn ein Gespräch zu mehr Konfusion führt oder als ungelöster Streit endet, war es im strengen Sinn keine Kommunikation, sondern ein Kampf.

Wer kommuniziert, doziert nicht, lehrt nicht, belehrt nicht, befiehlt nicht, diktiert nicht, sondern spricht gemeinsam mit einem anderen. Zu jemandem zu sprechen bedeutet bei Weitem mehr als zu informieren. Information funktioniert ohne jede Kommunikation, Millionen von Werbebroschüren seien als Beispiel genannt. Auch dieses Buch informiert Sie, in eine Kommunikation mit mir treten Sie so nicht ein.

Damit ärztliche Kommunikation gelingt, müssen Sie den Willen haben, sich verständlich auszudrücken, Ihre Botschaft muss also verstehbar sein. Wenn Sie glauben, Wörter wie reziprok, Milligramm, induzieren, final, Skrotum seien Begriffe, die jeder kennt, täuschen Sie sich. Kein Mensch zweifelt daran, dass Sie solche Wörter kennen, Zigtausende davon. Sie nutzen Ihnen nichts, wenn Sie wirklich verstanden werden möchten. Sie müssen Ihre Ausdrucksweise dem Durchschnittsniveau eines Mitbürgers anpassen, es sei denn, Sie wollen als der Halbgott dastehen und sich damit rühmen, was für ein kluger Mensch Sie doch sind. Ihr Wille, sich *verständlich auszudrücken* und damit Verständnis beim anderen zu erreichen, ist eine der zwei Grundbedingungen für funktionierende ärztliche Kommunikation.

Die andere Bedingung ist, Ihr Gegenüber, Ihren Patienten tatsächlich zu verstehen. Dafür braucht es Ihre Empathie. Verständnis geht über die Aufnahme von Informationen weit hinaus, Sie müssen bereit sein, sich der Welt Ihres Patienten zu öffnen.

So wie das vertragsärztliche Gesundheitssystem funktioniert, müssen Sie als Arzt sogar innerhalb kurzer Zeit in der Lage sein, mittels gelungener Kommunikation ein stabiles Behandlungsbündnis zu etablieren. Eine grundsätzliche Schwierigkeit ist, dass fast alle Gesprächspartner, also Patienten, für den Arzt vollkommen fremd sind und zugleich innerhalb kurzer Zeit ein Raum geschaffen werden muss, in dem *intime* Inhalte – jede Erkrankung ist intim – besprochen werden können. Die Entwicklungen im Gesundheitssystem hin zur Effizienz werden Ihren kommunikativen und sozialen Kompetenzen eine stetig höhere Bedeutung zuweisen.

Wenn ein Arzt erfolgreich mit einem Patienten kommunizieren will, muss er den Patienten zuvor verstanden haben. Dafür genügen Kommunikationstechniken alleine nicht. Es hat mit der nonverbalen Ebene zu tun.

Jeder Ihrer Patienten nimmt die Aura Ihres Charakters wahr; Ihre nicht verbale Kommunikation, welche eine Spiegelung Ihrer Persönlichkeit ist, führt unbewusst zur Ablehnung oder zur Zustimmung, zum Misstrauen oder Vertrauen beim Patienten. Wenn Sie gegen Misstrauen arbeiten müssten, kostete es viel Energie.

Grundfehler vermeiden

Es gibt einige Kommunikations-Grundfehler, welche es dem Patienten erschweren, sich Ihnen anzunähern. Das geschieht, wenn Sie

- mehr als eine Frage gleichzeitig stellen. Das führt zu Überlastung und Abgabe der Führung an den Patienten, er entscheidet dann, auf welche der Fragen er antwortet. Damit kommt es zu einem Rollentausch, welcher der Situation nicht gerecht wird.
- die Antwort des Patienten nicht abwarten oder nachfragen oder reinreden, damit demonstrieren Sie Desinteresse.
- auf ein neues Thema zu sprechen kommen, ohne dass der Bruch von Ihnen verbalisiert wurde. Damit demonstrieren Sie sowohl Desinteresse als auch Unberechenbarkeit.
- zu spät unterbrechen und Verbalonanie zulassen (Patient findet kein Ende und braucht zugleich kaum Luft zu holen). Dann haben Sie den Patienten längst verloren – oder er Sie.
- negative Emotionen zeigen (Ausnahme ist, diese als *bewusstes* Mittel einzusetzen).
- auf Fragen der Patienten sofort antworten, wie aus der Pistole geschossen, auch wenn das zwei »gute« Gründe hat (zum einen wissen Sie alles …, zum anderen fühlen Sie sich ununterbrochen gehetzt). Damit vertun sie eine gute Chance für mehr Empathie, denn Fragen des Patienten beantworten Sie nicht sofort. Das macht den Eindruck, als hätten Sie über die Frage nicht nachgedacht, als hätten Sie sich Ihre Antwort längst vorgefertigt. Das bedeutet eine gewisse Missachtung und Herabstufung des Gegenübers.
- mit ewig langen, teils selbstbeweihräuchernden Antworten auf die Fragen Ihrer Patienten reagieren. Antworten haben kurz und präzise zu sein. Das nimmt den Zeitdruck und erspart dem Patienten, der ja meistens medizinischer Laie ist, eine Überfütterung mit Informationen. So geben Sie ihm die Chance, Sie zu verstehen – und erhöhen die Chance auf Compliance.

Rolle

Die Rolle beeinflusst maßgeblich das Format und den Ablauf des Gesprächs. Selbst bei Arzt-Patienten-Gesprächen nehmen Sie unterschiedliche Rollen ein. Mal ist es der Gütige, mal der Fordernde, mal der Experte, mal der Mitmensch. Noch stärker unterscheiden sich Ihre Gesprächsrollen abseits der Patienten: Ihre Rollen sind anders, wenn Sie gerade mit Ihrem Chefarzt sprechen oder einem hierarchisch gleichgestellten Kollegen oder Ihrer Frau, Ihrem Mann, Ihren Kindern, Ihren Eltern usw. (s. auch Kap. 1.2, Selbstehrlichkeit).

Asymmetrie

Die meisten Gespräche als Arzt sind asymmetrisch, das bedeutet auch, deren Gestaltung liegt in der Macht des Arztes, was vorrangig daran liegt, dass er einen beträchtlichen Wissensvorsprung vor dem Patienten hat. Das ändert nichts am Recht und sich selbst gegenüber auch an der Pflicht des Patienten, in das Gespräch einzugreifen, nachzufragen, auf andere Themen zu sprechen zu kommen.

Das Ziel, ein symmetrisches Gespräch auf gleicher Augenhöhe zu kreieren, ist hehr, im Alltag kaum erreichbar. Das Hierarchiegefälle auf der fachlichen Ebene (und oftmals auf gesellschaftlicher und Bildungsebene) muss jedoch nicht dazu führen, auf der menschlichen Ebene Gleiches zu tun. Die Gefahr ist groß, sich als Arzt letztlich über den Patienten zu stellen – der Verlockung des Vorsprungs durch Wissen ist schwer zu widerstehen. Aus all dem folgt eine Aufgabe, die einer adäquaten Kommunikation. Spannungen zwischen Arzt und Patient sind möglich und dann vorbestimmt, wenn der Arzt über unzureichende kommunikative Fähigkeiten verfügt. Das Spannungspotenzial wird immer größer, je größer der Wissensvorsprung des Arztes wird oder je geringer das Verstehen des Patienten ist.

Empathie und Gesprächsinhalte

Wenn der Arzt das Gespräch und seine Inhalte als angenehm oder erlösend empfindet, wird es dem Patienten in aller Regel gleich gehen; ebenso bei Inhalten, die definitiv schwer sind. Dazwischen existiert eine Art Grauzone, bei der das Empfinden von Arzt und Patient unterschiedlich sein können, sowohl kann der Arzt den Inhalt – beispielsweise wegen seines Wissensvorsprungs – als schwer einstufen, was nicht der Bewertung des Patienten entspricht, der Arzt kann aber auch (und es ist wahrscheinlich, dass dies häufiger der Fall ist) den Inhalt als nicht so schwerwiegend beurteilen, beim Patienten dennoch eine tiefe Betroffenheit auslösen.

Jedes Gespräch, nicht nur das ärztliche, kann verschiedene Ebenen der Berührung nutzen. Oftmals wird zwischen den Ebenen gewechselt. Es gibt Arzt-Patienten-Gespräche, die scheinbar auf der oberflächlichen Ebene verweilen, wenn beispielsweise ein Normalbefund besprochen wird. Ungut ist, wenn das Gespräch auf der oberflächlichen Ebene verhaftet bleibt und die emotionale Ebene nicht erreicht wird, obwohl es das Thema verlangte. Wenn ein Arzt einen krankhaften Befund erläutern muss, was den Patienten negativ tangieren wird, sollte diese Ebene mitbenutzt werden: »Ich fühle, Sie sind jetzt belastet« oder »Macht Sie das traurig, wenn Sie erfahren …«.

Zwischen der emotionalen und kognitiven gibt es die mentale Ebene, die der Meinungen und Gedanken. Manche Ärzte neigen dazu, diese Ebene zu missbrauchen, um ihre Meinung über das Gesundheitswesen kundzutun oder über die angeblich fehlenden Fachkompetenzen anderer Ärzte. Das ist nicht korrekt, es geht hier ausschließlich um Gedanken zu dem, was den Patienten konkret betrifft: »Ich denke, Sie sollten bei Ihrer Entscheidung mit einbeziehen, dass …« oder »Nach meiner Meinung ist die eine Therapie der anderen deshalb vorzuziehen, weil …«.

Wesentliche Kommunikationsmodelle

Paul Watzlawick

Paul Watzlawicks [96] Modell ist beziehungsorientiert und hat folgende fünf Grundregeln:

■ **1. Man kann nicht nicht kommunizieren.** Es gibt für Kommunikation nur eine Minimalanforderung, ein menschlicher Körper. Sprache braucht es zur Kommunikation nicht – im Gegenteil: Es gibt Situationen, da ist Schweigen eine besonders starke Kommunikationsform. Auch sich zu entziehen, wegzugehen, keine direkte Kommunikation mehr zuzulassen, ist eine der Machtvarianten von Kommunikation; sie lässt dem anderen keine Chance.

■ **2. Kommunikation hat einen inhaltlichen und einen Beziehungsaspekt.** Stellen Sie sich einmal vor, Sie haben erstmals Ihre teuerste IGeL an den Mann oder die Frau gebracht. Kurze Zeit später ruft Sie ein sehr gut befreundeter Kollege an und fragt Sie, was es Neues gibt. Sie sagen ihm: »Der erste Patient hat endlich die individuelle Gesundheitsleistung (IGeL) Sowieso akzeptiert.« Das bedeutet: »Jemand hat etwas gekauft« (Inhalt); nichts anderes sind bezahlbare Hilfsleistungen. Es bedeutet aber auch: »Ich bin erleichtert, endlich diese Leistung anbieten zu können, und froh, dass der Patient mit der Leistung die Praxis verlassen hat (Beziehung). Freu dich mit mir!« Der Beziehungsaspekt ist in der Regel stärker als der ausgesprochene Inhalt. Denn Kommunikation dient dem Zwischen, dem Austausch zweier oder mehrerer Menschen wie dem Patienten und dem Arzt. Diese Beziehung dominiert grundsätzlich den sachlichen Inhalt.

■ **3. Die Abfolge definiert die Beziehung.** Das bedeutet, die zeitliche Abfolge der Inhalte ist wesentlich, mit ihr wird vorrangig festgelegt, wie die Beziehung abläuft und etwas verstanden wird.
Beispiel:
Sie: »Du verstehst mich nicht.«
Er: »Aber ich liebe Dich doch!«
Sie: »Siehst Du, Du verstehst mich nicht!«
Er: »Ich verstehe Dich sehr wohl!«
Sie: »Du bist hier überhaupt nicht mehr anwesend, entweder hockst Du vor dem Computer oder bist im Keller bei Deinen Schreinerarbeiten.«
Er: »Ich kann Dein ewiges Nörgeln nicht mehr ertragen.«
Und so weiter.

■ **4. Es gibt analoge und digitale Kommunikation bzw. Informationen.** Digital meint alles, was definiert verschlüsselt ist wie Wörter, Schilder, Piktogramme, Zahlen, Logos. Solche Informationen lassen sich problemlos mit technischen Geräten wie einem Computer erfassen oder bearbeiten. Analoge Informationen hingegen gehen über das Wort hinaus [81]; es sind die Informationen unserer Körpersprache, deren Interpretation deutlich schwerer ist und die damit eine größere, potenzielle Fehlerquelle darstellt. Ihre Kommunikation mit Patienten wird immer analog sein.

■ **5. Es gibt komplementäre und symmetrische Kommunikation.** Unter symmetrischer Kommunikation wird eine solche auf gleicher Augenhöhe verstanden, also unter Ranggleichen. Kein Zweifel, dass es je nach Gesprächsinhalt und -anlass auch bei symmetrischer Kommunikation zu deutlichen Asymmetrien kommen wird. Wenn im Rahmen von sonst ranggleichen Partnern einer den anderen hintergangen hat und damit die Täter-Opfer-Rollenverteilung erst einmal klar erscheint, wird eine deutliche Asymmetrie das Gespräch über dieses Thema prägen. Komplementäre Kommunikation bedeutet ein Ranggefälle zwischen den Kommunizierenden. Das Ranggefälle besteht praktisch immer bei der Arzt-Patienten-Beziehung. Selbst wenn sich ein Arzt von einem anderen Arzt beraten lässt, kommt es durch den Rollenwechsel hin zum Arzt als Patienten zu einem Ranggefälle zwischen Helfer und Hilfeannehmendem. In der Art des Ranggefälles bei üblichen Arzt-Patienten-Beziehungen besteht für übliche ärztliche Hilfsleistungen außerhalb von individuellen Gesundheitsleistungen (IGeL) ein fundamentaler Unterschied zur Situation von Verkäufer und Käufer. Das Ranggefälle verläuft bei Ärzten einseitig zu ihren Gunsten. In aller Regel wissen sie deutlich mehr als der Patient, was einer Machtposition gleichkommt und der Patient kann nur ungenügend dagegenhalten: Die Versichertenkarte ist kein wirkliches Machtinstrument. Anders bei den individuellen Gesundheitsleistungen (IGeL): Hier geht der Arzt in die Rolle des Anbietenden, der direkt entlohnt wird. Es ist somit die identische Situation zum Verkäufer. Das heißt, bei der »Vermittlung« solcher Leistungen besteht ein gegenläufiges Ranggefälle. Der Arzt hat das Wissen, die Fähigkeit und Möglichkeit, der Patient hat aber das Geld; und auch Geld steht für Macht: Gibst du mir deins, gebe ich dir meins.

Tab. 2-1   Die Big Four

	Ist auch	Ist die Ebene
Sachebene		
• Sachbotschaft	der offizielle Anlass	des vordergründigen Inhalts
Emotionale oder Bedeutungs-Ebene		
• Selbstoffenbarungsbotschaft	was ich von mir zeige	des Aussprechenden
• Beziehungsbotschaft	wie ich das Zwischen empfinde	des Rangs
• Appell	was ich wirklich will	der Manipulation

Friedemann Schulz von Thun

Das Kommunikationsmodell von Friedemann Schulz von Thun erläutert grundsätzliche Phänomene zwischen Arzt und Patient, es sagt, grundsätzlich gibt es vier mögliche Botschaften in einer Nachricht (Tab. 2-1): die Sachbotschaft, die Selbstoffenbarungsbotschaft, die Beziehungsbotschaft und den Appell.

Das lässt sich an einem Beispiel aus der ärztlichen Praxis erläutern. Stellen Sie sich vor, ein Patient wartet sehnlich auf einen Befund:

▬ Fallbeispiel ▬▬▬▬▬▬▬▬▬▬▬▬▬▬▬▬▬▬▬▬▬▬

Eine Frau will schwanger werden und wartet auf das Ergebnis des definitiven Tests dazu. Sie ruft Sie an und fragt: »Ist das Ergebnis des Tests endlich angekommen?«

- Auf der *Sachebene* fragt sie nach dem Ergebnis eines Tests.
- Auf der *Selbstoffenbarungsebene* zeigt sie, wie dringend es ihr ist, das Ergebnis zu erfahren.
- Auf der *Beziehungsebene* signalisiert sie, der Arzt solle sich ihr zuwenden.
- Der *Appell* sagt: »Ich bin hoffentlich schwanger!«

Sie haben die Wahl, mit welchem Ohr Sie die Aussage aufnehmen und beantworten:

1. Sie antworten auf der Ebene der Sachbotschaft mit: »Ja, das Testergebnis ist da.« Das ist wenig prickelnd, wie Sie merken.
2. Wenden Sie sich mehr Ihrer Patientin zu und nutzen Sie eine emotionale Ebene, die Selbstoffenbarungsebene. Erheblich sympathischer und emotional kompetenter werden Sie wirken, wenn Sie auf dieser Ebene antworten. Das bedeutet, Sie ahnen, was den Sender (die Patientin) motiviert, was also zwischen den Zeilen steht. Dann würden Sie sagen: »Ja, ich freue mich, Ihnen eine gute Nachricht übermitteln zu können: Der Test ist definitiv positiv. Sie sind schwanger.«
3. Betrachten wir die Ebene des Rangs, was der Ebene der Beziehungsbotschaft entspricht: Dann gehen Sie einen anderen Weg, Sie beachten, wie der Sender sein Verhältnis zum Empfänger (Ihnen also) einstuft und antworten: »Selbstverständlich liegt uns das Ergebnis inzwischen vor. Unser Labor ist zuverlässig und die Ergebnisse sind sicher. Sie sind schwanger.«
4. Der Appell bedeutet, was der Sender erreichen will. Das heißt, der Appell hat *immer* eine manipulative Komponente. Dann gehen Sie noch weiter in die Passivität als im Rahmen der Beziehungsbotschaft und antworten: »Wir haben alles getan, damit das Ergebnis jetzt da ist.«

Meistens ist das Gespräch zwischen Arzt und Patient von einem Wechsel zwischen der Sachebene und der Bedeutungsebene gekennzeichnet.

> Es gibt eine Art Grundregel eines einfühlsamen Gesprächs, die lautet: Nehmen Sie innerhalb der Bedeutungsebene *vorrangig* die Selbstoffenbarungs- und *zweitrangig* die Beziehungsbotschaft in der Aussage Ihrer Patienten wahr; denn es geht um den Menschen, der Ihnen gegenübersitzt – und somit um seine Selbstoffenbarung.

Die Sachebene ist in jedem Arzt-Patienten-Gespräch bedeutsam, aber nur, um inhaltlich nicht abzudriften.

So wie eine Nachricht in allen vier Ebenen Botschaften enthält, können wir auch mit vier verschiedenen Ohren Nachrichten wahrnehmen, eben mit dem Sach-, dem Selbstoffenbarungs-, dem Beziehungs- und dem Appellohr.

Übung: Mit allen Ohren hören

 Zu Ihnen kommt ein Patient mit dem Satz: »Wann wird mein Juckreiz endlich weniger?«

Bitte überlegen Sie sich Ihre Vorstellungen, was Sie als Botschaft annehmen, je nachdem, welche Ebene Sie gerade eingeschaltet haben:
- Was würden Sie mit Ihrem Sachohr hören?
- Und dem Selbstoffenbarungsohr?
- Mit dem Beziehungsohr?
- Und mit Ihrem Appellohr?

Mögliche Inhalte sind:
- Sachohr: Der Patient möchte mir sagen, dass es ihn nach wie vor juckt.
- Selbstoffenbarungsohr: Der Patient hält es nicht mehr aus.
- Beziehungsohr: Der Patient meint, ich habe nicht alles gegeben oder bin fachlich nicht fit genug.
- Appellohr: Der Patient möchte, dass ich mich mehr anstrenge, ihm jetzt endlich helfe.

Nicht wenige Ärzte meinen, Sie hätten nur ihr Sachohr eingeschaltet. Die Realität sieht anders aus – auch bei Ihnen?

Übung: Welches Ohr ich bevorzuge

Sie lesen nun fünf Patientenäußerungen. Diese sind an Sie persönlich gerichtet. Entscheiden Sie sich schnell, spontan und ehrlich, auf welcher der Ebenen Sie gerade den Inhalt empfangen haben:

Satz 1

Es ist inzwischen 12.30 Uhr und ich bin noch immer nicht von Ihnen angeschaut worden.

Satz 2

Ich bin enttäuscht, dass die neue Medikation nicht geholfen hat.

Satz 3

Der Fernseharzt hat neulich etwas ganz anderes gesagt, als Sie mir empfohlen hatten.

Satz 4

Hat das Präparat nicht zu viele Nebenwirkungen?

Satz 5

Das haben Sie richtig gut gemacht!

Es obliegt Ihrer erwachsenen Eigenverantwortung, was Sie aus dem Ergebnis dieser Übung machen. Wahrscheinlich haben Sie die erst einmal neutralen (Sach-)Botschaften auf die Beziehungsebene transformiert. Da gehören Sie aber nicht hin. Wenn es so sein sollte, sollten Sie sich überlegen, ob Sie Ihr Selbstbild vom objektiven Arzt aufrechterhalten können oder sollten.

Das Gespräch beeinflussende Faktoren

Vorbereitung

Auch wenn Sie viel tun können, um das Gespräch von Ihrer Seite aus zu führen, ist es letztlich immer ein offener Prozess, dessen Verlauf und Inhalt nicht sicher voraussagbar sind.

Dennoch können Sie über Ihr Verhalten, Ihre Vorbereitung, Ihre eigene Vertrautheit mit den Themen und mit Ihrem Bewusstsein, was Sie wie sagen und was Sie vermeiden, viel steuern.

Aber welcher Arzt bereitet sich wirklich intensiv auf ein Gespräch vor? Erfolgreiche Manager tun das, warum nicht Ärzte? Das ist nicht für jedes Gespräch notwendig, aber zweifelsohne ist es bei manchen Gesprächen sehr sinnvoll.

Hierfür eignen sich folgende Fragen an sich selbst [nach 64]:
- Was will ich mit dem Gespräch erreichen? – Ziel
- Welche Themen oder Inhalte muss ich ansprechen? – Inhalte
- Sind Entscheidungen zu treffen und welche passen mir? – Entscheidungen
- Brauche ich Unterlagen für das Gespräch, wenn ja, welche? – Unterlagen
- Was möchte ich unbedingt vermeiden? – Vermeidung
- Was wird mein Gesprächspartner eventuell einwenden und wie werde ich darauf reagieren? – Einwände
- Ist eine Gesprächsabfolge sinnvoll, wie werde ich vorgehen? – Vorgehen
- Was wird mein erster Satz sein? – Beginn
- Womit sollte ich enden? – Ende

Raum und Ort

Das ärztliche Gespräch unterliegt erheblichen Einschränkungen, was den Ort angeht. Sie können Ihre Patienten nicht, um eine bestimmte Umgebung und Atmosphäre zu schaffen oder zu nutzen, ins Café einladen oder in ein Konzert. Wenn Sie in einer Klinik arbeiten, können Sie noch nicht einmal den einzigen Raum, der Ihnen in der Regel für Gespräche zur Verfügung steht, wirklich individuell gestalten. Die Möglichkeit haben Sie in einer eigenen Praxis. Nutzen Sie die Chance und bilden Sie mindestens zwei sehr unterschiedliche Szenarien aus, zum Beispiel ein sehr medizinisch-formales, mit dem Sie Distanz und Fachkompetenz demonstrieren, und ein weich-persönliches für schwierige und für schwere Gespräche.

Arztsein besteht zu einem guten Teil aus Sprechen. Es ist erstaunlich, bis in welche Details Praxen unter fachlichen Gesichtspunkten gestaltet werden, für das Wesentliche, die Kommunikation mit Patienten (und auch Mitarbeitern), werden solche Anstrengungen fast nie aufgebracht.

Räumliche Faktoren haben einen nicht zu unterschätzenden Einfluss auf das ärztliche Gespräch:
- Öffentlichkeit versus Intimität
- Einschüchterung versus Begegnung auf menschlich gleicher Augenhöhe
- Missachtung des Patienten versus Wertschätzung
- Ruhe versus Hektik

Zeit

Das durchschnittliche Hausarztgespräch dauert 7,3 Minuten, der Patient redet hiervon 3,1 Minuten [115] – viel Zeit haben Ärzte in Deutschland also nicht.

Die erste Unterbrechung des Patienten durch den Arzt findet oft nach höchstens 18 Sekunden statt [1].

Viele Patienten wissen auch, dass ihr Arzt unter ständiger Zeitnot arbeitet. Wie viele Gründe es für Zeitdruck auch geben mag – er wirkt sich als Stressor für den

Arzt und den Patienten aus. Da der Patient aber letztlich nichts am Ablauf in einer Ambulanz oder Praxis ändern kann, wird durch den Zeitdruck ein Machtgefälle vom Arzt zum Patienten hin gebildet. Zeitdruck ist Machtausübung am Patienten, die zugleich den Arzt in eine Überlastungssituation führt, also eine *Loose-loose-Situation*. Das Ziel eines mehr symmetrischen als asymmetrischen Gesprächs wird dadurch erschwert.

Auf der anderen Seite kann eine gute Zeitplanung ohne Stress Patienten regelrecht irritieren in dem Sinne, der Arzt sei nicht gut und seine Leistungen würden nicht genügend nachgefragt werden.

Eine Studie [in 120] hat bewiesen, dass nur 2 % aller Patienten länger als fünf Minuten sprechen, wenn man Sie nicht unterbricht. Das bedeutet, 98 % aller Patienten haben keine Logorrhö; immerhin schließen 78 % aller Patienten innerhalb von zwei Minuten ihren Bericht ab. Das sollte genug Grund für Sie sein, Ihren Patienten zumindest diese zwei Minuten zu geben. Die Erfahrung und die Studien zeigen, Sie bekommen dadurch wesentliche Informationen, welches ihre Diagnostik und Therapie maßgeblich erleichtern oder lenken.

Zur korrekten Zeitnutzung gehört auch, einen Aspekt nach dem anderen anzusprechen. Stellen Sie niemals zwei Fragen in einer. Sie werden etwas Drittes beantwortet bekommen, zumindest nur eine Hälfte.

Vermeiden Sie strikt, auf Ihre Uhr zu schauen, wenn Sie mit einem Patienten sprechen; er nimmt es immer wahr. Verzichten Sie gänzlich auf eine Armbanduhr oder legen Sie diese vor Gesprächen ab, um nicht in Versuchung zu geraten. Fast jedes Gespräch findet heute mit Computerbildschirm statt. Dort können Sie die Uhrzeit einstellen und unmerkbar ablesen.

Angst

Patienten haben oftmals Angst. Diese hat einen Nutzen: Wenn sie nicht zu stark ist, erhöht sie die Aufmerksamkeit markant, und mit dieser erhöhten Aufmerksamkeit müssen Sie als Arzt umgehen lernen.

Es geht um das Ziel der Gesundheit oder der Minderung der Krankheit und immer um die Begleitung eines Menschen, der krank ist. Das sind zentrale Lebensthemen. Krankheit ist niemals leicht. Ob Sie die Weltsicht vertreten, Krankheit sei nur eine korrigierbare Abweichung vom Normzustand der Gesundheit oder die Sicht, Krankheit sei ein Prozess, ein wesentliches Moment des Menschseins, und insofern habe Krankheit immer einen Sinn, selbst wenn dieser nicht offenkundig ist, bleibt Ihnen überlassen. Aber beide Sichtweisen verhindern, eine Krankheit als leicht oder banal zu bewerten. Die letztgenannte Weltsicht verhindert darüber hinaus, Krankheit als unnötig oder sinnlos zu betrachten.

Techniken ärztlichen Verstehens

Ohne gegenseitiges Verstehen ist jede Kommunikation ohne Sinn: Kommunikation dient zum Verstehen und Verständnis. Wenn der Arzt die Bedeutung gelungener Kommunikation empfinden und auch selbst ausstrahlen kann, hat er eine wichtige Eigenschaft seiner persönlichen und sozialen Kompetenzen genutzt. Wir empfinden einen Menschen als sympathisch, wenn er seine Gefühle auf unsere einstellen, sie quasi mit unseren synchronisieren kann.

Ein Arzt-Patienten-Gespräch ist meistens dann befriedigend und effektiv, wenn es nicht einseitig arzt- oder einseitig patientenzentriert erfolgt. Beide Partner müssen zufriedengestellt werden, das ist bedeutsam für Ihre Lebensqualität als Arzt. Somit muss in diesen Gesprächen ein Wechsel der Zentrierung möglich sein und angestrebt werden.

Beginn des Gesprächs

Das Hauptprinzip ärztlichen Fragens ist, ausschließlich Fragen zu stellen, deren Antwort eine Bedeutung für den *Patienten* hat. Denn über den Wert und die Bedeutung einer Frage entscheidet die Antwort. Ausnahme ist die *eine* einleitende Frage, die scheinbar unabhängig vom Konsultationsgrund des Patienten ist, um überhaupt ins Gespräch zu kommen. Würde dieses Hauptprinzip eingehalten werden, würden die Patienten erheblich weniger warten müssen.

Ärzte haben eine nahezu unstillbare Neigung, nach wenigen Sätzen des Patienten zu glauben, sie wüssten, worum es dem Patienten geht. Ihnen gelingt es kaum, nicht dazwischen zu gehen, zunächst auf gute Ratschläge zu verzichten und den Patienten aussprechen zu lassen. Dabei ist es so wichtig, den Patienten zu verstehen, damit er im Gegenzug das, was der Arzt ihm mitteilen wird, überhaupt verstehen kann.

Wenn ein Arzt einen Patienten zu Beginn einer neuen Konsultation etwas fragt, geben zwei Drittel der Ärzte ihren Patienten höchstens 15–18 Sekunden, die Frage zu beantworten [23]. Das bedeutet, die Antworten werden abgewürgt und damit degradiert der Arzt den Wert seiner eigenen Frage, er nimmt sich die eigene Glaubwürdigkeit. Dann ist eine solche Frage einer Farce nahe, sie sollte nicht gestellt werden.

Wenn Sie erkannt haben sollten, dass Sie nicht zu den 23 % der Ärzte gehören, welche die Antworten ihrer Patienten auf ihre Einleitungsfrage vollständig abwarten, überlegen Sie sich, ob Sie noch eine Einleitungsfrage stellen oder besser gleich zum Thema kommen – oder an Ihrer Geduld zu feilen beginnen.

Der Gesprächsanfang, auch wenn er rein fachliche Inhalte hat, sollte zum Beziehungsaufbau genutzt werden. Jedes Gespräch setzt jeden Gesprächsteilnehmer mit dem/den anderen in eine Beziehung. Die Beziehung ist es, aufgrund der fachliche oder inhaltliche Fragen gelöst werden. Je besser die Beziehung, je mehr einander vertrauend, umso bessere Problemlösungen sind möglich. In dem Sinn ist übrigens eine zu enge Beziehung keine bessere, sondern sie belastet.

Das, was wir Small Talk nennen, ist die oberflächliche Ebene, deren Inhalte letztlich nie mit dem Grund des Patienten, einen Arzt aufzusuchen, zu tun haben. Es ist nun einmal banal, wie das Wetter ist oder dass die deutsche Fußballnationalmannschaft gewonnen oder verloren hat. Die oberflächliche Ebene wird gerne zum Gesprächseinstieg genutzt. Das Risiko ist, dass sich ein sensitiver Patient missachtet fühlt. Deutlich größer jedoch ist das Risiko, sich zu verreden, unnötig Zeit zu verbrauchen.

Die meisten Ärzte entscheiden sich bei ihnen fremden Patienten dafür, die ersten Momente bis Minuten des Erstgesprächs für Small Talk zu nutzen. Sie beabsichtigen damit, mehr Informationen über den Patienten selbst (nicht seine Erkrankung) und dessen Art und Persönlichkeit zu erhalten.

Manche Ärzte entscheiden sich bei ihnen bekannten Patienten, sehr schnell zur Sache, dem Grund der Konsultation durch den Patienten zu kommen. Andere ziehen es auch bei diesen Patienten vor, durch eine Art Small Talk wieder ein Gefühl für den anderen zu bekommen. Das Risiko besteht darin, dass sich der Arzt verzettelt und die Wartezeiten steigen. Die Gefahr ist erst recht gegeben, wenn der Small Talk aus (Halb-)Wissen des Arztes über den Patienten besteht (»Was macht denn Ihr Enkel?«) und er so vom Hundertsten ins Tausendste kommt.

Aktives Hinhören

Für Ärzte ist das Zuhören von hochrangiger Bedeutung, denn es wirkt auf verschiedenen Ebenen:

- Es zeigt dem Patienten die Wertschätzung des Arztes, ohne dass er es verbal ausdrücken muss, was viele Patienten kaum annehmen können. Komplimente kann nicht jeder gut annehmen.
- Es beeinflusst den Gesamtablauf positiv, da es beim Gegenüber zur Spiegelung des ärztlichen Verhaltens kommt: Der Patient hört auch dem Arzt besser zu.
- Es ermöglicht dem Arzt eine höhere Sicherheit in der Diagnosestellung und Therapiebegleitung.
- Es ist die Basis für eine zielgerichtete Argumentation aufseiten des Arztes. Nur durch genaues Hinhören kann er wissen, was dem Patienten wichtig ist. Ein Problem kommt auf, wenn dem Arzt etwas anderes wichtig ist. Aber selbst um das herauszufinden, muss er zuvor hinhören. Je klarer dem Arzt wird, was der Patient empfindet, wo er geistig steht, wie er wertet und beurteilt, was er will, wozu also der Patient wirklich da ist, umso zielsicherer – und zeitsparender – kann er argumentieren.
- Es bewirkt einen höheren Wissensstand beim Arzt. Er kann Details erfahren, die für ihn von Bedeutung sind. Es verbessert also seine eigenen Fähigkeiten.
- Es zeigt ihm Unterschiede zu seiner Beurteilung auf, welche er erst einmal wertfrei wahrnehmen und dann in der Folge bewerten sollte.

Zuhören ist somit eine Qualitätssicherungsmaßnahme.

Um dem Patienten zu zeigen, dass der Arzt ernsthaft zuhört, sollte er

- den Patienten anschauen und Blickkontakt aufnehmen – und ab und zu kurz wegschauen.
- nichts anderes tun, weder in Befunden (auch nicht in Befunden des vor einem sitzenden Menschen) wühlen noch nach E-Mails oder aus dem Fenster schauen.
- signalisieren, dass er stetig da ist. Dafür gibt es Worte wie ja, aha, hmm, sogenannte Pförtnerworte, weil sie als Türöffner fungieren.
- mit seinem Körper signalisieren, dass er mit dem Patienten ist: sich hinwenden und nicken.
- keine Zeitnot haben. Unter Zeitnot ist es niemandem gut möglich, wirklich zuzuhören. Wenn der Anlass für den Patienten nicht akut ist, kann sich der Arzt überlegen, dem Patienten vorzuschlagen, dieses Gespräch auf einen Termin zu verlegen, an dem sicher genug Zeit ist. Das Argument aufseiten des Arztes: »Mir ist das Gespräch so wichtig, dass ich es ohne Zeitdruck mit Ihnen besprechen möchte.«
- wichtige Teile dessen, was der Patient gerade gesagt hat, wiederholen, also paraphrasieren.

Aktives Zuhören meint eine aktive Gesprächsgestaltung. Sie hat wenig mit Reden zu tun, mehr mit

- zuhören,
- leiten oder führen und
- gezieltem Intervenieren.

Aktives Hinhören ist ein wichtiges Prinzip für Empathie (Prinzip 4). Es bedeutet, mit den Ohren, den Augen, dem Herzen und dem Verstand beim Anderen zu sein (Tab. 2-2).

Es verlangt, den anderen aussprechen zu lassen, ihm ungeteilte Aufmerksamkeit zu schenken und ihm Rückmeldungen zu geben. Rückmeldungen bedeuten sowohl Pförtnerworte oder einfaches Nicken genauso wie kurze Rückfragen.

Aktives Zuhören kostet nur anfangs mehr Zeit als die übliche Kommunikation. Aber es ermöglicht eine genauere Diagnose, und nur die sollte Basis einer Behandlung sein. Menschen wollen sich verstanden fühlen. Wenn Sie als Arzt dafür Zeit investieren, wird Ihre Investition Zinsen und Rendite in Form von noch mehr Zeit bringen.

Aktives Zuhören spart Ihnen in Kontaktsituationen mit Ihren Patienten auf Dauer am meisten Zeit und schenkt Ihnen Freiräume. Es bedeutet, eben nicht ununterbrochen zu reden und das noch möglichst schnell. Das kostet Ihre Zeit, weil Ihr Patient Sie wahrscheinlich nicht versteht, nachfragen muss, Ihre Empfehlungen nicht korrekt befolgt usw.

Reden Sie mit Unterbrechungen und vergewissern Sie sich in den kurzen Pausen, ob Ihr Patient Sie verstanden hat. Die größte Herausforderung mag es sein, die Pausen zu ertragen. Bis ein Mensch verinnerlicht hat, mit Sprechpausen bes-

Tab. 2-2   Inhalte und Techniken von aktivem Zuhören [nach 120]

- ausreden lassen
- das Gesagte zusammenfassen
- Echoing (die letzten Wörter oder den letzten Satz wiederholen)
- nachfragen, nicht nur bei Unklarheiten
- paraphrasieren (Inhalte sinngemäß wiederholen)
- Pausen als Technik nutzen
- spiegeln von Inhalten
- vorrangig offene Fragen stellen
- zur Weiterrede ermutigen
- Inhalte neu formulieren (aus: »Frau Doktor, die Tabletten vertrage ich absolut nicht« wird: »Sie wollen die Tabletten nicht mehr einnehmen?«)
- spiegeln oder reflektieren von Gefühlen (aus: »Herr Doktor, die Tabletten vertrage ich absolut nicht« wird »Sie haben sich unwohl gefühlt« oder »Ihnen war übel«)
- Einheit von neu formulierten Inhalten und Gefühlen reflektieren (aus: »Die Tabletten vertrage ich absolut nicht« wird »Sie sind wirklich mit der Medikation nicht zufrieden und wollen eine andere Behandlung«)

ser, souveräner zu wirken und bessere Wirkungen zu erzielen, braucht es oft viel Übung. In den Pausen können Sie effektiv überlegen, wie Sie weitersprechen und vorgehen wollen.

Paraphrasen

Paraphrasieren ist eine besonders effektive Methode, die beherrscht werden sollte.

 Paraphrasieren bedeutet, das vom anderen Gesagte sinngemäß zu wiederholen.

Beispiel

Paraphrase als Verständnis-Hinweis
Patient: »Seitdem ich das Medikament Schlafwohl einnehme, kann ich gut durchschlafen. Das habe ich aber auch wirklich gebraucht. Der viele Stress in letzter Zeit. Aber ich habe immer einen trockenen Mund, wenn ich nachts doch kurz aufwache, das ist nervig.«
Arzt: »Sie haben also einen trockenen Mund und bringen das mit dem Medikament in Verbindung – und das stört Sie.«

Der Vorteil ist, dass sich der Arzt absichert, ob er es richtig verstanden hat und auch die Gewichtung durch den Patienten versteht. Die Paraphrase gibt Sicherheit, die Realität des Patienten verstanden zu haben. Kommunikation kann ein schweres Feld mit vielen Risiken für Missverständnisse sein. Diese werden durch Paraphrasen deutlich reduziert. Zugleich empfindet das Gegenüber den Akt als Zuwendung und Interesse an ihm mit entsprechend positiven Auswirkungen auf sein Verhalten dem Arzt gegenüber.

Das gilt gerade in Gesprächen mit heiklem Inhalt. Wenn Sie sich bewusst gegen eine Eskalation eines heftigen Gesprächs entschieden haben, können Sie die Paraphrase zur Deeskalation nutzen.

Beispiel

Paraphrase als Deeskalations-Technik
Patient: »Erst habe ich seit drei Wochen keinen Termin bei Ihnen bekommen. Ich kam extra 20 Minuten früher und nun warte ich seit über einer Stunde. Was ist das denn für eine Organisation? Ich habe doch anderes zu tun als auf Sie zu warten!«
Arzt: »Hm, Sie mussten wirklich lange warten auf den Termin und auch heute. Ja, ich verstehe, das ist sehr ärgerlich.«

Weiterhin nutzt es zu paraphrasieren, wenn Sie keine Idee haben, was Sie sagen sollten. In aller Regel nimmt der Patient den Ball, den Sie ihm damit zurückgeworfen haben, wieder auf und erzählt weiter.

Zu guter Letzt eignet sich die Paraphrase, das Gespräch sinnvoll abzuschließen, weil Sie damit noch einmal klären können, ob Missverständnisse bestehen oder nicht. Könner verbinden damit noch ihren Appell und verabschieden sich.

Beispiel

Paraphrase mit Appell als Gesprächsabschluss
Patient: »Ich hoffe, dass die Behandlung mir jetzt endlich weiterhilft. Ich habe schon so viel versucht und das Wenigste hat mir so richtig geholfen. Ich bin immer noch in Sorge.«
Arzt: »Ja, die neue Behandlung wird Ihnen mit hoher Wahrscheinlichkeit helfen. Dafür ist wichtig, dass Sie sich wirklich an die Empfehlungen halten!«

Das schwere Gespräch

Die Wahrheit ist dem Menschen zumutbar. Ingeborg Bachmann

Schwere Gespräche sind solche, von denen der Arzt aufgrund seines Wissensvorsprungs zuvor bereits ahnt oder sich sicher ist, den Patienten inhaltlich und daraus folgend menschlich zu belasten. Das führt auf der Seite des Arztes am ehesten zum Gefühl, das Gespräch am liebsten bereits hinter sich zu haben oder bestenfalls gar nicht führen zu müssen – lieber mag er vielleicht auch um den heißen Brei herumreden. Es geht um Inhalte, welche das Leben oder zumindest die Lebensqualität des Patienten stark und negativ beeinflussen.

Ein solches Gespräch führt beim Arzt zu Stressempfinden und zu hoher Anspannung. Es kann einen mitfühlenden Menschen nicht kalt lassen, einem anderen beispielsweise den Befund einer Tumorerkrankung mitzuteilen.

Der Mehrzahl der Menschen ist ihre Gesundheit das Wichtigste; was nicht bedeutet, sie verhielten sich auch so. Im Gegenteil, auch weil sie es nicht tun, fallen häufiger schwere Gespräche an als eigentlich nötig wären. Ein solches Gespräch findet in aller Regel nicht aus heiterem Himmel statt. Meistens gibt es Vermutungen aufseiten des Patienten, Voruntersuchungen, auffallende Körpersymptome. Eine Tumordiagnose als Zufallsbefund ist selten. Es gibt bei Weitem mehr als Neoplasien, die ein schweres Gespräch erforderlich machen. Auch Erkrankungen, die mit Wahrscheinlichkeit zur Demenz führen, den Menschen zu einem Pflegefall werden lassen und die letztlich doch tödlich sind (wie Muskeldystrophie, systemische Sklerodermie, Leberzirrhose, HIV), gehören hierher.

Somit ist ein Patient meistens auf die Möglichkeit, dass ein schweres Gespräch ansteht, irgendwie vorbereitet – und entsprechend angespannt.

Es kann in einem solchen Gespräch unmittelbar nach der Mitteilung einer schweren Diagnose beim Patienten zu einer innerlichen Blockade kommen und er zunächst nahezu marionettenartig, wie aufgezogen, scheinbar unbeeindruckt seine Fragen stellt. Aber es kommt nach Sekunden, Minuten oder spätestens Tagen immer zu dramatischen Gedanken und Gefühlen. Alles andere wäre in Anbetracht der Gewissheit, es kann zu keiner Heilung kommen, abnorm.

Auch wenn die Diagnose gewiss und klar ist, kommt eine neue Ungewissheit auf:
- Was wird mit mir geschehen?
- Wie lange habe ich mit welcher Lebensqualität noch zu leben?
- Welche Schmerzen werde ich ertragen müssen?
- Wie wird mein körperlicher Verfall aussehen?
- Welche ärztlichen Eingriffe stehen mir nun bevor?
- Was werden meine Verwandte, meine Freunde sagen?
- Wie werden sie reagieren?
- Wie werde ich tatsächlich enden?
- Warum geschieht mir das?
- Warum jetzt?
- Warum darf ich nicht noch gesund weiterleben?

Das ist nur eine kleine Auswahl der dramatischen Inhalte für diesen Menschen. Diese Inhalte begleiten ihn fortan, was seine Sicht auf sein Leben und seine Zukunft radikal ändern wird. Das schwere Gespräch ist deshalb eben schwer.

Die Erfahrung zeigt, dass die *Mehrheit* der Patienten beim ersten schweren Gespräch allein mit dem Arzt sein will. Aber das liegt nicht in der Entscheidung des Arztes, er hat dem Patienten vorab anzubieten, eine Vertrauensperson (in der Regel den Partner) mitzubringen. Jede weitere im Raum anwesende Person beeinflusst Inhalte und Ablauf des Gesprächs. Eine schwere Diagnose kann beispielsweise zu Scham führen: Das durfte mir nicht geschehen, nur gesund zu sein ist normal sein. Diese Scham kann in der dyadischen Situation mit dem Arzt meistens besser überwunden werden als wenn ein dritter Mensch anwesend ist. Folglich wird der Patient mehr oder anders fragen, wenn er allein mit dem Arzt ist. Schließlich sind die Inhalte gerade eines solchen Gespräches wirklich sehr intim; eine intimere, stärker persönliche Note als über den eigenen Tod, zumindest viel Leid informiert zu werden, ist kaum vorstellbar.

Das führt zu einer wichtigen Konsequenz für den Arzt: Wenn er das Gefühl hat, der Dritte würde sich quasi ins Gespräch drängen, der Betroffene würde es nur dulden, sollte der Arzt den Betroffenen zu Seite nehmen und ihn unter vier Augen darauf ansprechen.

Immer bleibt die Möglichkeit, das Gespräch *zunächst* nur mit dem Betroffenen zu führen und erst später den Dritten dazu zu bitten.

Vorbereitung

Der Arzt sollte sich genug Zeit zur eigenen Sammlung vor dem Gespräch nehmen. Solch ein Gespräch kann nicht zwischen Tür und Angel stattfinden. Wann, wenn nicht jetzt, ist die Würde des Patienten heilig?

Das Gespräch muss auch auf fachlicher Ebene gut vorbereitet werden [23]:

- Der Arzt hat zu klären, ob er sich der Art der mitzuteilenden Botschaft (tödlich? Invalide? Pflegefall?) sicher ist.
- Er muss alle fachlichen Fragen wie nach dem zu erwartenden Verlauf sicher beantworten können.
- Er muss die aktuell besten Behandlungsmöglichkeiten kennen, deren Vor- und Nachteile, die wahrscheinlichen Wirkungen und Nebenwirkungen.
- Er muss wissen, was der bestmögliche Verlauf ist. Darüber sollte er nämlich dann seinen Patienten unterrichten – als ein Gebot der Fairness, um Hoffnung fachkundig und versiert und ohne Lüge initiieren zu können.
- Der Arzt muss den Namen des Patienten sicher und auswendig wissen. Es ist besonders kränkend, wenn bei einem so wichtigen Inhalt der Patient falsch oder nicht mit Namen angesprochen wird.

Vor dem Gespräch sollte sich der Arzt selbst einige Fragen beantworten, und zwar vor *jedem* solchen Gespräch:

- Habe ich Angst vor dem Gespräch?
- Wovor konkret habe ich Angst?
- Wie gehe ich jetzt und konkret beim Gespräch mit dieser Angst um?
- Fühle ich mich fähig, das Gespräch zu führen?

Der Arzt sollte sich vorab ein weiteres Mal seine Funktion verdeutlichen: Er wird nun als Arzt, nicht als Seelsorger und nicht als Freund das Gespräch führen.

Das Gespräch hat so rasch wie möglich nach der Diagnosestellung zu erfolgen. Der Arzt weiß zum einen nicht genau, wie lange dem Patienten noch bleibt, zum anderen weiß er nicht, was der Patient noch zu erledigen hat.

Es muss in einem geschlossenen Raum erfolgen; nur im absoluten Notfall – auf einer Intensivstation beispielsweise – zumindest hinter vorgezogenen Vorhängen. Es muss in völliger Ruhe stattfinden können und ganz sicher ohne Zeitnot. Es braucht 30–45 Minuten, manchmal auch länger, ein solches Gespräch zu führen.

Der Arzt hat vorab dafür zu sorgen, dass keinerlei Störungen oder Unterbrechungen stattfinden werden. Entsprechend sind Krankenschwestern oder Arzthelfer zu informieren. Natürlich sind auch Piepser oder Handy ausgeschaltet. Das bedeutet, wenn der Arzt Hintergrunddienst hat, kann er ein solches Gespräch nicht führen. Stellen Sie sich vor, Ihnen würde die lebensbeendende Diagnose mitgeteilt werden und dann steht der Arzt hektisch von Piepser getrieben auf und verabschiedet sich mal so zwischendurch.

Ziele und Ablauf

Es gibt folgende wesentliche Ziele eines schweren Gesprächs:
- Der Patient sollte die ärztliche Botschaft verstehen.
- Dem Patienten sollte klar sein, dass er sich auf seinen Arzt verlassen kann.
- Dem Patienten sollte klar sein, von seinem Arzt Hilfe in seiner Not zu bekommen.
- Dem Patienten sollte klar sein, dass er in Ordnung ist, auch wenn er krank ist.

Das Gespräch muss sich strikt danach richten, was der Patient in welcher Zeit aufnehmen kann. Gehen Sie davon aus, nach der eingreifenden Diagnose wird nur noch wenig dauerhaft aufgenommen. Der Ablauf sollte letztlich standardisiert erfolgen, nicht schematisch, sondern alle Schritte beachtend (siehe STEPS »Das würdevolle schwere Gespräch«).

Zum Schluss des schweren Gesprächs vereinbaren Sie einen zweiten Gesprächstermin, der zeitlich nah am ersten liegt, d. h. mit 24 oder 48 Stunden Abstand. Es werden Ängste und Zweifel, Fragen und Unklarheiten beim Patienten durch das erste Gespräch entstanden sein, bei denen Sie ihm so schnell wie möglich beistehen sollten. Daraus folgt: Planen Sie den zweiten Termin vorab; Ihr Patient wird Ihren Terminvorschlag annehmen.

> Führen Sie kein erstes schweres Gespräch vor dem Wochenende, dann muss Ihr Patient drei Tage auf eine erneute Gesprächsmöglichkeit warten – und das ist zu lange.

Wahr oder unwahr?

Es führt definitiv kein Weg an der Wahrheit vorbei. Es ist im 21. Jahrhundert keinem Arzt mehr erlaubt, die Wahrheit unausgesprochen zu lassen. Das wäre schlichter Machtmissbrauch vonseiten des Arztes. Abgesehen davon, dass jeder Mensch in der Lage ist, die körpersprachlichen Signale des Arztes unbewusst, aber korrekt lesen zu können, darf sich kein Arzt anmaßen, lebensbeeinflussende Inhalte seines Patienten zu verschweigen. Dazu gehört auch, noch nicht einmal die Bedeutung, das Schwerwiegende der Diagnose abzuschwächen (aber auch nicht zu aggravieren!). Wecken Sie Hoffnungen, aber niemals falsche. Der Hauptgrund, in inadäquater Weise Hoffnung zu schüren, liegt darin, wie wenig sich diese Ärzte mit ihren eigenen Trauergefühlen und ihrer eigenen Hilflosigkeit auseinandersetzen können oder wollen.

Wie immer gibt es Ausnahmen von der Regel der Wahrheit: Patienten, die psychisch hochlabil sind, wie suizidal Gefährdete, und Menschen mit wirklich schweren, anderen (lebensbedrohenden) Erkrankungen müssen nicht die volle Wahrheit hören, so Sie als Arzt sichere Hinweise dafür haben, eine weitere schwerwiegende Mitteilung würde Ihr Patient nicht verkraften.

90 % aller Patienten möchten über eine schwere, lebensbedrohende oder -beendende Diagnose aufgeklärt werden. Mehr als zwei Drittel von ihnen möchte das vollständig und unmittelbar erfahren, weniger als ein Drittel schrittweise; dieses Drittel will gar nicht (9 %) oder nur via Angehörige (7 %) aufgeklärt werden [120].

> Es ist *grundsätzlich nicht* die ärztliche Verantwortung, wie ein Patient mit einer solchen Diagnose umgehen kann. In der Verantwortung des Arztes liegt es jedoch, alle Regeln und Grundsätze des schweren Gesprächs zu achten und seine volle Mitmenschlichkeit und Empathie zu schenken, sein Fachwissen korrekt zu nutzen und den Patienten zu begleiten.

STEPS: Das würdevolle schwere Gespräch

Step 1   Fragen Sie den Patienten, wie viel er wissen will. Die Ausnahme, auf ein schweres Gespräch zu verzichten, ist die willentliche Erklärung des Patienten, nicht aufgeklärt werden zu wollen.

Step 2   Unterrichten Sie den Patienten, dass er Sie jederzeit unterbrechen kann, wenn er etwas anderes wissen will oder das jetzt nicht hören möchte.

Step 3   Bereiten Sie den Patienten mit einer entsprechenden Einleitung darauf vor, dass Sie etwas Ungutes mitzuteilen haben: »Ich muss Ihnen leider eine schwere Nachricht mitteilen.« Diese Einleitung sollte unbedingt in der authentischen Wortwahl des Arztes erfolgen, die ganz anders sein kann, z. B.:
a) Ich befürchte, ich habe keine guten Nachrichten für Sie.
b) Die Ergebnisse der Untersuchungen sind ernst.
c) Leider ist es nun ganz sicher, dass Sie …

Step 4   Nach dem einleitenden Satz müssen Sie eine Pause machen und warten, bis der Patient verbal oder nonverbal signalisiert, mehr wissen zu wollen. Diese Pause müssen Sie einhalten und damit ertragen. Wenn Sie auf das Signal des Patienten verzichten, reden Sie ab jetzt ins Leere.

Step 5   Formulieren Sie die zentrale Botschaft in klaren, direkten, kurzen Worten: »Die Ergebnisse unserer Untersuchungen haben die Diagnose Brustkrebs erbracht.« Auch bei Ärzten als Patienten oder bei Pseudofachleuten deutsche Wörter benutzen.

Anmerkung: Das Wort *Krebs* ist eindeutig negativ besetzt. Viele Ärzte scheuen das Wort, sprechen von Neoplasie, Neubildung, Tumor, Geschwulst, bösartigem Wachstum und so fort. Es gibt aber an der Diagnose Krebs nichts zu rütteln, wenn sie sicher ist. Alles andere verbrämt die Brisanz der Erkenntnis. Wenn es so gar nicht Ihr Ding ist, Krebs als Krebs zu bezeichnen, verwenden Sie Ihre Worte, vergewissern Sie sich aber dann, dass Ihr Patient zweifelsfrei verstanden hat, was Sie ihm gesagt haben. Dies gilt entsprechend für alle anderen schweren Diagnosen.

Step 6   Geben Sie nur die wichtigsten Informationen, in kurzen Sätzen. Passen Sie Ihre Wortwahl der Sprache des Patienten an. Jeder Mensch, der erstmals eine solche Diagnose hört, schaltet auch ab. Vieles von dem, was Sie sagen, wird ab dem Moment der Diagnosevermittlung nicht mehr aufgenommen.

Step 7   Wird das Thema Prognose besprochen, dann stellen Sie diese ehrlich dar. Inhalte sollen Sie soweit möglich positiv ausdrücken, aber niemals lügen und niemals verleugnen. Ziel ist die ärztliche Glaubwürdigkeit und ein soweit wie möglich positiver Realitätssinn.

Step 8   Lassen Sie den Patienten mit seiner Angst und Ohnmacht nicht allein. Gehen Sie jedoch nur auf Emotionen ein, welche Sie klar spüren können. Reden Sie ihm z. B. keine Verzweiflung ein, wenn er (noch) nicht verzweifelt ist. Nichts forcieren.

Step 9   Verzichten Sie strikt auf alle Floskeln, wie: »Das Leben ist schwer«, »Es wird schon irgendwie weitergehen«, »Das wird schon wieder«, »Hoffnung gibt es immer«, »Wir tun alles für Sie«, »Mehr kann man nicht machen« usw. Manche Patienten hoffen auf solche Floskeln, diese Hoffnung erfüllen Sie nicht.

Step 10   Sichern Sie Ihrem Patienten die stetige Begleitung zu. Fragen Sie ihn, ob er einen anderen Beistand möchte. Den Patienten niemals mit dem Gefühl entlassen, er sei nun allein. Alleinsein und Einsamkeit, das sind in solchen Momenten die unerträglichsten aller Gefühle. Stehen Sie zu Ihrem Patienten und sagen Sie ihm das, bis er es verstehen oder annehmen kann. Vielleicht geben Sie ihm eine Telefonnummer, unter der er Sie erreichen kann, wenn er das möchte.

Step 11   Sagen Sie niemals: »Es ist mir schwergefallen, Ihnen das mitzuteilen.« Das bedeutet die Aufforderung an den Patienten, seine Rolle zu wechseln und Ihnen nun Trost zu spenden. Es ist eine Umkehr der wahrhaftig existenten Situation und bedeutet keinesfalls, dass es Ihnen tatsächlich schwergefallen ist. Diesen und entsprechende Kommentare *müssen* Sie sich verkneifen.

Step 12   Wenn Ihr Gefühl Ihnen sagt, etwas stimmt nicht, fragen Sie Ihren Patienten, ob er nun angesichts der schlechten Nachricht auf die Idee kommt, sich selbst etwas anzutun. Wenn er das bejaht, konsultieren Sie unmittelbar einen Psychiater.

2.2 Sich selbst zeigen – den anderen einbinden

Es auf sich beziehen

Selbstdarstellung

Der Mut zur Selbstdarstellung ist Voraussetzung jeder gelingenden verbalen Interaktion. [86]

Auch wenn die Minderheit der Ärzte psychotherapeutisch tätig ist, können grundsätzliche Erkenntnisse der Psychotherapie den vorrangig somatisch tätigen Ärzten helfen. Carl R. Rogers [in 120] hat drei zentrale Faktoren benannt, welche das Arzt-Patienten-Gespräch positiv beeinflussen:

- die Empathie
- die Kongruenz, welche ich im Buch als Authentizität bezeichne, um die geht es dabei
- die unbedingte (d. h. bedingungslose) Wertschätzung Ihres Gesprächspartners

Damit fängt das Problem schon an: Können Sie wirklich von jedem Patienten sagen, dass Sie ihn ohne eine einzige Bedingung wertschätzen? Gut, wenn Sie das können, erst recht nach kritischer Selbstreflexion. Eine realitätsnähere Variante ist die **Beobachtung** statt der Bewertung.

Es gibt drei zentrale Chancen, wie Sie mit Ihren Patienten in noch besseren, Ihre eigene Lebensqualität steigernden Kontakt kommen:
- Ihre Empathie
- Ihre Authentizität
- eine einfühlsame Kommunikation

Kein Gespräch läuft im Reinraum ab, es wird immer auch von den Erfahrungen der eigenen Vorgeschichte geprägt. Wenn diese auf die Gegenwart und eine anwesende Person projiziert werden, nennt man das *Übertragung*. Das bedeutet nichts anderes, als eigene Erfahrungen, die das Ergebnis von Lernprozessen sind, in die aktuelle Situation hineinzubringen. So zentral Übertragung im therapeutischen Prozess sein kann, was ihr einen besonderen »Ruf« einbrachte, bedeutet sie letztlich schlicht, dass ein Mensch das, was er gelernt hat, nicht einfach abstellen kann.

Der Übertragungsprozess des Patienten ist zunächst nicht bewusst. Wie an anderer Stelle ausgeführt, bedeutet die Arztrolle eine machtvolle Rolle. Meistens sind es die Eltern, welche im Rahmen der Entwicklung eines Menschen die ersten Machtfiguren waren. In diesem Beziehungsfeld finden wesentliche Konflikte statt. So ist es verständlich, wenn die Situation beim Arzt sich für den Patienten eignet, unbearbeitete, ungelöste Konflikte aus längst vergangenen Tagen wieder an die Oberfläche zu führen.

Das Hier und Jetzt wird immer auch durch das Vergangene beeinflusst. Diesem Phänomen kann sich kein Mensch entziehen. Zentrale Beziehungsthemen werden durch die Arztrolle aktiviert und dann vom Patienten auch inszeniert. Der Arzt bildet eine geeignete Person, welche eine wesentliche, frühere Bezugsperson des Patienten spiegeln kann.

Auch wenn die klassische Lehre davon ausgeht, damit würden die mit der Ursprungsperson verbundenen Konflikte wiederholt, zeigt die menschliche Erfahrung, diese Art der seelischen Reaktion findet maßgeblich auch außerhalb von Konflikten statt.

Auffallender mögen die Konfliktsituationen sein; besonders nach traumatisierender Erfahrung von Gewalt genügt es, wenn Sie Ihren Patienten auch nur in irgendeinem Punkt an den damaligen Täter erinnern oder irgendetwas ansonsten Banales der Situation gleicht. Der Patient weiß nicht warum, aber er bekommt Angst und Angst ist ein schlechter Berater.

Ihre Aufgabe als Arzt ist nicht die eines Therapeuten, nämlich die Übertragungssituation zur erwachsenen Korrektur inadäquater Beziehungsmuster zu nutzen. Ihre Aufgabe ist, im Wissen darum, sich nicht mehr so schnell angegriffen zu fühlen und würdevoll mit Ihren Patienten umzugehen, allenfalls mit der Wertung, sein Verhalten habe mit seiner Vorgeschichte und nicht mit Ihnen zu tun.

Das, was ein Patient bei seiner Art des in Beziehung Tretens macht, ist Ihnen als Arzt eine Art Angebot. Wenn Sie – in aller Regel ebenso unbewusst – darauf einsteigen, sind Sie im Programm der Gegenübertragung gebunden. Je nachdem, was Sie ihm quasi bieten, nimmt er es oder eben nicht. Sie stecken mit hoher Wahrscheinlichkeit in einer Gegenübertragungsreaktion, wenn Sie zum Gespräch nicht passende Gefühle spüren, wie auffallende Müdigkeit, immer wieder gähnen müssen, unruhig oder unsicher werden, sich ärgern, den Patienten angreifen, lauter werden, die Behandlung sogar abbrechen, oder im Gegenteil, sich unendlich geduldig zeigen, innerlich dabei kochen, zu viel Zeit geben oder auch – und das dürfte sehr häufig sein – für ihn den großen Papa oder die große Mama spielen und ihm Verantwortung abnehmen, für ihn entscheiden, es ihm besonders leicht machen wollen.

Sicher, das alles können Sie auch unter Ihrer Mitmenschlichkeit subsumieren, aber auf Dauer ist das nicht sinnvoll, denn es gilt: *Idealismus im Beruf kann als eine grundsätzliche Störung betrachtet werden* [57].

Eine Gegenübertragung zu erkennen oder zu erahnen dient im normalen Arzt-Patient-Gespräch ausschließlich zur Korrektur, auf ein professionelles und ausreichend distanziertes Verhältnis einzuschwenken.

Ich-Botschaften

Mittels Ich-Botschaften drücken Sie sich selbst aus. Solche Sätze sind Ihnen damit nahe, diese besitzen per se eine hohe Kompetenz. Dann sprechen Sie von sich ausgehend als kompetenter Arzt, das gibt Ihren Ich-Botschaften ihre Kraft. Sie können das mittels der Gegenüberstellung von Ich- und Sie-Botschaften selbst erleben:

- Ich finde, Sie sollten die Medikation fortführen./Die Medikation sollte fortgeführt werden. Sie sollten die Medikation fortführen.
- Ich empfinde mich missachtet, wenn Sie praktisch bei jedem Termin zu spät kommen./Sie kommen praktisch bei jedem Termin zu spät.
- Ich würde das an Ihrer Stelle ebenso sehen./Sie sehen das so wie ich.

Transparenz

Vor Jahren hörte ich einmal von einer sehr bekannten Fernsehärztin, in Ihren privatärztlichen Sprechstunden nutze sie eine große Stoppuhr, wie sie in Labors verwendet wird. Bei Beginn des Gesprächs drücke sie mit dem Kommentar, der Patient habe nun genau fünf Minuten Zeit, die Uhr, die dann vor den Augen des Patienten losliefe.

Ich weiß nicht, ob die Geschichte stimmt. Wie geht es Ihnen damit? Sind Sie aufgebracht, belustigt oder finden Sie das insgeheim oder offen gut und richtig? Wie auch immer, einen markanten Vorteil hat das Vorgehen: Vollkommene Transparenz über die Zeit! Der Patient weiß genau, woran er ist, wenngleich ihn das stressen kann und wird, die Ärztin hat einen Vorteil, sie muss nichts erläutern, nur anfangs die Regel mitteilen.

Transparenz herzustellen, entlastet enorm und ermöglicht Ihnen, sobald der von Ihnen vorgegebene Rahmen verlassen wird, darauf hinzuweisen und schneller auf die gewünschte Linie einzuschwenken (Tab. 2-3).

Tab. 2-3 Was Transparenz ermöglicht [nach 120]

Rahmen

- auf mögliche, absehbare oder sichere Störungen zu Beginn hinweisen:
  »Gleich werde ich vom Labor zurückgerufen.«
  »Meine Arzthelferin kommt gleich noch einmal hinein, um …«
- den Zeitrahmen festlegen:
  »Wir haben heute zehn Minuten Zeit.«
- rechtzeitig auf das nahende Ende des Gesprächs hinweisen (zumindest bei längeren Konsultationen)

Inhalt des Gesprächs als solches

- vorgeben, worüber Sie sprechen möchten:
  »Ich möchte Sie über die histologischen Ergebnisse informieren.«
- bei mehreren Themen:
  Abfolge der Inhalte

Transparenz der Inhalte Ihrer Aussagen

- fachliche Informationen als solche darstellen:
  »Ich möchte Ihnen zu der bei Ihnen neu diagnostizierten Erkrankung Folgendes sagen …«
- mitteilen, warum was gemacht oder untersucht werden muss

Transparenz der erwünschten Patientenreaktionen

- sagen, ob er heute genug oder nur knapp Zeit für Fragen oder Ausführungen hat:
  »Sie haben es bereits gemerkt, es ist sehr voll. Bitte stellen Sie mir nur die für Sie heute wichtigsten Fragen, beim nächsten Mal wird mehr Zeit sein.«
- Ebenenwechsel von der Arzt- zur Patientenzentrierung thematisieren:
  »Nun habe ich Ihnen das von meiner Sicht aus Wichtige über die geplante Behandlung gesagt. Bitte fragen Sie mich noch, was Sie wissen möchten.«

Effektive Kommunikation:
Einverständnis durch Verständnis und Verstehen

Die Ausbildung von Medizinstudenten in der Gesprächsführung ist defizitär. [in 26]

Verständnis

Jedes Gespräch im ärztlichen Rahmen erfordert Beschränkungen, sowohl aus wirtschaftlichen Überlegungen heraus (es wird Ihnen nicht honoriert, lange zu sprechen) als auch aus inhaltlichen: Es ist unmöglich, alles detailliert zu erläutern, meistens sind die vielen Fach- und Sachinformationen nahezu unüberschaubar. Dennoch darf das Verständnis des Patienten nicht leiden. Ratschläge nutzen nichts, wenn sie am tatsächlichen Problem vorbeigehen. Es ist bei jeder Kommunikation wichtig, herauszufinden, worum es dem Gegenüber tatsächlich geht. Das muss auch ihm nicht klar sein.

Was Ihr Gegenüber immer besonders entlastet, ist Ihr Verständnis. Es wirkt wie eine Art »jetzt ist die Luft raus und ich kann freier atmen«; es ist die wesentliche Komponente für das Einverständnis des Patienten mit dem, was der Arzt tut oder vorschlägt.

Verstehen

Ein Mensch, der zuhört, kann maximal eine Informationsmenge von acht Bit je Sekunde verstehen. Der Mensch, der spricht, kann etwa 60 Bit je Sekunde erzeugen. Sprechen in informativer Absicht ist hoch redundant, anders ausgedrückt: Ihre Patienten nehmen maximal 13 % dessen auf, was Sie an Informationen geben; diese 13 % auch nur dann, wenn Sie eine allgemein verständliche Sprache sprechen [77].

Ein außerhalb der Medizin allgemeiner Grundsatz der Kommunikation lautet: Zentral für das Gespräch mit Ihrem Gegenüber ist nicht, dass er alles versteht, sondern dass Sie sich verständigt haben. Es geht also ums Verständigen, weniger ums Verstehen. Aber das gilt für den Arzt-Patienten-Kontakt nicht unbedingt; ein gewisses Verstehen der Erkrankung, Diagnostik und Therapie ist erst recht bei zunehmender Eigenverantwortlichkeit des Patienten unabdingbar. Viele Patienten verstehen aber die Ihnen gegebenen Informationen nicht. Meine eigene Erfahrung ist, man kann es nicht einfach genug ausdrücken. Nutzen Sie die Ihnen noch mögliche, einfachste Sprache. Überfrachten Sie die Patienten nicht. Vermeiden Sie, Ihr unendliches Fachwissen auszubreiten, es sei denn, Ihnen geht es mehr um die Bewunderung Ihrer selbst als um den Patienten. Bedenken Sie auch, etwa 40 % der zunächst verstandenen und aufgenommenen Informationen vergessen die Patienten innerhalb weniger Stunden bis Tage.

Übung: Vom Blabla zum Konkreten

 Sie lesen nun zehn Aussagen von Ärzten. Ihre Aufgabe besteht darin, sie in verständliche und damit eindeutige Aussagen zu transformieren.

1 Achten Sie darauf, genug Ruhe einzuhalten?
2 Halten Sie meine Anweisungen ein?
3 Bei Bluthochdruck ist es sinnvoll, das Körpergewicht zu reduzieren.
4 Sie sollten nicht mehr so viel rauchen.
5 Es ist ungesund, sich so wenig zu bewegen.
6 Die Creme wenden Sie morgens, die Salbe abends an.
7 Wenn die Beschwerden stärker werden, können Sie eine zweite Tablette nehmen.
8 Wenn das Fieber zu hoch wird, rufen Sie mich an.
9 Sie sollten sich bald wieder einen Termin zur Kontrolle geben lassen.
10 Gehen Sie in Raum 31 zur Blutabnahme.

Mögliche konkrete Aussagen wären:

1 Sie sollten maximal vier Stunden am Tag arbeiten und dabei nach zwei Stunden mindestens 30 Minuten Ruhe einhalten.
2 Ich hatte Ihnen empfohlen, jede Woche dreimal mindestens 30 Minuten zu schwimmen. Haben Sie das getan?
3 Sie wiegen 18 Kilogramm zu viel. Das fördert Ihren Bluthochdruck. Möchten Sie etwas gegen Ihr Übergewicht tun?
4 Ich denke, Sie wissen, rauchen ist ungesund. Sehen Sie eine Chance, Ihren Zigarettenkonsum deutlich zu reduzieren? Was wäre dann Ihr Ziel?
5 Die Wissenschaft ist sich einig, mindestens dreimal in einer Woche sollte der Körper jeweils 30 Minuten gefordert werden, wobei der Puls nicht über 130 steigen sollte. Ist Ihnen klar, dass Ihre Bewegungsarmut Ihnen schaden kann?
6 Die Creme erkennen Sie an der blauen Schrift auf der Tube. Davon nehmen Sie morgens einen etwa ein Zentimeter langen Strang und cremen damit beide Handrücken ein. Die Salbe ist für abends, Sie erkennen sie an der grünen Schrift. Auch hier etwa ein Zentimeter aus der Tube drücken, jedoch Handrücken und -innenflächen eincremen. Ich gebe Ihnen die Information auch schriftlich mit.
7 Wenn Sie den Schmerz wirklich kaum mehr aushalten, können Sie eine zweite Tablette nehmen, aber nie mehr als zwei am Tag.
8 Wenn das Fieber über 40,5 Grad steigt, rufen Sie mich unter 0123 4567 an, und zwar zu jeder Uhrzeit.
9 Eine engmaschige Kontrolle ist notwendig. Bitte lassen Sie sich in fünf Tagen den nächsten Termin geben.
10 In Raum 31 wird Ihnen eine Krankenschwester Blut abnehmen. Den Raum finden Sie, wenn Sie sich im Gang nach rechts wenden und etwa 30 Meter weitergehen, dort auf der linken Seite.

Sich konkret auszudrücken erfordert eher längere Sätze, erspart aber eindeutig Nachkorrekturmaßnahmen – und damit doch Zeit.

Damit es Ihnen gut geht, Sie sich nicht unendlich wiederholen müssen, Sie weniger genervt sind, muss es ein zentrales Ziel für Sie sein, Ihren Patienten so viel wie nötig mit möglichst geringem Aufwand zu vermitteln, und zwar so:

STEPS: Das Einverständnis des Patienten einholen

Step 1 Fragen Sie zuerst, was Ihr Patient konkret bereits weiß (über die Diagnose, die nun folgende Diagnostik, die Therapiemöglichkeiten, worum es auch immer beim Treffen geht).

Step 2 Wenn Sie wissen, was er nicht weiß, entscheiden Sie, was Sie ihm sagen. Dabei sagen Sie ihm zuallererst das Ihres Wissens nach Wichtigste. Was anfangs genannt wird, bleibt am besten in Erinnerung. Am zweitbesten erinnert sich der Mensch an das, was zum Schluss mitgeteilt wird, dazwischen sinken Aufmerksamkeit und Erinnerungsquote deutlich.

Step 3 Um die Bedeutung Ihrer ersten Information zu verdeutlichen, können Sie das auch verbalisieren: »Ich sage Ihnen zuerst das für Sie Wichtigste, nämlich …«

Step 4 Wenn Sie mehrere Inhaltsbereiche wie Diagnose, Diagnostik, Behandlungsalternativen oder Prognose mitteilen wollen, können Sie dem Patienten Ihre nun folgende Strukturierung mitteilen. Wenn Sie das tun, müssen Sie sich an diese Reihenfolge halten, sonst chaotisieren Sie Ihren Patienten.

Step 5 Nutzen Sie kurze Sätze. Sie verfassen kein Buch, das zum Kritikerpreis angemeldet werden soll, sondern wollen Menschen mitteilen, woran sie leiden, und das sollten die auch verstehen.

Step 6 Nennen Sie nur den Teil der Informationen, die für den Moment wichtig oder notwendig sind. Lassen Sie Ihr Fachwissen nicht raushängen, achten Sie andererseits darauf, keine Politik der Desinformation durch das Zurückhalten wichtiger Inhalte zu betreiben. Manche Ärzte freut es, wenn sie durch Ihren ohnehin vorhandenen und uneinholbaren Wissensvorsprung ihre scheinbare Macht behalten.

Step 7 Geben Sie dem Patienten Verhaltensrichtlinien bis -anweisungen, je nach Lage.

Step 8 Wenn Sie gesagt haben, was Sie sagen sollten, fragen Sie den Patienten, was er noch wissen möchte. Ermutigen Sie ihn, alles zu fragen, was er im Moment noch wissen möchte.

Step 9 Nun klären Sie, ob er das Wichtigste verstanden hat. Die (böse Zungen behaupten, einzige) Fähigkeit von bestbezahlten Unternehmensberatern ist, aus höchst komplexen Zusammenhängen

zwei bis fünf Kernpunkte (sog. *bullpoints*) zu extrahieren und diese
geeignet zu präsentieren. Ähnliche Fähigkeiten zur Essenzbildung
sind für Ärzte nützlich. Wenn Ihr Patient Sie nicht verstanden hat
und – weil Sie so nett erscheinen – es auch wagt, das zuzugeben,
wiederholen Sie die Inhalte in anderen, noch einfacheren Worten
und fragen erneut, ob er es nun verstanden hat. Ihre Kunst liegt in
diesem Moment darin, so offen und ehrlich zu sein, dass Ihr Patient
nun noch immer keine Hemmungen haben darf, ein weiteres Mal
nachzufragen. Was Sie heute klären können, klären Sie heute. Beim
zweiten oder dritten Termin zahlt es sich aus, wenn es Ihnen gelun-
gen ist, das Wichtige zu vermitteln. Ihre zeitliche Investition heute
rechnet sich ab dem nächsten Mal. Ein kleiner Trick, um zu sehen,
ob er das Wichtige verstanden hat: Fragen Sie ihn, was er zu Hause
seinem Partner erzählen wird.

Step 10 *Repetitio est mater studiorum*: Wiederholen Sie die zentrale Botschaft!

Es gibt Untersuchungen, die belegen, eine Anzeige für ein Produkt muss sieben-
mal veröffentlicht werden, bevor der Konsument das Produkt wahrnimmt. Sie
können nicht oft genug die zentrale Botschaft wiederholen.

3 Prinzip 3: Ärztliche Authentizität

Probleme stellen sich im ärztlichen Alltag zahlreich; überprüfen Sie, wie Sie Probleme am ehesten lösen:

Übung: Wie ich Probleme löse

 Sie bekommen nun zehn Situationen geschildert. Für jede der Situation werden Ihnen drei Lösungen angeboten. Entscheiden Sie sich für die Lösung, die Ihrer eigenen am nächsten kommt.

Situation 1
Sie erhalten Ihre Quartalsabrechnung und wollen diese auf Fehler hin untersuchen. Sie sind bester Laune, alles in den letzten Tagen lief blendend, Sie haben gute Neuigkeiten erfahren und nun beginnen Sie mit der Kontrolle der Abrechnung. Wie tun Sie das?
1. Ich widme mich der Abrechnung und freue mich zwischendurch immer wieder über die guten Nachrichten.
2. Ich fange einfach an.
3. Ich versuche, meine positive Stimmung etwas herunterzufahren und gehe dann bewusst an meine Aufgabe.

Situation 2
Als Arzt haben Sie täglich vielfach Entscheidungen zu treffen, auch Entscheidungen, die für andere Menschen weitreichende Konsequenzen haben. Wie würden Sie Ihre Art und Ihren Stil, Entscheidungen zu treffen, charakterisieren?
1. Ich entscheide aus meinen Herzen und meinem Bauch heraus, so, wie ich es fühle.
2. Ich versuche, so viele Fakten (Befunde) wie möglich zu bekommen und entscheide auf deren Basis so vernunftbetont wie ich kann.

3. In meine fachlich fundierten Entscheidungen lasse ich meine Gefühle und mein Wissen einfließen.

Situation 3

Es steht das Jahresgespräch mit einem Mitarbeiter an. Sie sind müde und erschöpft, der Tag war viel anstrengender als geplant und der Mitarbeiter hat den Tag ähnlich wie Sie erlebt. Was tun Sie?

1. Ich verschiebe das Gespräch auf einen neuen Termin, z. B. vor der eigentlichen Tagesarbeit, um dafür sicher fit zu sein.
2. Auch wenn ich mich müde fühle: Der Termin ist festgelegt und wir führen ihn durch.
3. Ich versuche mittels einiger kurzer Übungen, mich wieder zu erfrischen und nutze meine Fähigkeiten, meine Stimmung in eine positive zu verwandeln.

Situation 4

Sie sind als Oberarzt in einem kleinen Krankenhaus tätig. Ihnen ist gerade die Stelle des leitenden Oberarztes und Chefarztvertreters in einem großen Krankenhaus in einer ganz anderen Stadt angeboten worden. Wie gehen Sie vor, um Ihre Entscheidung zu treffen?

1. Es ist eine sehr große Chance, die ich auf jeden Fall wahrnehmen werde.
2. Ich sammle so viele Informationen wie möglich über die angebotene Stelle, den Chefarzt und die vielleicht zukünftige Klinik.
3. Ich setze mich in einen ruhigen Raum und denke und fühle nach, was mir an der Stelle gefällt und was ich daran nicht mag.

Situation 5

Sie wollen einen Patienten davon überzeugen, sich für eine bestimmte Behandlung zu entscheiden. Die Behandlung erfordert einen recht großen Einsatz vom Patienten und er scheint Angst davor zu haben. Wie würden Sie vorgehen?

1. Ich bestätige ihn in seiner Angst und versuche, seine Angst zu nutzen, damit er der Therapie zustimmt.
2. Ich zitiere wichtige wissenschaftliche Erkenntnisse und versuche, ihn mit fundierten Sachargumenten zu überzeugen.
3. Ich drücke mein Empfinden seiner Angst aus und bestätige ihn, dass die Angst möglich und sinnvoll ist, dass die vorgeschlagene Therapie dennoch Sinn macht.

Situation 6

Sie arbeiten als Arzt in einer Gemeinschaftspraxis oder in einem Assistenz-arzt- oder Oberarztteam in einer Klinik. Einer der Kollegen hat offenkundig Defizite bei der Behandlung von bestimmten Erkrankungen. Was würden Sie tun?

1. Ich spreche ihm Lob aus und unterstütze ihn, wo es nur geht.
2. Ich erläutere ihm seine fachlichen Mängel und bitte ihn, sich um seine Fortbildung zu kümmern.
3. Ich frage ihn, was er bei bestimmten fachlichen Fragestellungen tun wür-de und mache ihm Vorschläge, wie er es anders, besser, lösen könnte.

Situation 7

Ihnen sitzt ein Patient gegenüber, der offenkundig Ihre Ratschläge nicht be-folgt hat. Sie haben einige, auch teils teure Medikamente verordnet und Ih-nen ist klar, er nimmt sie nicht oder viel zu unregelmäßig. Was tun Sie nun?

1. Die innere Balance des Patienten geht vor. Ich mache einen neuen Ver-such mit einer neuen Verordnung.
2. Der Patient hat offenkundig meine Anweisungen nicht befolgt. Das liegt in seiner Verantwortung. Ich rezeptiere ihm keine anderen Medikamente mehr.
3. Ich versuche herauszufinden, warum der Patient zwar meine therapeuti-schen Empfehlungen nicht befolgt oder nutzt, er andererseits aber nach wie vor zu mir kommt.

Situation 8

Ihre engste, nicht ärztliche Mitarbeiterin hat einen wichtigen Auftrag zur sofortigen Erledigung bekommen. Sie bricht vor Ihnen in Tränen aus und sagt Ihnen, sie habe gerade erfahren, dass ihre Katze unerwartet gestorben ist. Was würden Sie tun?

1. Ich schicke sie nach Hause, damit sie sich um alles kümmern kann.
2. Job ist Job: Sie soll den Auftrag jetzt ausführen. Für ihre privaten Belange ist nach der Arbeit genug Zeit.
3. Ich tröste sie und frage sie, ob sie sich in der Lage fühlt, den Auftrag aus-zuführen oder eher nicht.

Situation 9

Ein ärztlicher Kollege sagt Ihnen, er habe beruflich zu nichts mehr Lust und will alles aufgeben, auswandern. Als Sie davon hören, wie groß seine Part-nerschaftsprobleme sind, und in Zusammenschau mit dem, wie Sie ihn seit Jahren erleben, ist Ihnen klar: Das kann für ihn nicht die Lösung sein, denn es geht nicht um seine beruflichen Belange. Was sagen Sie ihm?

1. Ich ermuntere ihn, noch mehr aus seinem Privatleben und von seinen Gefühlen preiszugeben.
2. Ich lege ihm offen, dass es beim Beruf nicht um seine Gefühle geht und dass er die privat zu klären hat.
3. Ich frage ihn, was seine problembelasteten Gefühle für ihn bedeuten und ob er sich einen Zusammenhang zwischen denen und seiner beruflichen Situation vorstellen kann.

Situation 10

Ihr Chefarzt hat eine Entscheidung getroffen, mit der Sie nicht einverstanden sind (für niedergelassene Ärzte: die KV oder eine gesetzliche Vorgabe). Was tun Sie deshalb?
1. Ich sage dem Chefarzt, was ich bei seiner Entscheidung empfinde.
2. Ich sammle Fakten, die seine Entscheidung betreffen, um sie dem Chefarzt vorzulegen.
3. Ich bitte um einen Termin beim Chefarzt und erläutere ihm die Fakten und mein Empfinden dabei.

Auswertung

Gerade bei dieser Aufgabe ist Ehrlichkeit höchstes Gebot; Ihnen ist wahrscheinlich bald klar gewesen, welchen Vorteil die jeweils dritte Lösung bietet – aber das muss eben nicht *Ihre* Lösung sein.

Es geht hier um *Ihre Art*, mit Aufgaben oder Problemen umzugehen. Die erste, vorgegebene Reaktion bezieht sich auf einen emotionsbasierten Ansatz, dann stehen die Emotionen und Gefühle im Vordergrund. Die zweite Antwort spiegelt rationale und logische Ansätze wieder – das, was Ärzten bis heute als non plus ultra vorgegeben wird. Die dritte Alternative zeigt eine Möglichkeit, Gefühle und Gedanken zu vereinen.

Zählen Sie nun, wie oft Sie sich jeweils für die erste, zweite oder dritte Alternative entschieden haben. Erkennen Sie eine Häufung?

Einige Anmerkungen zu Ihrem bevorzugten Stil:

■ **Vorrangig emotionaler Stil:** Seien Sie nicht so emotional! Das ist ein Vorwurf, den Sie vielleicht immer wieder hören. Es ist tatsächlich möglich, das eigene Verhalten ein wenig zu sehr an Emotionen auszurichten. Das kann dazu führen, Stimmungen mit Gefühlen oder Emotionen zu verwechseln oder sich von ihnen zu sehr (an-)treiben zu lassen. Gewiss, wir reagieren nicht zu emotional, wenn eine traurige Wahrheit uns erreicht und wir entsprechend traurig sind und Trost suchen. Wir reagieren auch nicht zu emotional, wenn uns die Woge der Begeisterung über die Goldmedaille bei den Olympischen Spielen mit erfasst. Aber unser Verstand sollte stets wach bleiben. Wenn Ihnen ein Firmenvertreter die Vorzüge eines neuen technischen Gerätes in euphorischen Tönen schildert, lassen Sie sich nicht mitreißen, sondern die Kalkulationen von dritter Seite nachprüfen. Muss die Auflösung des Bildschirms wirklich um 20 % besser sein, damit Sie noch bessere Diagnosen stellen – und ist das so viel Geld wert? Und wie ist es mit der Zeit, die Sie für die Einarbeitung am neuen Gerät brauchen? Und überhaupt: Wenn Sie damit vermehrt arbeiten, wird für anderes weniger Zeit sein. Echte, wahre Gefühle und Emotionen, die auf einem sicheren Fundament stehen, verführen Sie nicht, sondern informieren Sie über den richtigen Weg.

■ **Vorrangig rationaler Stil:** Wer seine Entscheidungen auf Fakten und nochmals Fakten stützt und als Arzt dabei die eigenen und fremden Gefühle nahezu ausschließt, muss zu suboptimalen Entscheidungen kommen. Wer nicht alle Faktoren einbezieht, wird etwas übersehen oder falsch einordnen. Ärzten wird bereits während des Studiums diese einseitige Konzentration auf Fachwissen, auf Rationalität beigebracht, vielleicht ab und zu übersehend, dass der Mensch kein Körper ist, sondern einen hat. Das bedeutet keineswegs, auf notwendige Diagnostik zu verzichten. Es bedeutet aber die Gefahr, das Wesen des Menschen ausmachende Ebenen zu missachten und damit weniger effektiv für den Patienten tätig zu sein als möglich wäre.

■ **Emotional kompetenter Stil:** Es macht viel Sinn, die emotionalen Informationen und das Fachwissen zu verbinden. Das gilt für die verschiedenen Rollen, welche ein Arzt gegenüber Mitarbeitern, Kollegen und Patienten einnimmt. Damit ist es möglich, einen effektiven und menschenwürdigen Weg zu gehen, welcher die Chancen nutzt, die in den verschiedenen Dyaden enthalten sind.

Die Neurowissenschaften kehren mit Riesenschritten ab vom Prinzip der reinen Vernunft, welche einen Menschen bislang angeblich ausgezeichnet hat. Es wird durch das Modell des unbewussten Denkens [130] ersetzt, das belegt: Je komplexer eine Entscheidung ist, desto mehr sollte man seinem Unbewussten vertrauen. Untersuchungen zeigen, Schüler beurteilen nach wenigen Sekunden am sichersten, ob der Lehrer einen guten Unterricht hält; Ihren Patienten geht es genauso mit Ihnen. Alles in allem wirken auf einen Menschen sekündlich etwa elf Millionen Sinneseindrücke ein; das Bewusstsein kann maximal 40 davon gleichzeitig verwalten [135]. Den Rest macht Ihr Unterbewusstsein – was ist wohl die mächtigere Instanz?

3.1   Sich selbst wahrnehmen

Bedeutung persönlicher Kompetenzen für das Arztsein

Persönlichkeit beginnt da, wo der Vergleich aufhört. Karl Lagerfeld

> **!** Eine Definition von Authentizität (Echtheit) sagt, sie sei der Einklang von Gefühlen und Gedanken mit dem eigenen Handeln. Eine vorrangig auf die Berufswelt zugeschnittene Definition meint, sie sei die professionelle Haltung, welche der eigenen Persönlichkeit gerecht werde.

Weit sind die beiden Positionen nicht auseinander, sie beschreiben das Wesen von Authentizität: Die persönlichen Anteile nach außen bringen, sie sichtbar machen und wirksam werden lassen.

Wer als Arzt authentisch handelt, wirkt glaubwürdig und bewirkt beim Patienten Gutes, was auf den Arzt zurückscheint. Je authentischer er ist, umso effektiver kann er seine Persönlichkeit zum Wohl des Patienten einsetzen.

Ich behaupte, das Zentrale am Arztsein sind die *persönlichen* Kompetenzen, welche die intime Dyade Arzt – Patient ausgestalten.

Dafür ist ein weites Spektrum an Fähigkeiten sinnvoll (Tab. 3-1). Es sind vorrangig Fähigkeiten und Persönlichkeitsmerkmale, die denen entsprechen, welche als **emotionale Intelligenz** zusammengefasst wurden [6, 48, 49].

Sei still! Das sagt man nicht! Ein Junge weint nicht! Da musst Du jetzt cool drüberstehen. Auch wenn Dir das Geschenk nicht gefällt, musst Du so tun als ob. Und so fort: Weite Anteile unserer Erziehung haben unsere Emotionen gedämpft bis unterdrückt. Das macht es uns als Erwachsene nicht gerade leicht, damit souverän umzugehen; emotionale Kompetenzen werden uns oftmals früh ausgetrieben. Das ändert nichts daran, dass Selbstbeherrschung eine der wichtigsten, vielleicht *die* wichtigste Form der emotionalen Intelligenz ist [122]. Selbstbeherrschung meint Emotionsbeherrschung.

Emotionale Intelligenz beschreibt persönliche und soziale Kompetenzen – deshalb nenne ich sie im Buch auch so, wenn deren emotionaler Charakter nicht im Vordergrund steht. Nur dann, wenn das Emotionale, das Bewegende also, vorrangig ist, nutze ich den Ausdruck *emotionale Kompetenzen*. Die Kompetenzen, welche ausschließlich mit einem selbst zu tun haben, sind die *persönlichen Kompetenzen*. *Soziale Kompetenzen* beziehen sich von einem selbst ausgehend auf andere und stellen einen mitmenschlichen Bezug her. Persönliche und soziale Kompetenzen bilden mit den fachlichen Fähigkeiten eine eher geringe Schnittmenge, vereint führen die drei Komponenten zur vollen Kraft eines Arztes.

Tab. 3-1 Effektive persönliche Kompetenzen des Arztes (in Anlehnung an Golemans Emotionale-Intelligenz-Definition [49])

* Selbstwahrnehmung: Emotionen, Stärken, Werte, Grenzen
* Selbsteinschätzung

---

* Entscheidungsstärke
* Selbstvertrauen
* Selbstkontrolle

---

* Authentizität
* Flexibilität
* Leistungswille/-bereitschaft
* Impuls- und Initiationskraft
* Optimismus: lebensbejahende Einstellung

---

* Empathie
* Übersicht/Strukturerkenntnis
* Hinwendung
* visionäre Führung
* Zielerreichung
* Mitmenschlichkeit
* Konfliktmanagement
* Bindungsaufbau und -erhalt
* Teambildung

Ich vermeide mit Ausnahme dieses Kapitels deshalb meistens den Begriff *emotionale Kompetenzen*, weil diese Bezeichnung für Sie als Leser mit ausreichender Wahrscheinlichkeit eine zu starke Assoziation in Richtung *Gefühl* bietet; bei dem, was weltweit als emotionale Intelligenz bezeichnet wird, handelt es sich ohnehin weitgehend um das, was Jahrzehnte lang zuvor als Soft Skills oder persönliche oder menschliche Fähigkeiten bezeichnet wurde.

Emotionale Intelligenz bedeutet in keiner Weise, sich seinen Gefühlen hinzugeben, das wäre inkompetent. Sie bedeutet, sich und andere zu aktivieren, um an einer gemeinsamen, wirkungsvollen (beruflichen) Zukunft zu arbeiten. Emotionale Intelligenz korreliert deshalb stark mit der Effektivität [57], die ein zentrales Ziel für ein erfolgreiches und befriedigendes Arztsein sein sollte.

Lange Zeit hielt sich das Fehlurteil, diese nicht fachgebundenen Soft Skills wären ohne großen Belang. Diese Ansicht wurde inzwischen als falsch erkannt [126]. Das ist, wenngleich als emotionale Intelligenz neu betitelt, dennoch eine wichtige Leistung, welche Mayer, Salovey, Bar und Goleman [5, 6, 48, 49, 89, 116] zugesprochen werden kann. Im Gesundheitswesen, dem Bereich also, wo es nun wirklich um den Menschen geht, hält sich trotzdem hartnäckig die Vorstellung, vorrangig gehörten Fachkompetenzen vermittelt oder in Qualitätssicherungen kontrolliert – als brächten Ärzte von Natur aus ausreichend Soft Skills mit.

Die Indizien, dass es eine enge Verbindung zwischen emotionaler Intelligenz und beruflichem Erfolg gibt, mehren sich. Dies wissenschaftlich zu belegen fällt schwer, weil Langzeitstudien kaum valide durchführbar sind. Auch wenn nicht gilt, dass, wer beruflich erfolgreich ist, emotional kompetent sein muss, gilt sicher, dass, wer sich als Arzt im emotionalen Bereich krasse Defizite erlaubt, beruflich weniger erfolgreich sein wird.

Ein Arzt hat ununterbrochen mit Menschen zu tun: Er muss emotional kompetent sein, wenn er sich selbst behaupten will.

Das Medizinstudium dient der Vermittlung fachlicher Kompetenzen. Fast jeder Student hat erlebt, wie stark seine Empfindungen und Gefühle sein können, andererseits in der Regel jedoch nonverbal erwartet wird, sie sorgfältig zu kontrollieren, was nichts anderes meint, als sie zu unterdrücken. Auch ärztliche Gesellschaftsspiele wie *Wer ist so schwach, im Anatomiesaal umzukippen* sind von Anbeginn des Studiums etabliert. Solche »Spiele« verlangen, Emotionen und Gefühle möglichst komplett zu unterdrücken. Emotionen und Gefühle haben keinen guten Ruf, auch nicht bei Ärzten, wer sie zeigt, outet sich angeblich als Weichei oder schwach. Dabei ist ein Gefühl als solches wertneutral. Es ist nichts weiter als eine, jedoch wesentliche Information in einer Kette von anderen Informationen wie dem verbal Gesagten.

Emotionale Kompetenz zu leben, sich also Emotionen zu Nutze zu machen, ist nur dann sinnvoll, wenn damit das Ziel verfolgt wird, das eigene Leben und das Leben der Menschen um sich herum – und das sind bei Ärzten auch deren Patienten – leichter zu gestalten.

> Emotionale Intelligenz ist die Fähigkeit, eigene Gefühle, die daraus erwachsenden Emotionen und die Emotionen anderer Menschen wahrzunehmen und angemessen auf beides zu reagieren.

Hierzu gehört die Fähigkeit, über die eigenen Gefühle zu sprechen, also mit anderen Menschen darüber zu kommunizieren [104].

Emotionale Kompetenz bedeutet konkret

- Entscheidungen mit Kopf *und* Herz zu treffen.
- die eigenen Gefühle gut kontrollieren zu können.
- auch bei starken eigenen Gefühlen klar denken zu können und die richtigen Entscheidungen zu treffen.
- über Gefühle nachzudenken.

Ein grundsätzlicher Ansatz zum Umgang mit eigenen und fremden Emotionen besteht aus vier Stufen [27]:

- Emotionen identifizieren
- Emotionen einsetzen
- Gefühle verstehen
- Emotionen managen

Emotionale Kompetenz wirkt bereits, wenn sie nur von einem in einer Dyade beherrscht und genutzt wird. Deshalb ist sie für Ärzte immer sinnvoll, erst recht, wenn die Patienten dahingehend nicht besonders kompetent sind.

Belegte Auswirkungen von emotionalen Kompetenzen

Obgleich es diverse Test- und Messverfahren für emotionale Intelligenz gibt [37, 127], ist nach wie vor fraglich, ob damit tatsächlich eine eigene Intelligenzform erkannt ist und gemessen wird. Der Minimalkonsens scheint zu sein, dass emotionale Intelligenz für Führungskräfte nicht schädlich ist [135]. Die Forschung über emotionale Intelligenz befindet sich noch im Entwicklungsstadium [2, 19, 91, 113]; die Zeichen mehren sich aber, wie stark die aus emotionaler Intelligenz erwachsenden Kompetenzen mit der Qualität des Berufslebens zusammenhängen [2]:

- Seriöse Forscher schätzen den schulischen Erfolg bis zu 90 % als von emotionaler Intelligenz abhängig ein [122].
- Emotional unintelligente Menschen haben erheblich häufiger Schwierigkeiten mit ihren Kollegen als Menschen mit besser ausgeprägter emotionaler Intelligenz [83].
- Emotionale Intelligenz bedeutet eine Win-win-Situation, weil man persönlich und im Beruf von ihr profitiert [107].
- Untersuchungen weisen eindeutig darauf hin, dass emotionale Intelligenz den beruflichen Erfolg markant stärker beeinflusst als die logisch-mathematischen Fähigkeiten [57].
- Emotionale Intelligenz wirkt in zwei Richtungen: auf den Patienten und auf den Arzt selbst. Für den Arzt ist sie wahrscheinlich wichtiger als für den Patienten. Denn der Arzt muss 24 Stunden am Tag mit sich auskommen, der Patient meist nur wenige Minuten [140].
- Die Fähigkeit, sich selbst emotional zu stabilisieren, sozusagen die emotionale Reparierkompetenz, hat eine direkte Korrelation zur geistigen Ausgeglichenheit [94].
- Emotionale Kompetenzen wie Achtsamkeit, innere Klarheit und die Fähigkeit, sich selbst aufzumuntern, haben direkten Bezug zur körperlichen Gesundheit von Studenten [57] und reziproken Bezug zum Ausmaß von Angst und Depression [42].
- Emotionale Intelligenz führt zu positiver Grundstimmung, besserer Anpassungsfähigkeit, verbesserten Beziehungen und zur Orientierung auf positiv empfundene Werte [2].
- Je höher die emotionale Intelligenz, umso besser kann mit Stress umgegangen werden [99, 102]. Das bezieht sich sowohl auf die körperlichen wie die seelischen Folgen von Stress [93]. Insofern wirkt emotionale Intelligenz wie ein Kofaktor der eigenen Gesundheit [3].

Emotionen – ein komplexes Netzwerk

Leidenschaft ja, aber mit Vernunft. [33]

Wer bisher geglaubt hatte, seine Entscheidungen nur mit dem Kopf zu treffen, also rational, wurde inzwischen eines Besseren belehrt: Das geht nicht. Neurobiologische Untersuchungen haben bewiesen: Kein Mensch denkt, wenn er nicht zuvor gefühlt hat. Bis zu sieben Sekunden, bevor ein Mensch eine nach seiner Bewertung bewusste (also »Kopf-gesteuerte«) Entscheidung trifft, haben die unbewussten Gefühlsbereiche des Gehirns bereits neuronale Signale gegeben, also entschieden. Oft können Sie lesen: Hinter jedem Gefühl steckt ein Gedanke. Das ist falsch. Richtig ist: Hinter jedem Gedanken steckt ein Gefühl. Es besteht aufgrund neurobiologischer Untersuchungen kein Zweifel mehr daran, dass unseren Gedanken *immer Gefühle vorausgehen*, nicht umgekehrt [38]. Das bedeutet jedoch nicht, Gedanken würden unsere Gefühle nicht beeinflussen.

Bei Angst wird Adrenalin nach zwölf Millisekunden ausgeschüttet – das ist lange bevor das Großhirn realisiert, worum es geht (einige Hundert Millisekunden). Auch das ist ein Beweis dafür, wie Gefühle zeitlich *vor* Gedanken existieren.

Diese Erkenntnisse haben weitreichende Bedeutung bis hin zu philosophischen Fragen des sogenannten freien Willens oder bis zu strafrechtlichen Aspekten. Um all das geht es hier nicht: Mir geht es darum, dass Sie beginnen zu akzeptieren, keine einzige Entscheidung ohne Gefühl zu treffen. Das ist vollkommen in Ordnung. Der Mensch wird erst eins und zum wirklichen Menschen, wenn er sein reflektives Selbstsystem mit seinem unbewussten Selbstsystem vereint.

Wenn Sie an Gefühlen *leiden*, gehen Sie falsch damit um. Gefühle sind geschaffen zum Fühlen – nicht zum Leiden [128]. Gefühle sind kein Antidot der Vernunft, im Gegenteil, auf ihnen basiert jede Vernunft. Aus den Erkenntnissen erwächst die menschliche Herausforderung, seine Gedanken zu nutzen, die Fähigkeit, auch seinen Kopf einzusetzen, als einen Gegenspieler zu seinen Gefühlen aufzubauen und sich nicht von seinen Gefühlen beherrschen zu lassen. Emotionale Kompetenz bedeutet auch zu wissen, wann und wie welcher Gefühlsausdruck sinnvoll ist und wann und wie nicht. Wenn wir jedoch mit unseren Gedanken an Grenzen stoßen, in einer Sackgasse gelandet sind, dann können uns Emotionen und Gefühle wieder heraushelfen.

Gefühle entwickeln sich aus Momentaufnahmen, die das Gehirn vom Zustand des Körpers anfertigt [32]; wenn wir körperliche Veränderungen wahrnehmen, entstehen Gefühle. Sie sind ein wesentlicher Teil unseres Selbstbewusstseins, das auf der Repräsentation unseres Körpers beruht. Sie sind nicht die Schattenseite der Vernunft, sondern sie helfen uns, die richtigen Entscheidungen zu treffen.

Gefühle lassen sich zielsicher produzieren, provozieren und vorausplanen. Ganze Industrien leben genau davon: Derjenige, der das Lied zum Film »Titanic« komponiert hat, wusste, wie er Tränen auslösen kann. Als Joseph Beuys seine ersten Kunstaktionen mit Talg, Honig, Fett machte, musste ihm klar sein, dass er damit Ärger und Unverständnis erzeugen würde.

Emotionen

Wer sich mit dem Thema Emotionen intensiv befasst, vermisst eine einheitliche und auch eine eindeutige Definition – was also sind Emotionen und was unterscheidet sie von Gefühlen?

> Emotion kommt vom lateinischen *emovere,* also herausbewegen, emporwühlen. Eine Emotion ist das, was aus uns herauskommt, gesehen, wahrgenommen, gemessen werden kann – und auch bewertet und benutzt werden kann. Ein Gefühl kann nie gesehen oder direkt gemessen werden: Ein Gefühl ist in uns und bleibt in uns. Emotionen haben Gefühle als Basis, sie transportieren den Teil der Gefühle nach außen, der nach außen will oder soll.

In der Literatur finden sich dutzende Definitionen für Emotionen, hier eine Auswahl (s. auch Tab. 3-2):
- Emotionen sind weniger komplexe Reaktionen des Körpers auf bestimmte Stimuli [32].
- Emotionen sind Gefühle mit Datengehalt [118].
- Emotion ist ein seltsames Wort. Fast jeder denkt, er versteht, was es bedeutet, bis er versucht, es zu definieren. Dann behauptet praktisch niemand mehr, es zu verstehen. Eine Emotion ist ein hypothetisches Konstrukt [118].

Tab. 3-2 Wie Emotionen definiert werden können [aus 80]

Kulturrelativisten	• Wir spüren Emotionen, weil sie ein Teil unserer Kultur sind. *Folgerung:* Nur in Verbindung mit dem eigenen sozialen Umfeld und dem unseres Gesprächspartners können wir Emotionen korrekt einsetzen oder deuten.
Physiologen	• Wir spüren Emotionen, weil unser Körper es spürt. *Folgerung:* Wer seinen Körper kontrolliert, hat auch die Kontrolle über seine Emotionen.
Evolutionspsychologen	• Wir spüren Emotionen, weil sie genetisch determiniert sind. *Folgerung:* Beachten wir die Emotionen, denn sie nutzen uns.
Kognitivisten	• Wir spüren Emotionen, weil wir denken. *Folgerung:* Wer anders denkt, bekommt seine Emotionen in den Griff.

Meistens wird zwischen **primären Emotionen** als solchen, welche vererbt werden [32], und **sekundären Emotionen,** die wir im Laufe zunehmender Erfahrung lernen, getrennt. Das erachte ich bei genauer Betrachtung als uneindeutig, weil sich letztlich die meisten konkreten Gefühle ausschließlich aus diesen Basisemotionen entwickeln lassen oder dorthinein integriert werden können. Als primäre Emotionen (**Basisemotionen,** Tab. 3-3) – und auch hier ist sich die Wissenschaft nicht einig – werden benannt: Wut, Angst, Trauer, Scham, Freude, Überraschung und Ekel. Alle anderen Emotionen sollen sekundär sein.

Eine weiterführende wissenschaftliche Definition von Emotionen sagt [80, 118]: Emotionen sind etwas, das

- zu einer Bewegung führt, also Veränderungen von einem (unbewegten) Zustand zu einer Regung macht.
- mit einer körperlichen Komponente wie einem beschleunigten Herzschlag einhergeht (physiologische Komponente der Emotion).
- uns anders denken lässt (kognitive Komponente der Emotion, meist bewertend).
- eine Reaktion auf ein Ereignis darstellt, also einen Auslöser hat.
- uns zu einer Aktion führt (Verhaltenskomponente der Emotion, extrovertiert).

Diese Definition von Emotionen sagt nichts über die eine Emotion initiierenden oder begleitenden Gefühle aus, allenfalls äußerst indirekt über die physiologische Komponente. Ich mag deshalb einen sechsten Punkt hinzufügen:

- Emotionen sind etwas, das wir fühlen können (affektive Komponente).

Der Sinn oder die Absicht einer Emotion kann

- motivational (was erreicht werden soll),
- abgrenzend (was verhindert werden soll),
- adaptiv (Vorbereitung, um etwas zu tun) oder
- disruptiv (Beenden üblicher Verhaltensmuster, Beenden des Regelablaufs)

sein.

Tab. 3-3   Merkmale einer Basisemotion [aus 80]

- reaktiv entstehend (auf ein Ereignis oder einen Gedanken) – ohne einen inneren oder äußeren Reiz gibt es keine Emotion: jede Emotion ist eine Re-Aktion
- schnell, spontan
- kurz (was sie von einer Stimmung unterscheidet)
- eindeutig abgrenzbar
- bereits bei Babys vorhanden
- auf typische Weise auf den Körper einwirkend
- weltweit gleicher Gesichtsausdruck dabei (also universell verstanden)
- folgerichtig (wenn ein Tiger auf Sie zu rennt, bekommen Sie Angst)
- tierisch (bei Primaten auch vorhanden)

Was eine Emotion ausmacht

Eine Emotion ist kein Gefühl. Sie umfasst unter anderem neben dem Erleben, also dem Gefühl, den körperlichen Zustand und den Ausdruck desselben. Eine Emotion besteht also aus einem Gefühl oder Erleben, aus einem charakteristischen Zustand und daraus, das alles auszudrücken. Das kann man üben.

⌐ Übung: Wahrnehmung der Körperreaktion ────────────

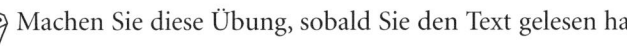 Machen Sie diese Übung, sobald Sie den Text gelesen haben.

Schließen Sie Ihre Augen und gehen Sie dann jede Körperregion durch: vom Kopf zum Hals, zunächst in den linken Arm bis zur linken Hand, dann über die Schultern nach rechts in den rechten Arm bis zur rechten Hand. Wieder nach oben zum Nacken, den ganzen Rücken herunter, über die Gesäßregion, in das linke Bein bis hin zum linken Fuß und dann in das rechte Bein bis hinunter in den rechten Fuß. Wieder nach oben, in die Becken- und Genitalregion, weiter vorne entlang über den Bauchnabel bis hin zur Brust und dort zum Herz.

Fühlen Sie Region für Region, was Sie gerade im Moment dort wahrnehmen können. Bleiben Sie dabei nicht auf der Stufe: »Ich nehme nichts wahr« oder »Es tut leicht weh« stehen, sondern beschreiben Sie Ihre Körperwahrnehmung so exakt Sie nur können.

Ein Beispiel: Ich spüre im rechten Oberbauch, etwa 10 cm neben der Mittellinie, ein leichtes Ziehen von der Größe einer Kindsfaust. Das Gefühl pulsiert leicht und scheint sich um sich selbst herumzubewegen. Am ehesten kann ich ihm die Farbe gelb zuordnen. Je mehr ich mich auf das Gefühl konzentriere, umso kleiner wird es, aber es verschwindet nicht völlig.

Eine Emotion ist immer ein Zustand und somit zeitlich begrenzt, und sie ist immer qualitativ bestimmbar. Sie muss etwas verändern, entweder das ursprüngliche Gefühl, den körperlichen Zustand oder den Ausdruck oder eine Mischung aus zwei oder allen drei Inhalten sein. Bezüglich Ihrer Lebensqualität kann es nicht vorrangig um Ihre persönlichen Eigenschaften gehen, denn die sind, wie sie sind, und damit sind sie kaum veränderbar. Es geht um Ihre *Zustände*, die veränderbar sind – und diese werden in vier Gruppen untergliedert:

- emotionaler Zustand wie wütend oder traurig: das Gefühl als solches
- kognitiver Zustand wie aufmerksam oder unklar: was das Gefühl im Bewusstsein initiiert
- körperlicher Zustand wie schwach oder zittrig: was das Gefühl im Körper initiiert und umgekehrt
- motivationaler Zustand wie neugierig oder wissensdurstig: wohin uns das Gefühl leiten will

Management von Emotionen meint, sich entweder von ihnen zu distanzieren oder sich mit ihnen zu identifizieren. Die Fähigkeit, Emotionen und die dahinter liegenden Gefühle korrekt wahrzunehmen und zu verarbeiten, entscheidet mit darüber, wie viele Informationen anderer Art wir behalten und verarbeiten. Der Umgang mit emotionalen Situationen hat entscheidenden Anteil daran, wie erfolgreich wir beim Erreichen unserer eigenen Ziele sein werden.

Es gibt nahe liegende und weniger nahe liegende emotionale Reaktionen auf ein konkretes Ereignis. Das bedeutet nicht, es gäbe eine »korrekte« Weise der emotionalen Handlung; es existieren jedoch emotionale Rückantworten, die wahrscheinlicher sind als andere. Gefühle lassen sich nur sehr schwer unterdrücken, Emotionen schon eher. Beides kostet Energie, die als mentale Kraft oder Wille bezeichnet werden kann. Diese Kraft ist es, welche uns Probleme lösen und äußere oder innere Widerstände überwinden lässt.

Zusammengefasst haben Emotionen folgende Eigenschaften: Sie

- sind Informationen.
- können nur schwer unterdrückt werden.
- können kaum verborgen werden: Kenner erkennen auch hinter einem Pokerface, was Sache ist.
- haben eine klare, innere Logik, die erlernt und damit verstanden werden kann.
- sind sehr individuell, aber es gibt genügend Emotionen, die universell auftreten.
- bewirken physiologische Veränderungen – aber umgekehrt bewirken auch Körperreaktionen emotionale Änderungen.
- treten niemals zufällig auf.
- sind *nicht* hochspezifisch mit einer unverrückbaren Gefühlskonstellation verbunden: Aus einer Emotion kann nicht sicher auf das zugrunde liegende Gefühl geschlossen werden.

Eine Übung hierzu.

Übung: Die gestreckte Faust

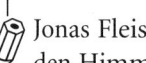 Jonas Fleischer schreit laut und streckt die Hand, zu einer Faust geballt, in den Himmel. Welches Gefühl steckt bei Herrn Fleischer dahinter? Was also führt zum Schreien, zur geballten Faust und dazu, sie gen Himmel auszustrecken?
Überlegen Sie sich trotz der fehlenden Situationsbeschreibung vier Alternativen des möglichen, zugrunde liegenden Gefühls!
Lesen Sie nun weiter:

- Herr Fleischer kann sich *wütend* fühlen, weil sein Sohn wiederholt unerlaubt auf obskuren Internetseiten gesurft hat.
- Herr Fleischer kann einen Sieg feiern, also *freudig erregt* sein, weil er gerade den 1000-Meter-Lauf gewonnen hat.

- Herr Fleischer kann vor einer Gruppe von Seminarteilnehmern stehen und diese lauthals motivieren wollen, aber sich selbst dabei *angespannt* fühlen.

Hieran können Sie den Kontextbezug von Emotionen erkennen – und auch, dass Sie selbst bei einem eindeutig erscheinenden Kontext nicht sicher das dahinter liegende Gefühl erkennen können, denn

- Herr Fleischer kann sich *froh* und *stolz* fühlen, weil sein Sohn im Internet gesurft hat und dabei eine für Herrn Fleischer wichtige Entdeckung gemacht hat.

Die Auswirkungen von Emotionen sind vielfältig. Sie

- haben den Sinn, uns auf Handlungen vorzubereiten oder diese zu begleiten, zu forcieren.
- beeinflussen unsere Aufmerksamkeit und unsere Art zu denken.
- übermitteln Informationen und vermitteln einen Sinngehalt.
- motivieren Handlungen, die das Leben leichter und erfolgreicher machen.
- führen zu effektiven Handlungen.
- liefern uns die wesentlichen emotionalen Daten, die für Entscheidungen und Handlungen gebraucht werden, so sie richtig interpretiert werden.
- machen Druck; je stärker dieser wird, umso eher geben wir unseren Impulsen (zu essen, Alkohol zu trinken, sich nicht einzulassen) nach.
- ermöglichen uns zu denken.

Verlauf von Emotionen

Für den zeitlichen Ablauf **negativer** Emotionen gibt es eine Grundregel: Sie schaukeln sich auf, sie werden also im Ablauf stärker.

- Wenn Sie den Ablauf *verärgert – enttäuscht – sauer – wütend – hasserfüllt* lesen, dann werden Sie ihn wahrscheinlich gut nachvollziehen und sich dazu eine Geschichte vorstellen oder ausdenken können.
- Beim Ablauf *zornig – sauer – verwundert – erfreut – verärgert* dürfte es Ihnen in der Regel schon schwerer fallen, eine innere Logik zu erkennen und es fiele schwerer, eine glaubhafte Geschichte in dieser Reihenfolge zu erfinden.

Aus dieser Grundregel heraus können eigene und fremde Emotionen verstanden und auch in gewissem Ausmaß vorausgesehen werden. Damit ist es möglich, so zu intervenieren, dass das negative Gefühl ein bestimmtes Niveau erreicht, aber nicht überschreitet. Dazu gehört Fingerfertigkeit.

Der zeitliche Ablauf **positiver** Emotionen ist – von überraschenden Momenten abgesehen – genauso wie der negativer Emotionen: Sie entwickeln sich entlang vorhersehbarer Wege und werden Schritt für Schritt stärker.

- Versuchen Sie wieder nachzufühlen, ob diese Reihenfolge Sinn macht oder eher nicht: *leidenschaftlich – sympathisch – interessiert – liebend – freundlich*. Wahrscheinlich stimmen Sie mit mir überein, dass ein solcher Ablauf einer Beziehung recht unwahrscheinlich ist. Dass sich anfangs Leidenschaft zeigt, es dann erst zur Sympathie und danach zum Interesse für den anderen kommt, ist im normalen Ablauf zumindest sehr ungewöhnlich und dass sich nach Liebe Freundlichkeit entwickelt, nachdem es bereits leidenschaftlich zugegangen ist, verwundert uns.
- Wie ist es mit folgender, zeitlicher Abfolge: *wahrnehmend – hingezogen – verlangend – leidenschaftlich – liebend*? Hier können Sie wahrscheinlich eine innere Logik erkennen: Paul nahm Tabea das erste Mal beim Essen in der Kantine wahr. Er wusste nicht warum, fühlte sich aber sofort zu ihr hingezogen. Sein Verlangen wurde größer und tatsächlich ging es Tabea genauso. Sie verabredeten sich für ein Abendessen und danach gingen sie in seine Wohnung. Eine leidenschaftliche Nacht folgte und am ersten, gemeinsamen Morgen sagten sie sich gegenseitig, dass sie sich lieben. So werden Romane geschrieben …

Vielleicht ahnen Sie einmal mehr, wie voraussehbar und alles andere als unberechenbar Gefühle und Emotionen tatsächlich sind. Die einzige Bedingung ist, den äußeren und individuell-inneren Kontext zu verstehen.

Das kann jeder im Alltag anwenden und auch lernen. Natürlich enden Emotionsketten nicht immer mit dem stärksten Gefühl. Wenn Sie wütend sind und das Ihrem Gegenüber richtig ausgedrückt haben, wird die Wut langsam weniger werden und der Alltag kehrt wieder ein. Wenn Sie sich verliebt haben, schweben Sie mehr oder minder lange auf der rosa Wolke und irgendwann kehrt auch hier ein Alltag zurück.

Dennoch, vom Grundsatz her gilt die Intensitätsregel für Emotionen. Das ist in der Arzt-Patienten-Beziehung regelhaft so, weil die einzelnen Kontakte meistens von kurzer Dauer sind und deshalb ein Abflauen der Emotionen nicht unbedingt angestrebt wird. Aus Aufstellungen kennt man die Regel: beim Punkt höchster Energie aufhören. Wer sich nicht beherrscht, d.h. bei prospektiven, richtungsweisenden Situationen zu keinem Ende kommt, nimmt der Situation die mögliche Wirkung und Energie. Es ist also wichtig zu wissen, wann man aufhört.

Gefühle

Ein Gefühl ist, was man fühlt. Eine Untergruppe von Gefühlen sind Empfindungen, das sind Gefühle, welche körperliche Phänomene widerspiegeln wie Wärme, Herzschlag oder Atmung [27].

Ein Gefühl wird (auch) biochemisch vermittelt (Tab. 3-4).

Wie gut fühlen Sie?

Tab. 3-4 Biochemie und Gefühle [aus 122]

Substanz	Verursacht
Adrenokortikoide	Stress, Wut
Dopamin (Überschuss)	Schizophrenie
GABA Mangel	Angststörungen
Melatonin	Müdigkeit
Noradrenalin	Leistungsfreude, Aktivität
Opioide (Endomorphin)	Wohlbefinden
Oxytocin	Liebe
Serotonin	Leistungsfreude, Aktivität
Testosteron	Dominanzgefühl

Übung: Gefühlsklärung – Wirksame Zusammenhänge

 Verbringen Sie einen einzigen Arzttag mit sich selbst, mit Ihren eigenen Gefühlen und notieren Sie sooft es geht, wie Sie sich bei welcher Tätigkeit oder in welcher Situation fühlen. Lassen Sie am Abend, wenn Ruhe eingekehrt ist, die vielen Facetten Ihrer Gefühle Revue passieren. Sollte Sie ein negatives Gefühl den ganzen Tag begleitet haben, also stetig oder wiederkehrend fühlbar sein, denken Sie darüber nach, woher es kommt, wozu es Ihnen dient und wie Sie es freundlich verabschieden können.

Beispiel:
Kurz nach dem Aufwachen: Fühle mich sehr müde. Die Augen zu öffnen fällt schwer. Bin angespannt, weil ich heute eine bestimmte Operation ausüben werde, für die mir etwas Routine fehlt.
Frühstück: Ich werde immer nervöser, habe keine Lust, etwas zu essen und tue es trotzdem. Fühle mich belastet. Wäre froh, die Operation läge bereits hinter mir.
Beginn ärztliche Tätigkeit: Meine Anspannung lässt nach, was mich erstaunt. Fühle mich sicher und eher freudig, erwartungsvoll.
Ende des Vormittags: Die Operation ist gut gelaufen, nun fühle ich mich doch erleichtert. Vielleicht sollte ich diese Tätigkeit in Zukunft dennoch dem Kollegen abgeben.
Ende des Nachmittags: Es waren zu viele Patienten da, über 40 an einem halben Tag. Das zieht mir Energie ab. Ich fühle mich ausgelaugt und habe keine Lust, heute Abend auszugehen.
Abends: Bin zu Hause geblieben. Fühle nun ein schlechtes Gewissen meiner Frau gegenüber. Sie ist noch nicht da. Eigentlich genieße ich es, mal allein und in Ruhe sein zu können.

Ihnen kann durch diese Übung noch klarer werden, dass es wiederkehrende Gefühle gibt, die konstant durch bestimmte Situationen verursacht werden. Der Zusammenhang zwischen Gefühlen, Situationen und auch anderen Menschen ist wichtig, damit Sie für sich ein individuelles Programm entwickeln können, das Sie entlastet, wenn Sie sich Ihr Leben rund um Ihre positiven Gefühle herum aufbauen und das, was negative Gefühle verursacht, abbauen.

Was ein Gefühl ausmacht

Es gibt Menschen, die können von Natur aus weniger – oder zumindest langsamer – fühlen als die anderen, man nennt sie *Phlegmatiker,* ihre Eigenschaft ist die *Gefühlslauheit.* Wer noch weniger fühlt, leidet an *Gefühlskälte,* oder die ihn umgebenden Menschen leiden daran. Krankhaft sind die *Athymie,* die *Gefühlstaubheit,* deren stärkste Ausprägung, nichts mehr fühlen zu können, heißt *Alexithymie.*

Gefühle werden auch Gesunden bei Weitem nicht immer bewusst, sie erreichen nicht die Schwelle des Bewusstseins und wirken dann eher stärker – man selbst wundert sich über die eigenen Reaktionen. Aber es gelingt immer, sich die eigenen Gefühle bewusst zu machen, wenn man den Aufwand nicht scheut. Unsere Gefühle sind eng verwoben mit vielen unserer Fähigkeiten (Tab. 3-5).

Unsere Gefühle lassen uns grundsätzlich zwei Alternativen: Wir können sie einfach nur wahrnehmen, aber nicht weiter auf sie eingehen und damit auch laufen lassen oder wir können aktiv mit ihnen umgehen, sie also nutzen. Gefühle beeinflussen unsere Gedanken, sie gehen ihnen ja voraus; genauso wie sie am Anfang einer Emotion stehen. Aber sie beeinflussen noch mehr, konkreter unsere Einschätzung von Sachverhalten.

Tab. 3-5   Womit unsere Gefühle zusammenhängen [in Anlehnung an 122]

Aktivität	über Grundmotivationen und gerichtete Motivationen
Charakter	über Stimmungen, Einstellungen und emotionale Kompetenz
Einstellungen	zu Inhalten, Menschen, Situationen
Entscheidungen	wenn es freien Willen gibt
Erfolg	über emotionale Kompetenz
Gesundheit	und oftmals Krankheit aufgrund von Angst oder Ärger
Gewissen	als angeborene und erworbene Instanz
Individualität	mit persönlichen, emotionalen Fähigkeiten
Neugier	um viele Informationen zu erhalten
Spontaneität	wie Wut, Lachen, Schreien

Es gibt sogar Wissenschaftler, die meinen, *dass unsere gesamte Realitätswahrnehmung maßgeblich durch unsere eigene Stimmung beeinflusst wird* (John Teasdale). Diese Sicht hat starke Auswirkungen auf das, was ein möglichst objektives Verhalten eines Arztes genannt wird – dann gäbe es das nicht. Untersuchungen deuten auch darauf hin: Ärzte treffen immer andere Entscheidungen bei gleichen Sachverhalten, je nach ihrer Stimmung. Eine Stimmung ist ein persistierendes Gefühl.

Gefühle
- beeinflussen nicht nur die Denkleistung, sondern auch die Einschätzung von Sachverhalten [138].
- machen uns schlauer. Sie verhindern oder verschlechtern das rationale Denken nicht, im Gegenteil, sie formen es.
- bringen uns zum Handeln.
- müssen in unser Denken integriert werden.
- sollten nicht unterdrückt oder unkontrolliert über Emotionen freigesetzt werden.
- erzeugen Wirkung. Was Wirkungen erzeugt, muss selbst wirklich sein.
- schwingen in einem freiheitlichen inneren Raum, in der Seele.

Gefühle sind
- wirksam.
- Orientierung.
- Wegweiser.
- Verständigung.
- Warnung.
- Instanzen.
- Beeinflussung (von Entscheidungen).
- Zerstörung (Hass).
- Aufbau (Mitmenschlichkeit).
- können den Verstand gänzlich ausschalten (Nahtoderlebnis).
- ermöglichen eine gewisse Vorausschau: Was wird sein, wenn …
- vorrangig das, was Kommunikation ausmacht.
- sind aufs engste mit unseren Emotionen verbunden; die Gefühle bedingen die Emotionen.
- sind schneller als der Verstand und das Denken. Aber das Denken ist exakter als die Gefühle – und der Verstand ist die Instanz, welche uns ermöglicht, Risiken besser abzuschätzen: Wenn ein Risiko besteht, verlassen Sie sich eher auf Ihren Verstand als auf Ihre Gefühle. Der Verstand arbeitet mehr in unserem Interesse als unsere Gefühle, d. h. im Interesse unseres Selbst.

Definition

Die Eigenschaften von Emotionen und Gefühlen zusammenfassend führen zu der Definition, welche ich nutze:

> ! Eine *Emotion* ist der Ausdruck eines Gefühls. Ein *Gefühl* ist das, was wir anfangs oder im Laufe einer Emotion fühlen und was die Emotion initiiert hat.

Daraus ergibt sich der Ablauf einer Emotion so, wie in Abbildung 3-1 dargestellt. Es ist ein immer gleicher Ablauf mit immer unterschiedlichen Inhalten, der auf jeder der dargestellten Stufen aktiv oder unbewusst gestoppt werden kann.

Logik und Kontextbezug von Gefühlen

Grundsätzlich folgt aus einem Ereignis oder einer Aktivität ein Gefühl, es bildet eine Art von Wenn-dann-Beziehung ab: Wenn mein Hund stirbt, dann bin ich traurig.

Es kann aber trotz Ihrer Liebe zu Ihrem Hund auch sein, dass Sie erleichtert sind, wenn Ihr Hund stirbt, und nicht nur traurig. Vielleicht war er schon lange krank und Sie werten es als gut für das Tier, wenn es nicht mehr leiden muss.

Die Logik von Gefühlen ist konstant und letztlich abrufbar. Wie Sie am Hundebeispiel sehen können, brauchen wir allerdings immer wieder Vorinformationen, wenn wir voraussagen wollen, welches Gefühl wahrscheinlich entstehen wird. Wüssten wir nichts vom Leiden des Tieres, würden wir mit Sicherheit eine falsche Prognose abgeben.

Was wir aus einer Emotion und dem ihr zugrunde liegenden Gefühl ableiten können, informiert uns über das Ereignis, im Beispiel: Tod eines Hundes (Trauer) oder Tod eines leidenden Hundes (Erleichterung).

Der Kontextbezug ist sehr wichtig: Die Emotion des Weinens lässt uns *nicht* sicher rückschließen, welches Gefühl dazu führte. Menschen weinen aus unterschiedlichsten Gründen: Weil sie lachen oder weil sie traurig sind oder verzweifelt oder wütend oder aggressiv oder hoffnungslos. Auch lachen können wir aus sehr verschiedenen Gefühlen heraus: Abwehr, Freude, Belustigung, Verachtung usw.

Gefühle sind oft nicht so klar, wie wir sie gern hätten. Sie sind eher komplex und bestehen aus mehreren Anteilen. Selbst ein recht eindeutiges Gefühl wie verliebt zu sein hat meistens mehrere Anteile, z. B. Vorfreude, Hoffnung, Glück, Verlangen, Sehnsucht. Auch im Bereich negativer Gefühle ist das so: Trauer kann neben Anteilen von Schmerz außerdem Verzweiflung, Einsamkeit, Hoffnungslosigkeit oder Verletzung beinhalten.

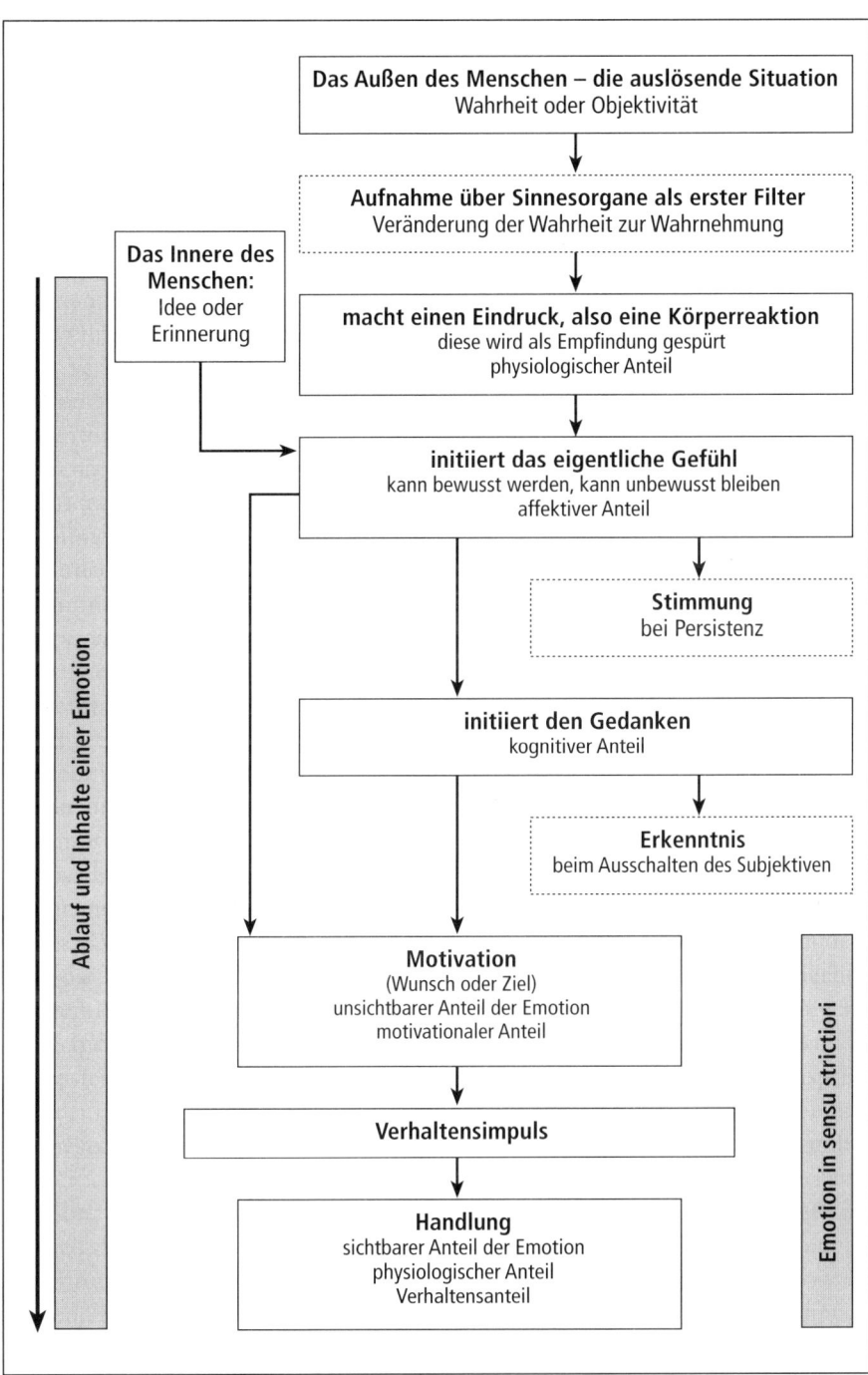

Abb. 3-1   Die emotionale Kaskade

Diese Anteile können auch durchaus widersprüchlich sein. Der eben beschriebene Hundebesitzer wird trotz Erleichterung, die positiv empfunden wird, das Tier dennoch vermissen, was negativ wirkt.

Emotionen, sich äußernd über Körperbewegungen, Gestik und Mimik, Körperhaltung und Sprachdetails, bestehen regelhaft aus mehreren Anteilen: Wer kann schon einen der dutzenden Gesichtsmuskel isoliert kontrahieren? Emotionen sind deshalb hochkomplex, komplexer als Gefühle.

Mandelkern, Gefühle und das Entscheiden

Die Gefühlszentren des Gehirns bilden einen festen Bestandteil unseres Denkens, unserer Logik und unserer Intelligenz [27]. Gefühle werden über den Mandelkern vermittelt; sie sind ein entwicklungsgeschichtlich recht frühes, also altes Ereignis. Alles, was die Natur als unwichtig oder unwesentlich (dem Wesen nicht eigen) betrachtet hat, hat sie im Laufe der Jahrmillionen wieder abgebaut. Wäre es der Natur (dem Schicksal, Gott) also gleich, ob der Mensch über Gefühle verfügte oder nicht, müssten wir davon ausgehen, einen verkümmerten Mandelkern zu besitzen. Wir haben aber den größten überhaupt! Nicht nur unsere Großhirnrinde lässt sich mit nichts anderem vergleichen, auch unser Mandelkern nicht. Die archaische Aufgabe unserer Gefühle ist klar: Sie dienen uns seit jeher als Alarmsignale.

Jede neue Situation verursacht ein Gefühl. Ist es bekannt und wird als harmlos eingestuft, wird die Situation als harmlos eingestuft. Ist es im Zusammenhang unerwartet oder ganz unbekannt oder bedrohlich, läuten innerlich die Alarmglocken. Unser emotionales System hat etwas von einer Notrufzentrale. Innerhalb von 120 Millisekunden entscheidet es: Alles im grünen Bereich oder Achtung!

Wie notwendig die Schnelligkeit unserer Gefühle ist, zeigt ein einfaches Beispiel: Sie gehen in Gedanken versunken einen Weg, übersehen eine Stufe und beginnen zu fallen. Sofort schnellen Ihre Arme nach vorne, um Sie aufzufangen. Wenn Sie in diesem Moment Ihren bewussten Verstand einsetzen würden, wäre es viel zu spät und Sie würden sich wahrscheinlich deutlich stärker verletzen als Ihrem Unterbewusstsein die Aufgabe zu überlassen.

Wenn eine Schädigung Teile des Mandelkerns betrifft und dadurch die Verbindung von diesem Gefühlszentrum zum Frontalhirn unterbricht, wird die Verbindung zwischen dem Verstehen von Begriffen und Bildern einerseits und den dazugehörenden Emotionen andererseits unmöglich. Das führt dazu, dass der Mensch seine Einstellungen und seine persönliche Einschätzung der Sachlage nicht mehr in seine Entscheidungen einfließen lassen kann. Wer aber seinen eigenen, sehr persönlichen Bezug zu etwas nicht mehr herstellen kann, wird unfähig, zu entscheiden. Kurzum: Vorrangig unsere Gefühle sind es, welche uns *entscheiden* lassen.

Wir kalkulieren immer, ob sich unser Einsatz lohnt. Lohnen meint bei Weitem mehr als Geld oder Ruhm, es meint genauso die Bestätigung unseres Weltbildes oder die Vermeidung von Ärger. Unser Verstand sagt uns, wie hoch unsere Chancen sind. Unser Gefühl jedoch wertet unsere Mühe und die Bedeutung, die Wichtigkeit des Ziels der Mühe. Der *subjektive Wert* ist also das Zentrale, hierfür brauchen wir unsere Gefühle. Deshalb berücksichtigen wir bevorzugt Lösungen, welche uns selbst am liebsten sind. Das macht es unserem Verstand oft schwer, sich effektiv einzubringen. Wir brauchen für Entscheidungen unsere Erinnerung, das Gefühl, etwas Ähnliches bereits einmal mit positiven Empfindungen erlebt zu haben. Wird diese Verbindung zwischen Tatsache und Gefühl oder Wunsch nach Gefühl gekappt, wird uns eine Entscheidung praktisch unmöglich. Entscheidungen ohne Gefühlsmarker sind unvorstellbar schwer.

Nun könnte ich trocken anfügen: Soviel zum Thema des Qualitätsmanagements in der Medizin und der fixen Idee der Standardisierung von Prozessen. Die Ärzteschaft im Gesamten missachtet unstrittige Erkenntnisse der Hirnforschung.

Emotionen begleiten unsere Entscheidungen und damit auch unseren Willen. Lokale Schädigungen im zentralen Nervensystem führen bei manchen Menschen dazu, ihre Emotionen nicht wahrnehmen zu können, während ihre anderen Fähigkeiten unangetastet bleiben. Solche Menschen erscheinen besonders gleichförmig gestimmt, wir können uns auf sie verlassen. Sie können weder den Gefühlszustand anderer einschätzen und damit adäquat reagieren noch sich selbst strukturieren, Probleme lösen oder sich motivieren [32].

Der gesunde Mensch ist umgekehrt jedoch in der Lage, zu starke Emotionen und die ihnen zugrunde liegenden Gefühle zu dämpfen: Es gibt hemmende Nervenbahnen vom Präfrontalhirn zum Mandelkern. Versagen sie, wird die Impulsivität zu stark, sind sie aktiv, wird das Gefühl stark gedämpft.

Wir können nicht alle Gefühle beherrschen und erst recht nicht verhindern. Immer ist eine Sofortreaktion gelaufen, bevor es uns gelingt »einzugreifen«.

Zur Handlung kommen

Damit ein Gefühl entstehen kann, braucht es einen Reiz oder einen Auslöser (s. Abb. 3-1). Dieser Reiz kann von außen kommen wie Krach, Sprache zwischen flüstern und schreien, Bilder, gestreichelt werden: Diese äußeren Reize gelangen nur dann in uns, wenn sie von außen über unsere Sinne vermittelt werden. Wer einen Mangel bei einem oder mehreren seiner Sinne hat, zum Beispiel schlecht hört, sieht oder das künstlich korrigieren muss, z. B. mittels Brille, hat ein nicht mehr ganz naturgetreues Abbild der Wahrheit. Die Filterinstanzen unserer Wahrnehmungs- oder Sinnesorgane ändern jedoch grundsätzlich bereits die Wahrheit, den Reiz oder das Außen, bis es dorthin gelangt, wo es in uns wirkt.

Es gibt auch innere Reize, welche Gefühle auslösen. Das sind unter anderen Erinnerungen, Wünsche, Verlangen, Bedürfnisse. Das bedeutet, eine Emotion ist niemals *Grund-los*. Oft handelt es sich zeitgleich oder zeitnah um Reize von außen und innen. Sie können gemeinsam oder allein zu einem Gefühl führen, das in eine Emotion umgesetzt wird. Die Gefühle selbst bleiben immer in uns. Unsere Emotionen helfen, sie ganz oder teilweise nach außen zu bringen.

Vor jeder Aktion und damit vor jeder Emotion werden bestimmte Nervenzellen im Gehirn aktiv (Tab. 3-6).

Den Plan, was wir tun wollen, schmieden die Handlungsneurone in der *prämotorischen Hirnrinde*. Sie aktivieren die Idee, welche bisher vom Reiz über die Gefühle und nun kurz vor oder parallel zu Ihren Gedanken entsteht. Die Ausführung des Plans, die eigentliche Emotion, erfolgt über die Bewegungsneurone in der *motorischen Hirnrinde*. Sie setzen die Idee um. Handlungsneurone feuern 100–200 Millisekunden, bevor die Bewegungsneurone aktiv werden. Das bedeutet: Wenn Sie ein verlockendes Stück Kuchen (oder Wurst oder Käse oder was auch immer für Sie verlockend ist) sehen, das Sie sich nehmen wollen, geben Ihre Handlungsneurone daraufhin den Impuls, dass sich Ihre Hand vorstreckt, um das Stück Kuchen zu nehmen.

Das ist letztlich banal. Aber was geschieht, wenn Sie nur *beobachten*, wie ein anderer Mensch das von Ihnen so ersehnte Stück Kuchen nimmt? Dann werden Ihre *Bewegungsneurone* so aktiviert, als würden Sie selbst das Stück ergreifen. Das ist die inzwischen nachgewiesene neurobiologische Resonanz; ihre Existenz hat weitreichende Konsequenzen für Ihre Empathie als Arzt (Prinzip 4). Es ist gleich, ob Sie etwas selbst tun, das Ganze nur beobachten oder auf andere Weise miterleben, wie irgendjemand anderes die Idee in die Handlung umsetzt. In Ihrem Gehirn läuft dann immer das gleiche Programm ab. Dafür sorgen Nervenzellen, welche als *Spiegelneurone* bezeichnet werden. In Ihnen spiegelt sich dasselbe ab, unabhängig davon, ob Sie es selbst tun oder über Ihre Sinneskanäle nur davon erfahren – und Ihren Patienten geht es genauso (s. Fallbeispiel).

Eine Beobachtung löst im Menschen eine Art Blaupause, eine innere Schaltung aus, die einer Simulation oder Kopie entspricht.

Nervenzellen der *inferioren parietalen Hirnrinde*, die für die Vorstellung von Empfindungen zuständig sind, können Ihnen so Auskunft darüber geben, wie sich eine von uns beobachtete Person fühlt [7]. Auch hier genügt ein kurzer Eindruck, damit in uns alles Weitere ablaufen kann.

Tab. 3-6   Wo wir was speichern [nach 7]

Lokalisation im Gehirn	Inhalt
Untere prämotorische Hirnrinde	Handlungsabsichten
Untere parietale Hirnrinde	Körperempfindungen und Ich-Gefühl
Insula	Kartierung von Körperzuständen
Amygdala	Angstgefühle
Gyrus cinguli	Lebensgrundgefühl, emotionales Ich-Gefühl

— **Fallbeispiel** —

Sie sitzen in einer U-Bahn oder Straßenbahn. In Ihrer Nähe bricht zwischen zwei jungen Männern ein Streit aus. Sie werden immer lauter und nun auch handgreiflich. Was geht in Ihnen in diesem Moment vor?

Mit gewisser Wahrscheinlichkeit sind Sie angespannter als vor dem Streit. Vielleicht überlegen Sie, einzugreifen oder die Flucht zu ergreifen. Sie sind im übertragenen Sinn ein Teil des Streits geworden, er tangiert Sie. Bei starken Emotionen werden wir mit hineingezogen, ob wir wollen oder nicht: Die ihnen zugrunde liegenden Gefühle sind ansteckend.

Ich habe das einmal selbst in einem Seminar beobachtet. Ich wusste, dass einer der Teilnehmer angstkrank ist und habe ihn bei einer eigentlich entspannenden Körper-übung beobachtet. Ich merkte, wie er immer unruhiger und blasser wurde und mir war klar, dass gerade wieder eine Panikattacke beginnt. In diesem Moment kippte ein anderer Teilnehmer, der bei späterer Befragung angab, noch niemals eine Panik-attacke gehabt zu haben, um und sank zu Boden. Er hatte die Gefühle aufgenommen und sich zu eigen gemacht. Das führte übrigens bei dem tatsächlich Angstkranken zur abrupten Unterbrechung seiner Angst. Er war es dann, der dem anderen Teilneh-mer besonders liebevoll zur Seite stand. Vielleicht ahnte oder wusste er in diesem Moment, dass er gerade seine Panik weitergegeben hatte.

Ratio versus Emotio? Ratio und Emotio!

Health care professionals might have a hard time believing that they need to develop their interpersonal skills. [45]

Ärzte glauben, ihre Patienten würden von Gefühlen gesteuert werden. Es ist an der Zeit, dass Ärzte erkennen, wie sie selbst von Gefühlen gesteuert werden. [23]

Es existieren weitreichende Studienergebnisse für eine Berufsgruppe, welche vom Selbstbild her ausschließlich rationale Entscheidungen treffen sollte, die Ärzte. Darin konnte gezeigt werden, dass die Denkweise und die Entscheidungen von Ärzten stimmungsabhängig sind. Bei Radiologen wurde festgestellt, dass de-ren ärztliche Diagnosen schneller und genauer gestellt werden, wenn sie ein klei-nes Geschenk erhalten hatten, was deren Stimmung hob. Zudem machten die vom Geschenk beeinflussten Ärzte mehr nützliche Behandlungsvorschläge und sie gaben Angebote zur weiteren Konsultation ab [39].

Nicht nur negative Gefühle werden oftmals abgelehnt; viele Menschen mögen starke positive Gefühle auch nicht. Zumindest in beruflichen Zusammenhängen wird meist erwartet, auch diese zu lenken oder zu unterdrücken.

Selbsttest: Ratio oder Emotio?

Bitte bewerten Sie anhand der 10-stufigen Skala, wo Sie sich sehen.

Als Arzt sollte man seine Gefühle nur sehr eingeschränkt äußern.

① ② ③ ④ ⑤ ⑥ ⑦ ⑧ ⑩

Eigene Gefühle und die Emotionen von Patienten wahrzunehmen ist unwichtiger als rationales, logisches Denken.

① ② ③ ④ ⑤ ⑥ ⑦ ⑧ ⑩

Ich finde, es ist wichtig, dass ich meine eigenen Emotionen im Krankenhaus oder der Praxis unter Kontrolle habe.

① ② ③ ④ ⑤ ⑥ ⑦ ⑧ ⑩

Entscheidungen, erst recht therapeutische Entscheidungen, sollten aus rationalen Beweggründen auf der Basis von wissenschaftlichen Erkenntnissen getroffen werden.

① ② ③ ④ ⑤ ⑥ ⑦ ⑧ ⑩

Meine persönlichen Gefühle haben mit meiner Tätigkeit als Arzt nur wenig bis nichts zu tun.

① ② ③ ④ ⑤ ⑥ ⑦ ⑧ ⑩

Es gehört sich, als Arzt eine Art Filter vor seine persönlichen Gefühle zu setzen, bevor man sie äußert.

① ② ③ ④ ⑤ ⑥ ⑦ ⑧ ⑩

Auswertung

Sie können in diesem Selbsttest maximal 60 Punkte erreichen. Je näher Sie dieser Punktzahl kommen, umso eher plädieren Sie für Vernunft am ärztlichen Arbeitsplatz. Es liegt nahe, dass Sie Wert legen auf rationales Denken. Sie versuchen, dass Ihre Gefühle und daraus folgende Emotionen nicht im Vordergrund stehen, auch nicht ab und zu. Je geringer Ihre Punktzahl ist, umso eher akzeptieren Sie Emotionen beim Arztsein.

Sie sitzen an einem Samstagabend kurz vor acht Uhr vor dem Fernseher, mehr routiniert als gespannt verfolgen Sie die Ziehung der Lottozahlen. Die ersten drei Zahlen sind gezogen, Sie haben drei Richtige und freuen sich. Die vierte Zahl kommt, auch diese haben Sie im gleichen Feld angekreuzt. Ihre Spannung steigt,

Sie können es nicht glauben, auch die fünfte Zahl haben Sie! Sekunden können zu Stunden werden, so erscheint Ihnen die Ziehung der sechsten Zahl. Das Unfassbare ist geschehen, Sie haben sechs Richtige, der Schein ist korrekt abgegeben, es besteht kein Zweifel.

Was geht in Ihnen vor, nachdem Sie sicher sind, auf einmal einen Batzen Geld mehr zu haben? Höchstwahrscheinlich freuen Sie sich, fühlen sich glücklich, froh, können Ihre Emotionen kaum bremsen.

Schauen wir uns das Ganze aus einer anderen Perspektive an: Sie sitzen vor einen Kasten, aus dem Bilder kommen von einer Maschine, die 49 Kugeln bewegt, und kontrollieren auf einem kleinen Zettelchen, wie weit die Zahlen auf den gezogenen Kugeln mit Ihren Kreuzen übereinstimmen. Alle Kreuze stimmen überein. Das war jetzt eine ziemlich trockene Angelegenheit, oder?

Erkenntnis daraus: Glückgefühl und viele andere Gefühle können rein kognitiv entstehen. Das heißt, wir können unsere Gefühle »machen«. Nichts an der eben beschriebenen Gesamtsituation ist emotional bewegend, es geht um sechs Zahlen, die auf Ihrem Zettel mit den in einem Kasten abgebildeten übereinstimmen. Der Geist kann also Glücksgefühle initiieren: Glückgefühl und viele andere Gefühle auch *produzieren* Sie, sie fliegen Ihnen nicht zu, Sie selbst sind der Gefühlsproduzent.

Wenn Sie nun lesen, Sie könnten sich Ihre Gefühle *andenken,* werden Sie wahrscheinlich erst einmal skeptisch. Wie soll das gehen? Ganz einfach, jedes verkaufte Sexmagazin zeigt Ihnen, dass es funktioniert. Ein paar nackte Weiblein oder Männlein auf ein paar Fotos und schon können erotische Gefühle entstehen. Das funktioniert im nicht sexuellen Bereich genauso.

Wenn Sie ein packendes Buch lesen – Lesen ist Ihre *gedankliche* Ebene –, entwickeln Sie viele verschiedene Gefühle dabei.

Es gibt aber auch das genaue Gegenteil dieser rein kognitiv entstehenden Gefühle. Dafür folgen Sie mir bitte ins australische Outback, die Region auf der Erde mit den meisten und sehr gefährlichen Giftschlangen. Sie sind gerade aufgestanden und wollen vor der unerträglichen Tageshitze in der Morgendämmerung eine kleine Joggingrunde drehen. Sie laufen gerade los und ahnen mehr die Schlange im rechten Augenwinkel als dass Sie sie sehen. Sofort, ohne Zögern, rennen Sie weg und haben alle Zeichen von Angst, die Sie auch fühlen.

Ihr limbisches System hat in diesem Moment für Sie das Gefühl ausgelöst und damit eine schnellstmögliche Fluchtreaktion in Gang gesetzt. Erst als Sie bereits rennen, merken Sie, was Sie tun. Es gibt solche Notschaltungen im Gehirn, wie LeDoux nachgewiesen hat. Wir alle können also auch vollkommen unbewusst Gefühle »machen«. Je mehr sich die Neurophysiologie und Neuropsychologie mit diesem Phänomen befassen, umso stärker wird die Vorstellung genährt, dass wir fast alle unsere Gefühle zunächst unbewusst bilden.

Da Denken und Fühlen untrennbar miteinander verbunden sind, folgt daraus: Wer in der Lage ist, seine Gefühle wahrzunehmen und zu beeinflussen, der wird seine Denkfähigkeit verbessern.

Es gibt keine vollkommen rationalen und keine rein intuitiven Entscheidungen. Alle rationalen Entscheidungen basieren auch auf intuitiven, unbewussten Denkprozessen.

Der Verstand ist es, welcher uns Chancen eröffnet. Er richtet unsere Aufmerksamkeit entweder in Richtung eines Zweifels oder in Richtung der angenehmeren Variante, der Wahlmöglichkeit.

Es gibt keinen Moment, in dem wir nichts fühlen. Das lässt sich mit modernen Methoden nachweisen; auch während einer zielgerichteten Handlung oder einer Planung fühlen wir. Die Kombination unserer handelnden und empfindenden Systeme erst ermöglicht uns, planen, uns etwas vorstellen und ausführen zu können.

Es ist unbedingt notwendig, für sich selbst eine Balance zwischen der Kognition (dem »Kopf«) und dem Affekt (dem »Bauch«, der auch im Kopf lokalisiert ist) zu erreichen [41]. Je besser Sie mit Ihren eigenen Gefühlen umgehen können, umso leichter fällt es Ihnen, mit den Gefühlen anderer umzugehen; umso sicherer fühlen Sie sich dabei, das entlastet Sie.

Das Unterdrücken von Emotionen verbraucht eine wichtige Ressource, den Willen. Es kostet auf diese Weise Energie und recht bald auch Aufmerksamkeit. Wer seine Emotionen unterdrückt, kann daher Informationen schlechter aufnehmen und verarbeiten [27].

Aus den Gefühlen folgen Emotionen und dadurch getriggerte gleiche, ähnliche oder neue Gefühle beeinflussen, was weiter geschehen wird. Gefühle wirken damit selbst wie ein Filter, der das, was wir von der Wahrheit (von außen) zu uns nehmen können, verschieden einfärbt.

Emotionen einzuschätzen und die daraus folgenden Erkenntnisse in Entscheidungen zu integrieren, macht weder schwach noch verletzlich oder angreifbar. Das Gegenteil ist der Fall: So schaffen Sie es, wirkungsvoller und damit erfolgreicher mit Konflikten und Veränderungen umzugehen.

Der Nutzen von Emotionen für Ärzte

Ärzte neigen dazu, logisch und analytisch vorzugehen, und verlangen von sich gern rationale Entscheidungen. Sie streben danach, Ihre Therapieempfehlungen und Ihre Eingriffe nur durch Fakten (die dann Befunde genannt werden) bestimmen zu lassen. Ärzte glauben so, eine fundierte Basis für korrekte Entscheidungen zu haben. Die Fakten werden von Ihnen bestimmt oder festgelegt, allein schon die »Auswahl« der Befunde, die erhoben werden, ist damit subjektiv. Das ist nicht schlecht, denn es kann bei so komplexen Wesen wie Menschen durchaus von Nachteil sein, sogenannte objektive Entscheidungen zu treffen, weil Menschen nicht nach dem Schema funktionieren: Oben wird das Medikament eingeworfen und unten kommt Gesundheit raus. Es geht in keiner Weise darum, einen Befund nicht so gut wie fachlich möglich zu erheben; das ist Grundpflicht des Arztes.

Gefühle und Emotionen geben uns Informationen, quasi Daten, mit denen wir besser rational entscheiden können und angemessen reagieren können. Wer gerade als Arzt meint, diese Quelle nicht extensiv nutzen zu sollen, verzichtet zu seinen Ungunsten und zuungunsten des Patienten auf wichtige, verfügbare Informationen.

Es ist längst bewiesen, emotionslose Entscheidungen gibt es einfach nicht [32]. An operierten oder verletzten Menschen konnte nachgewiesen werden: Wenn die für Emotionen zuständigen Hirnareale nicht funktionieren, sind sinnvolle, rationale Entscheidungen nicht zu treffen [27]. Rationales Denken ohne Emotionen und zugrunde liegende Gefühle ist nicht möglich. Sie bilden die Basis, übrigens eine hoch menschliche Basis, für Rationalität.

Gefühle haben Informations- und Signalcharakter. Was geschieht, wenn Sie Signale missachten, wissen Sie aus dem Straßenverkehr: Über eine rote Ampel zu fahren muss keine Konsequenzen haben. Viel eher kostet es Sie Geld und Punkte in Flensburg oder den Führerschein. Und wenn Sie Pech haben, kostet es Ihre Gesundheit oder Ihr Leben.

Nicht anders ist es mit Ihren Gefühlen: Wenn Sie auf diese nicht hören, werden Sie *fühlen müssen*. Das nennen Ärzte dann psychosomatische Erkrankungen. Es führt also zu Konsequenzen, die eigenen Gefühle zu missachten, erst recht, wenn es zur Regel wird. Besser ist, sich die Frage zu stellen: »Was will mir mein Gefühl sagen?« Missverstehen Sie dabei Ihre Gefühle nicht als schicksalhaft oder unbeeinflussbar. Vielleicht hatten Sie bis vor Kurzem noch die Vorstellung, Gefühle überkämen Sie einfach so. Das ist nicht der Fall. Es gibt Möglichkeiten, die eigenen Gefühle wirksam zu beeinflussen – und zwar wenn sie da sind und auch schon bevor sie entstehen. Sie können Ihre Stimmungslage und die Ihrer Mitmenschen ändern und bis zu einem gewissen Grad steuern.

3.2 Sich selbst fühlen

Körper und Gefühle

Gefühle sind innen und bleiben innen, sie können nicht gesehen, gehört, geschmeckt, getastet oder gerochen werden, weder bei einem selbst noch bei anderen. Unsere Sinne sind nicht für Gefühlswahrnehmung gemacht, aber sie ermöglichen uns eigene.

Wenn man es wissenschaftlich betrachtet, kann man Gefühle über die Körperreaktionen, also anhand der Emotionen, messen (Muskelanspannung, welche Muskeln, Herzfrequenz, Blutdruck, Hautwiderstand). Die Körperreaktionen sind schneller als die Wahrnehmung eines Gefühls, laufen also vor der Bewusstwerdung des Gefühls ab.

Dabei sind die individuellen Körperparameter bei einem Gefühl relativ konstant, man kann annäherungsweise durch solche Messungen auf das Gefühl schließen. Das Spektrum der körperlichen Reaktionen ist also eingeschränkt. Vereinfacht verursacht ein Gefühl eine »Körpereinstellung« und umgekehrt.

Wenn ein Gefühl so starke Reaktionen im Körper verursacht, dass wir sie empfinden, können wir das eine *Empfindung* nennen. Auch über sie können wir unsere Gefühle wahrnehmen.

Das Thema Gefühle fordert auf, etwas zu fühlen.

Selbsttest: Was ich ausklammere

Es gibt so viel, das wir wahrnehmen könnten. Entscheiden Sie nun spontan, ob Sie sich dessen jetzt im Moment bewusst sind (nicht: sich es bewusst machen können, das ist keine Frage), was vorgegeben wird:

	Ist mir bewusst	Ist mir nicht bewusst
Herzschlag	☐	☐
Hunger	☐	☐
Durst	☐	☐
sexuelle Lust	☐	☐
Umgebungsgeräusche	☐	☐
Raumtemperatur	☐	☐
wohlfühlen/unwohl fühlen	☐	☐
eigene Stimmung	☐	☐

Vielleicht ist Ihnen nun bewusster, wie viel es gibt, was Ihnen bewusst sein könnte, aber in aller Regel nicht ist. Das liegt daran, dass wir uns und unsere Umwelt durch einige unbewusste Filter wahrnehmen, die wir uns selbst geschaffen haben.

Gefühle sind auch die unbewusste Bewertung unserer Empfindungen. Es ist ein Wechselspiel: Ein Gefühl sorgt für eine »Körpereinstellung« und eine »Körpereinstellung« sorgt für ein Gefühl; Methoden wie Feldenkrais nutzen das. Das tatsächliche *Empfindungsspektrum* ist im Vergleich zu unseren Gefühlen und deren Kombinationen sehr schmal.

Überlegen Sie sich, wie sich körperlicher Schmerz, der eindeutig ein Empfinden ist, anfühlen kann: Er kann ein Druck sein, hell, dumpf, bohrend, ziehend, stechend, pulsierend, klopfend, piksend, überwältigend, angedeutet, vernichtend, aber viel mehr auch nicht.

Übung: Gefühle und Haltung

 Versuchen Sie, Ihre Körperhaltung in keiner Weise zu ändern. Schauen Sie dann in Tabelle 3-7 nach, ob Sie eines der dort aufgeführten Körpersymptome an sich entdecken können.

- Spüren Sie, was Sie damit über Ihren Körper ausdrücken.
- Wenn Ihnen das klar ist, ändern Sie diese Haltung ins genaue Gegenteil.
- Öffnen Sie also Ihre Lippen, wenn Sie aufeinandergepresst waren, oder lassen Sie Ihre Zehen locker (wenn das noch geht; gerade diese Körperteile werden meistens sehr wenig beachtet und manche Zehenhaltung ist praktisch fest eingebrannt).

Sie können nun wahrscheinlich fühlen, wie sich Ihr Gefühl ändert, wenn Sie die Haltung ändern. Ihre Seele wirkt also nicht nur auf Ihren Körper, sondern auch umgekehrt: Ihr Körper gibt durch seine Haltung Signale an Ihr Selbst, wie Sie sich fühlen sollten.

Wenn Sie sich das nächste Mal ungut fühlen, versuchen Sie zuerst, Ihre Haltung grundlegend zu ändern und warten Sie ab, was geschieht.

Noch besser ist es, dann in Bewegung zu gehen, also einige Minuten zu laufen oder zu gehen, das können auch ein paar Treppen in der Klinik sein.

Tab. 3-7   Körperindikatoren für mögliche Gefühle

Reaktion	Mögliches Gefühl
Schulter hängend	depressiv
Schulter angezogen	gestresst, angespannt
Nacken angespannt	ängstlich, angespannt
Stirn in Falten	unsicher, unklar
Mundwinkel hängen	traurig
Lippen aufeinandergepresst	verbissen
Augenlider zusammen	verbissen
Zähneknirschen	gehemmte Aggression
Hand zur Faust geballt	ärgerlich
Umeinander gewickelte Beine	schutzbedürftig
Zehen eingekrallt	krampfhaft gehalten
Haltung schlaff	traurig, antriebslos
Steifes Kreuz	sich nicht beugen wollen, also Starre

Gefühle erkennen und leben

Damit Sie sich noch besser mit Ihren eigenen Gefühlen auskennen können und gerade ein solch erlebbares Thema wie Gefühle nicht ganz im Theoretischen bleibt, folgen nun drei Selbsttests, in denen es darum geht, ob sie die eigenen Gefühle

- erkennen,
- managen oder
- ausleben

können.

┌─ Selbsttest: Die eigenen Gefühle erkennen ─────────────────────────────

Bitte beantworten Sie nach dem SSE-Schema folgende Aussagen über sich selbst:

Mir ist in aller Regel klar, wie ich mich im Moment fühle.

①   ②   ③   ④   ⑤   ⑥   ⑦   ⑧   ⑩

Wenn ich Stimmungsänderungen oder -schwankungen bemerke, weiß ich, worauf sie zurückzuführen sind.

①   ②   ③   ④   ⑤   ⑥   ⑦   ⑧   ⑩

Wenn ein bestimmtes Gefühl in mir entsteht, bemerke ich dies umgehend.

①   ②   ③   ④   ⑤   ⑥   ⑦   ⑧   ⑩

Ich fühle, wie mein körperliches Empfinden mit meinen Gefühlen zusammenhängt.

①   ②   ③   ④   ⑤   ⑥   ⑦   ⑧   ⑩

Meine Gefühle erkenne ich überhaupt oder so rasch, dass ich von körperlichen Erkrankungen (psychosomatische Erkrankungen) verschont geblieben bin.

①   ②   ③   ④   ⑤   ⑥   ⑦   ⑧   ⑩

In aller Regel kann ich meine Gefühle differenziert und konkret benennen.

①   ②   ③   ④   ⑤   ⑥   ⑦   ⑧   ⑩

Ich bin fähig, einen klaren Zusammenhang zwischen meinen Gefühlen und bestimmten Ereignissen zu erkennen.

① ② ③ ④ ⑤ ⑥ ⑦ ⑧ ⑩

Ich bemerke meine Gefühle, auch wenn sie sehr schwach sind.

① ② ③ ④ ⑤ ⑥ ⑦ ⑧ ⑩

Meine Gefühle erkenne ich spätestens an meinen Emotionen.

① ② ③ ④ ⑤ ⑥ ⑦ ⑧ ⑩

Sie konnten minimal 9 und maximal 90 Punkte erreichen. Wo stehen Sie?

Selbsttest: Die eigenen Gefühle beeinflussen und regulieren können

Bitte beantworten Sie nach dem SSE-Schema folgende Aussagen über sich selbst:

Mir ist in aller Regel klar, wie ich mich motivieren kann.

① ② ③ ④ ⑤ ⑥ ⑦ ⑧ ⑩

Ich schaffe es, meine eigene Stimmung rasch zu verbessern.

① ② ③ ④ ⑤ ⑥ ⑦ ⑧ ⑩

Ich erkenne meine Gefühle schnell und kann sie auch rasch verändern.

① ② ③ ④ ⑤ ⑥ ⑦ ⑧ ⑩

Auch in emotional schwierigen Situationen behalte ich meine Ruhe.

① ② ③ ④ ⑤ ⑥ ⑦ ⑧ ⑩

Wenn ich Gefühle habe, die ich als negativ einstufe, steigere ich mich nicht in sie hinein.

① ② ③ ④ ⑤ ⑥ ⑦ ⑧ ⑩

Wenn ich wütend oder aufgeregt bin, habe ich mich sicher im Griff.

① ② ③ ④ ⑤ ⑥ ⑦ ⑧ ⑩

Auch nach einer aufregenden Situation komme ich schnell wieder in ein inneres Gleichgewicht.

① ② ③ ④ ⑤ ⑥ ⑦ ⑧ ⑩

Es ist kaum möglich, mich gezielt zu ärgern oder zu provozieren.

① ② ③ ④ ⑤ ⑥ ⑦ ⑧ ⑩

Ich kann mit meinen eigenen Ängsten gut umgehen.

① ② ③ ④ ⑤ ⑥ ⑦ ⑧ ⑩

Sie konnten minimal 9 und maximal 90 Punkte erreichen. Wo stehen Sie?

Selbsttest: Expressivität – Gefühle zeigen und leben

Bitte beantworten Sie nach dem SSE-Schema folgende Aussagen über sich selbst:

Meine Sprache und Ausdrucksform sind lebendig und facettenreich.

① ② ③ ④ ⑤ ⑥ ⑦ ⑧ ⑩

Fast immer mache ich gute Erfahrungen, wenn ich meine Gefühle ausdrücke.

① ② ③ ④ ⑤ ⑥ ⑦ ⑧ ⑩

Meine negativen Gefühle wie Wut kann ich so ausdrücken, dass ich die Grenzen des anderen sicher wahre.

① ② ③ ④ ⑤ ⑥ ⑦ ⑧ ⑩

Ich kann meine eigenen Gefühle anderen verständlich machen.

① ② ③ ④ ⑤ ⑥ ⑦ ⑧ ⑩

Es fällt mir leicht, meine Gefühle zuzulassen.

① ② ③ ④ ⑤ ⑥ ⑦ ⑧ ⑩

Es fällt mir leicht, meine Gefühle zu zeigen.

① ② ③ ④ ⑤ ⑥ ⑦ ⑧ ⑩

Ich kann mit anderen gut über meine eigenen Gefühle sprechen.

① ② ③ ④ ⑤ ⑥ ⑦ ⑧ ⑩

Wenn mich etwas belastet, kann ich das auch ausdrücken.

① ② ③ ④ ⑤ ⑥ ⑦ ⑧ ⑩

Ich weiß, wie beziehungsfördernd Gefühle wirken.

① ② ③ ④ ⑤ ⑥ ⑦ ⑧ ⑩

Alles in allem lebe ich in einem guten seelisch-körperlichen Gleichgewicht.

① ② ③ ④ ⑤ ⑥ ⑦ ⑧ ⑩

Sie konnten minimal 10 und maximal 100 Punkte erreichen. Wo stehen Sie?

Weshalb haben Sie wirklich den Arztberuf ergriffen? Wollten Sie Ihren Eltern dienen, es ihnen gleich tun, wollten Sie Ihre gute Abiturnote »umsetzen«, haben Sie eine eigene Verwundung oder eine Vorgeschichte als krankes Kind und wollten deshalb auch sich ein wenig heilen, haben Sie Interesse am Menschen (und wenn, was konkret bedeutet das für Sie) oder hohes wissenschaftliches Interesse? Oder ging es Ihnen vorrangig um viel Geld?

Wenn ich meinen ärztlichen Klienten diese Frage stelle, wird meistens eine der aufgelisteten Antworten gegeben. Wenn wir dann die Antworten genauer beleuchten, wird die erstgegebene Antwort in aller Regel verworfen; die Entscheidung zum Arzt sein ist in der Regel komplex und hängt oft mit einer oder mehreren einschneidenden Situationen in der Kindheit zusammen. Wer weiß, warum er tatsächlich den Arztberuf ausübt, hat einen anderen Zugang auch zu den Gefühlen, die durch die Berufsausübung entstehen und die als negativ empfunden werden wie Unzufriedenheit, gestresst sein, sich unausgeglichen fühlen. Aber was konkret fühlen Sie in der Regel tatsächlich, welche Gefühle sind Ihnen eher fremd?

Selbsttest: Was ich wahrnehme

Entscheiden Sie, welche Gefühle Sie tatsächlich empfinden oder wahrnehmen können.

Gefühl	Empfinde ich		
	eindeutig nicht	**vielleicht**	**eindeutig**
Achtsamkeit	☐	☐	☐

Ärger	☐	☐	☐
Begeisterung	☐	☐	☐
Erfüllung	☐	☐	☐
Frustration	☐	☐	☐
Genugtuung	☐	☐	☐
Inspiration	☐	☐	☐
Klarheit	☐	☐	☐
Nervosität	☐	☐	☐
Neugierde	☐	☐	☐
Ohnmacht	☐	☐	☐
Sehnsucht	☐	☐	☐
Sorge	☐	☐	☐
Stress	☐	☐	☐
Trübsal	☐	☐	☐
Überlegenheit	☐	☐	☐
Unsicherheit	☐	☐	☐
Unzufriedenheit	☐	☐	☐
Verbitterung	☐	☐	☐
Verlangen	☐	☐	☐
Zuversicht	☐	☐	☐

Nehmen Sie mehr negative Gefühle wahr oder mehr positive? Gibt es Gefühle, die Ihnen letztlich fremd sind? Das wäre ungewöhnlich, weil ein Mensch jedes Gefühl empfinden kann, wenn er gesund ist.

Grundsätzlich sollten Gefühle nicht überinterpretiert werden: Sie sagen uns nur, was wir fühlen. Sie sagen uns nicht, was wir tun sollen und nicht unbedingt, warum wir das fühlen. Gefühle sind dem Wesensbereich des Seins zuzuordnen, nicht dem des Tuns. Deshalb können Sie Ihren Gefühlen immer trauen, sie sind ein Spiegel Ihres Innen. Wem Sie nicht trauen sollten, jedenfalls nicht ohne gewisse kritische Distanz, ist Ihrem Verstand und was der Ihren Gefühlen andichten möchte. Eine grundsätzliche Herausforderung besteht somit darin, Gefühle nicht mit Gefühlsinterpretationen zu verwechseln. Gefühle kommen »aus dem Bauch«, dem Unbewussten. Die Interpretationen kommen aus dem »Kopf«, dem reflektiven Selbstsystem.

Gedanken machen Gefühle und Gefühle machen Gedanken. Welche Gefühle entstehen in Ihnen, wenn Sie folgende Gedanken, ausgedrückt über Sätze, lesen?

- Ich tue zuviel.
- Es ist viel Leid, welches ich täglich erlebe.

Das eben waren Gedanken. Können Sie nun eher empfinden, wie eng – eben untrennbar – Gedanken und Gefühle zusammenhängen?

Wenn wir jedes Gefühl, das in uns hochkommt, wie die unschuldige Gefühls-regung eines Babys sofort vorbehalt- und bedingungslos akzeptieren würden, wäre dieses Buch nie geschrieben worden, weil keiner von uns emotionale Pro-bleme hätte [128]. Allerdings hätten wir dann vielleicht mehr zwischenmensch-liche Probleme und wirklich erwachsen würden wir uns auch nicht verhalten.

Erst die Bewertung und soziale Steuerung der eigenen Gefühle und die Selbst-bewertung dessen, was wir uns erlauben und was nicht, bringt uns in die Klem-me. Dennoch ist auch klar, dass eine solche Steuerung zum Menschen und zur Menschwerdung notwendig ist. Seelig wären wir alle nicht, wenn wir uns als Er-wachsene bedingungs- und steuerungslos den eigenen Gefühlen ergeben wür-den. Beurteilen Sie nun, was Ihnen konkret gute Gefühle verschafft.

Übung: Gute Gefühle

Wenn ich Sie jetzt fragen würde, was Ihnen negative Gefühle verursacht, dann würden Sie vielleicht eine lange Liste aufsetzen können. Typische ärzt-liche Antworten auf diese Frage lesen Sie in Tabelle 3-8. Diese Antworten kennen wir also, sie interessieren deshalb weniger. Viel wichtiger sind die Antworten auf eine andere Frage:

- Was bereitet Ihnen gute, positive Gefühle?

Schreiben Sie die Situationen, Umstände, Menschen auf, welche Ihnen in den Sinn kommen. Es ist erst einmal gleich, wie lange das her ist. Wichtig ist, sich klarzumachen, wodurch Sie in eine positive Gefühlslage kommen, weil Sie, je mehr Sie positive Gefühle erleben, sich umso eher auch mit den anderen Gefühlen arrangieren.

Tab. 3-8 Typische ärztliche Gefühlsfallen

- Ich rege mich auf, wenn der Chefarzt wieder einmal Blödsinn redet.
- Sobald der Kollege mit dem Thema … ankommt, gehe ich an die Decke, weil wir nicht vernünftig darüber reden können.
- Wenn Patienten bohrend nachfragen, verunsichert mich das.
- Wenn Patienten wegen einer Rechnung anrufen, denke ich, die wollen mich reinlegen – oder ich bin es nicht wert, genug Geld für meine ärztlichen Leistungen zu erhalten.
- Irgendwie stehe ich immer mit einem Bein im Gefängnis wegen möglicher Kunstfehler.
- Mein ärztlicher Kollege … neidet mir meinen Erfolg.
- Die anderen Kollegen wollen nicht, dass ich mich als …. in ihrer Nähe niederlasse.
- Wenn der Pharmareferent … kommt, weiß ich nicht, wie ich den wieder loswerde.
- Der ewige persönliche Kram, mit dem die Arzthelferin … kommt, belastet mich. Die soll mich doch in Ruhe lassen.
- Wenn mich ein Kollege nicht freundlich grüßt, nehme ich das gleich persönlich.

Viele Teilnehmer von Persönlichkeitstrainings meinen anfangs, je mehr Drama, umso besser oder effektiver. Aber Heftigkeit von Gefühlen bedeutet in keiner Weise Wahrhaftigkeit oder Authentizität. Es sind oft die ganz leisen Tönen, welche wahr sind. Das führt bei manchen Teilnehmern zu großem Frust: Hatten sie sich doch vorher ausgemalt, welche eigenen oder fremden Gefühlsausbrüche sie vielleicht auch ein wenig voyeuristisch erleben würden. Deswegen dürfen Sie sich dennoch heftige Gefühlswallungen erlauben und sie auch zeigen. Sie entscheiden, ob Sie in Ihren Gefühlen baden wollen und darin vielleicht auch kurz einmal untergehen oder ob Sie sich nur minimal befeuchten wollen. Das Wichtigste ist: *Sie selbst* entscheiden es, nicht Ihre unbewussten Reflexe.

Welche Gefühle fallen Ihnen für folgende, emotional intensive Situation grundsätzlich ein?

┌─ Übung: Welche Gefühle möglich sind ──────────────────────────

 Situation: Herr Sorglos geht in Gedanken versunken über die Straße. Er hört zunächst das Auto nicht, welches schnell um die Ecke geschossen kommt. Erst das laute Hupen und die quietschenden Reifen sorgen dafür, dass er nach links schaut und ein Auto auf sich zurasen sieht.

Nennen Sie mindestens zehn mögliche Gefühle von Herrn Sorglos in dieser Situation.

Mögliche Gefühle sind unter anderem Angst, Furcht, Unklarheit, Unsicherheit, Lähmung, Leere, Verzweiflung, Entsetzen, Bedrohung, Ungewissheit, Mut, Tatkraft (zu springen), Zuversicht (dass das Auto rechtzeitig steht).

Sie können anhand der Übung erkennen, dass immer eine Vielzahl von Gefühlen möglich ist und Sie deshalb auch bei anderen nicht sicher auf deren Gefühlswelt schließen können.

Es gibt Gefühle, die eher hilfreich sind, und solche, die sich schädigend auf uns auswirken. Gefühle, die eher schädlich wirken [18], sind Angst, Ärger, Scham, Schuld, Enttäuschung, Traurigkeit, Depressivität [78]. Gefühle, welche eher hilfreich wirken, sind Entspanntheit, Sicherheit, Mut, Gelassenheit, Zufriedenheit, Freude, Optimismus und Verbundenheit.

Es ist wichtig, sich auf den Weg hin zu angenehmeren oder positiven Gefühlen zu begeben. Das braucht ab und zu eine Handlungsanweisung, wie mit negativen Gefühlen umzugehen ist:

Fallbeispiel

Frau Dr. Feinfühl wurde gerade vor einem Patienten von ihrem Oberarzt zurechtgewiesen. Sie fühlt sich daher verletzt und auch ein wenig gedemütigt. Das alles hätte ihr auch vor der Krankenzimmertür gesagt werden können.

Frau Dr. Feinfühl erinnert sich an das, was sie neulich in einem Buch über das Arztsein gelesen hat: »Zuerst akzeptiere ich die mir negativ erscheinenden Gefühle, in diesem Fall die Verletzung und Demütigung. Ich halte diese Gefühle aus, weil sie berechtigt sind. Es gehört sich nicht, einen Kollegen vor Patienten zurechtzuweisen. Meine Verletzung und die Demütigung haben sogar etwas Gutes: Sie sind ein Teil von mir, weil ich empfindsam bin und das kommt täglich meinen Patienten über meine große Empathie zugute. Diese Situation ist zwar schwer für mich, aber der Patient, vor dem ich zurechtgewiesen wurde, hat mich ganz mitleidig angeschaut – ich glaube, es war ihm selbst peinlich. Er wird mir eher mehr als weniger verbunden sein, jetzt, wo wir gemeinsam peinlich berührt waren. Kein Gefühl bleibt ewig, meine Verletzung und Demütigung werden bald wieder enden. Bis dahin wünsche ich meinem Oberarzt, dass er auch mal andere Bücher als nur Fachbücher lesen wird.«

Das war ein konstruiertes Beispiel, um Ihnen den Umgang mit negativen Gefühlen zu verdeutlichen. Vorrangig geht es um *Akzeptanz* und das Wissen um die Vergänglichkeit von solchen Gefühlen – wie allen Gefühlen.

STEPS: Sechs Schritte zum Umgang mit negativen Gefühlen[nach 18]

Step 1   Akzeptanz: Ich akzeptiere meine Gefühle so wie sie sind.

Step 2   Ich beginne, sie zu tolerieren.

Step 3   Ziel stärken: Es ist sinnvoll, meine Gefühle zu akzeptieren und sie auszuhalten, weil …

Step 4   Positive Einstellung: Was ich gerade fühle, hat für mich folgendes Gute: … (sie zeigen mir, dass …; sie helfen mir, weil …; sie wollen mich darauf hinweisen, dass …; sie nutzen mir, weil …; sie sind deshalb ein Teil von mir, weil …)

Step 5   Stärke fühlen: Ich habe schon oft bewiesen, schwere Situationen durchzustehen. Auch heute …

Step 6   Vergänglichkeit: Nichts bleibt ewig, auch das aktuelle Gefühl nicht. Ich weiß, es wird bald wieder vorbei sein. Bis dahin …

Belastungen und Stress im Arztberuf

Das Wissen um die eigenen Gefühle und ihre Ursache scheint ihre Wirkung zu entschärfen.

Ärzte lernen, welche Erkrankungen es gibt und wie sie zu behandeln sind, bringen sich Abrechnung bei, Praxisführung und vieles mehr. Aber alle diese Techniken und all das Wissen helfen nicht, die emotionalen Belastungen des Berufes zu lösen oder zu verarbeiten. Das ist ungut, weil Arztsein eine der höchst möglichen und dauerhaft einwirkenden emotionalen Herausforderungen für einen Menschen bedeutet.

Das Problem wird bislang von offizieller Seite mit schlichter Missachtung bedient; auch der einzelne Arzt mag sich nicht immer gern mit diesen, ihn zunächst belastenden Inhalten auseinandersetzen. Dies zu ignorieren löst das Problem nicht. Sich damit professionell zu befassen, bringt folgende Gewinne:

- Sie sind nicht länger Ihren Gefühlen ausgesetzt, sondern nutzen Sie effektiv.
- Sie können hinderliche Gefühle in kurzer Zeit in aufbauende umwandeln.
- Sie erleben erheblich weniger Gefühle, die Sie als negativ bewerten.
- Sie bleiben eher gelassen, auch wenn um Sie herum die Welt zu versinken scheint.
- Sie können mit den Gefühlen Ihrer Mitarbeiter, Kollegen und Patienten besser umgehen.
- Sie finden näher zu sich und werden den wunderbaren Menschen, der Sie sind, noch mehr mögen.
- Sie können sich besser aus Stimmungen befreien, die Sie nicht haben wollen.
- Sie vertrauen sich wirkungsvoller sich selbst an.
- Sie werden mit mehr Zufriedenheit Ihr Leben erleben.

Sprache hat Bildekräfte

Sind Sie belastet?

┌─ **Übung: Was mich belastet – die »Schattenseiten« der Gefühle** ──────────

 Lesen Sie die folgenden Sätze durch und lassen Sie sie einzeln wirken. Welches Gefühl oder welche Gefühle entwickeln sich bei diesen Sätzen und deren Inhalten? Schreiben Sie Ihre Gefühle auf.
- Ich möchte, dass es meinen Patienten besser geht.
- Ich will ein guter Arzt sein.
- Ich fühle mich so ausgelaugt – der Arztalltag schafft mich so, dass ich es kaum mehr schaffe.

- Heute muss ich dem Patienten die schwere Diagnose sagen.
- Mich frustriert es, dauernd neue Vorschriften zu bekommen.
- Ich finde, die ganzen Kontrollmechanismen im Arztbereich sind unnötig.
- Manchmal möchte ich am liebsten alles hinschmeißen.
- Oft muss ich so tun, als wüsste ich alles.
- Der Arztberuf steht mir bis oben.

Auswertung

Es gibt zwei Möglichkeiten: Sie spüren nichts oder wenig – dann lesen Sie noch einmal und denken auch darüber nach, was Sie fühlen könnten oder was Sie spüren, welche unterschiedlichen Gefühle Sie entwickeln durch jeweils einen einzigen Satz. Sprache formt Gefühle, selbst wenn sie nur gedruckt ist wie hier im Buch.

Es gibt erheblich mehr negativ empfundene Gefühle als positive, denn Gefühle dienen vorrangig als Warnsignale. Viele Menschen versuchen, gegen ihre negativen Gefühle anzugehen. Das ist sinnlos und extrem kraftraubend. Es gibt eine bessere Möglichkeit, mit ihnen umzugehen. Eine davon ist die Umformulierung. Wir alle können unsere Gefühle in einer bestimmten Situation beschreiben und meistens auch erklären. Sobald wir unsere innere Beschreibung der Situation umformulieren, kann sich ein anderes Gefühl entwickeln.

Viele Ärzte sagen mir: »Mein Beruf wäre wirklich schön, gäbe es die KV nicht. Deren Drangsalierungen und Nachfragen kosten mich zu viel Energie.« Die Gefühle dabei sind Schwere, Unwille, Unzufriedenheit, Widerstand.

Wie anders fühlt sich der gleiche Inhalt umformuliert an: »Mein Beruf als solcher ist schön und befriedigt mich. Die KV tut ihre Pflicht, wenn sie genau kontrolliert. Ich möchte ja auch nicht, dass mein Honorar durch Fehlabrechnungen meiner Kollegen gemindert wird.«

Schon ist die Luft raus. Das Prinzip ist also: Sie nutzen die Kraft der Sprache und fokussieren sie auf andere, zugleich vorhandene Aspekte der Situation; es gibt nämlich nahezu keine Situation, die man nur so sehen kann – man kann sie immer auch etwas anders betrachten. Durch die sprachliche Veränderung der Beschreibung einer Situation kann sich Ihr Gefühl ändern. Damit eröffnen Sie sich die Chance, Ihre Einstellung zu verbessern und sich ein anderes Verhalten zu ermöglichen.

Auswirkungen von Stress

Menschen, denen die eigenen und fremde Emotionen klarer sind, bewältigen Stresssituationen besser. Der Mandelkern, die Amygdala, spielt eine wesentliche Rolle bei Stressreaktionen.

Sie reagiert vorrangig bei uns möglicherweise bedrohenden Situationen; das sind uns unbekannte oder potenziell bedrohliche Reize. Sie leitet dann Veränderungen ein, die wir seelisch und körperlich spüren können – die Stressreaktion. Über die HHNA-Achse (Hypothalamus-Hypophysen-Nebennierenrinden-Achse) werden Stresshormone wie Cortisol ausgeschüttet. Es dauert einige Zeit, bis diese Hormone wieder abgebaut sind. Meistens ist der Stresshormonspiegel also noch immer erhöht, auch wenn die auslösende Situation längst im Guten geklärt wurde.

Durch die Aktivierung des sympathischen Nervensystems erhöhen sich Herzschlag und Muskelspannung sowie die Atemfrequenz. Zugleich wird unser Geist wacher, um uns in die bestmögliche Position zur Abwehr von Gefahren zu bringen. Letztlich bedeutet eine Stressreaktion unter physiologischen Gesichtspunkten die Vorbereitung auf die Flucht oder den Kampf. Wer sich der Situation oder dem »Angreifer« unterlegen fühlt, wählt die Flucht, welche mit Angstgefühl verbunden ist. Wer sich stärker oder überlegen fühlt, wählt den Angriff, welcher mit dem Gefühl von Ärger verbunden ist.

Jede solche Aktivierung der Amygdala sorgt für eine Stressreaktion. Dabei ist bedeutsam, dass verschiedene Ursachen, welche wir selbst steuern können, auch zur Aktivierung beitragen (Tab. 3-9). Diese wirken wechselseitig mit den Reaktionen, welche bei Aktivierung der Amygdala im Körper ablaufen; es sind also gegenseitige Verstärker.

Als stressreich werden meistens äußere Faktoren empfunden [66] wie Auseinandersetzungen mit Versicherungen, Zeitdruck, zu wenig Zeit für die Familie zu haben und schwierige Patienten behandeln zu müssen, was schlicht Schwierigkeiten im Umgang mit diesen Patienten meint, also den Beziehungsaspekt betrifft. Am meisten belastend und Lebensqualität mindernd wird die lange Arbeitszeit in Verbindung mit hohem Zeitdruck empfunden [66].

Stress findet sich in vielen, kleinen Details, oft sind es Banalitäten, die uns stressen: eine Nachricht auf Ihrem Anrufbeantworter zu Hause oder Ihrer Mail-

Tab. 3-9 Was die Amygdala aktiviert [18]

	Antidot
Muskelanspannung	Muskelentspannung
Unruhiger, flacher Atem	Atementspannung
Negatives Denken (Aktivierung des präfrontalen Kortex)	bewertungsfreies Wahrnehmen
Aktivierung von Vermeidungszielen (Aktivierung des dorsolateralen präfrontalen Kortex)	akzeptieren und tolerieren
Selbstabwertung	Selbstunterstützung
Unklares Denken, inkorrekte Situationsanalyse	Realitätssinn stärken
Unklare oder fehlende Ziele (unzureichende Problemlösungsfähigkeit)	Zielfindung
Unzureichende Emotionsregulation	Emotionen besser regulieren

box am Handy und Sie erkennen den Anrufer nicht, weil er sich nicht eindeutig zu erkennen gibt oder Sie können seine Rückrufnummer nicht notieren, weil er sie viel zu schnell ausspricht. Was sollen Sie denn tun mit einer solchen uneindeutigen Aufsage und Aussage? Auf Verdacht mögliche Telefonnummern versuchen? Sich nicht melden? Immer wieder sind es scheinbar harmlose Verhaltensweisen Ihres Gegenübers, die Sie selbst in innere Bedrängnis bringen und stressen.

Das Empfinden von negativem Stress schränkt die Sicht auf die Welt ein, was bedeutet, sich selbst Scheuklappen anzulegen und nicht mehr zu fühlen, was noch möglich wäre. Auch nicht mehr zu fühlen, was für einen selbst sinnvoll wäre.

Stress und Ermüdung können zu höherer klinischer Entscheidungsunsicherheit und maßgeblich zu verminderter ärztlicher Qualität führen [50]. 82 von 225 Ärzten berichten von Zwischenfällen durch Stress – 50 % dieser Zwischenfälle führten zur Nichteinhaltung ärztlicher Standards, 7,4 % führten zu ernsten Behandlungsfehlern und in 2,4 % der Fälle kam es zum Tod der Patienten.

Angst führt ebenso wie Anspannung und Stress zu einer starken Minderung der Signalrate von Spiegelneuronen. Anders ausgedrückt: Je ängstlicher wir sind, umso weniger können wir uns auf unsere Intuition verlassen. Wer unter Druck meint, seine Entscheidungen intuitiv treffen zu können, kann sehr danebenliegen. Es beißt sich die Katze in den eigenen Schwanz: Krisenzeiten und belastende Konflikte führen zu einer ängstlichen Grundstimmung und verhindern damit, korrekt »aus dem Bauch heraus« zu entscheiden. Gerade in solchen Situationen wären intuitive Lösungen aber von Vorteil.

Wenn Sie gestresst sind oder weshalb auch immer Angst haben, vermeiden Sie bitte, Ihre Intuition als Ratgeber zu gebrauchen. Das Risiko eines falschen intrinsischen Rates ist dann zu hoch. Dann wird Intuition irrational, was sie ansonsten gerade nicht ist (Details s. unten, Abschn. Intuition und Spiegelneurone).

3.3 Sich selbst annehmen

Emotionen und Erfolg als Arzt

Wer nicht fühlt, denkt auch nicht. [27]

Emotionale Kompetenz ist eine erlernbare Eigenschaft und keine angeborene Eigenschaft der Persönlichkeit. [38]

Was emotional kompetent ist, muss bei Weitem nicht die nahe liegende Lösung sein.

┌─ Übung: Emotionale Kompetenz ──────────────────────────────

Sie fahren gerade Zug und sehen einen Menschen mit Gehhilfe, der im Zug stehen muss, weil alle Plätze besetzt sind. Er selbst fragt niemanden, ob er dessen Platz bekommen kann. Sie haben jedoch den Eindruck, er müsste sich setzen und hat keinen Mut, für sich einzustehen. Ihr Helfersyndrom wird angerührt und Sie selbst sind nach der gerade überstandenen Meniskusoperation nicht so gut drauf, dass Sie ihm Ihren Platz geben können. Aber Ihnen fällt auf, der dafür vorgesehene Platz (Behindertenplatz) wird besetzt von einem offenkundig kräftigen und wahrscheinlich gesunden, jungen Mann. Was tun Sie in diesem Moment?

Lösung 1: Stehen Sie selbst auf und geben Ihren Platz ab, obwohl Sie dafür kaum in der Lage sind?

Lösung 2: Tun Sie gar nichts?

Lösung 3: Bitten Sie den Mann, der den Behindertensitzplatz besetzt hält, aufzustehen?

Was wäre Ihres Erachtens die emotional kompetente Lösung?

Auswertung

Keine der drei! Die emotional kompetente Lösung ist, dass Sie unter der Vermutung, der Mensch mit Gehhilfe würde sich gerne setzen, aber nicht den Mut besitzt, den für ihn bestimmten Platz einzunehmen, fragen, ob Sie das für ihn versuchen sollen. Es wäre für den anderen absolut grenzüberschreitend, ohne sein Einverständnis in Aktion zu treten (Lösung 3). Es wäre für Sie nicht authentisch, Ihren Platz freizugeben, obgleich Sie das nicht können (Lösung 1). Und es wäre emotional inkompetent, dem eigenen Gefühl nicht nachzugehen (Lösung 2).

Ein zentraler Faktor emotionaler Kompetenz ist die Selbstwahrnehmung. Wie empfinden Sie sich selbst eigentlich?

┌─ Übung: Selbstbewertung – Wie ich mich empfinde ──────────────

Beantworten Sie folgende Fragen bzw. ergänzen Sie folgende Aussagen. Verzichten Sie dabei auf Beschreibungen und nutzen Sie weitgehend Wörter Ihres Gefühlsrepertoires.

Meine Art, mit Patienten umzugehen, ist …
    Das empfinde ich (als) …
An meinem Körper mag ich besonders …
    Das empfinde ich (als) …

An meinem Körper mag ich gar nicht …
  Das empfinde ich (als) …
Arzt bin ich geworden, weil ich …
  Das empfinde ich (als) …
Arzt bin ich geblieben, weil ich …
  Das empfinde ich (als) …
An meinem Beruf mag ich besonders …
  Das empfinde ich (als) …
Meine sexuellen Fähigkeiten sind …
  Das empfinde ich (als) …
Am liebsten mag ich dabei …
  Das empfinde ich (als) …
Mein Aussehen beurteile ich als …
  Das empfinde ich (als) …
Meine Wesensart lässt sich am besten beschreiben als …
  Das empfinde ich (als) …

Vielleicht sind Sie durch die Übung ein wenig auf den Geschmack gekommen, sich regelhaft den eigenen Gefühlen und Emotionen zu stellen, z. B. so:

Übung: Persönliche Fähigkeiten

Beantworten Sie sich einmal im Monat folgende Fragen schriftlich:

1. Was motiviert mich wirklich?
2. Was sind die fünf wichtigsten, wirksamsten Spaßmacher in meinem Leben?
3. Was ist das Positive an meiner aktuellen Lebenssituation?
4. Was ist einmalig an mir?
5. Welche Erfolge hatte ich seit der letzten Übung? (ab dem zweiten Durchgang)
6. Worauf bin ich stolz (bei mir selbst, in meinem Beruf, in meinem Unternehmen)?
7. Welche Merkmale finde ich gut an mir?

Für die Beantwortung der letzten Frage gehen Sie so vor, dass Sie sich die bereits gefunden Merkmale vor Augen führen und mindestens ein neues finden. So bekommen Sie eine Liste von Ihren Fähigkeiten. Seien Sie sicher, die Liste ist so lang, dass Sie sie nicht ganz fertig schreiben können.

Umgang mit den eigenen Gefühlen als Arzt

Gefühle haben es in sich: Die Mehrzahl fühlt sich nicht so gut an. Dennoch führt kein Weg daran vorbei, sich auch diesen unangenehmen (»negativen«) Gefühlen zu stellen. Es lässt sich lernen, besser mit ihnen umzugehen. Gefühle entstehen niemals zufällig, sie haben mit der individuellen Vorgeschichte des Menschen genauso zu tun – das ist ihr reaktiver Anteil – wie mit der aktuellen Situation – das ist ihr aktiver Anteil – und wie mit der angestrebten Zukunft – das ist ihr pro-aktiver Anteil.

Viele Menschen wurden mit wenig Gefühl erzogen, es ziemte sich früher für viele Eltern angeblich nicht, voller Herz und Schmerz ihre Kinder zu begleiten. »Das ist doch nicht so schlimm«, »Nun hab Dich mal nicht so«, »Das vergeht wieder«, »Stell Dich nicht so an« – das ist nur eine Minimalauswahl von Sätzen, mit denen Kindern beigebracht wird, ihre Gefühle zu unterdrücken. Da es sich um einen kontinuierlichen Prozess handelt, wirkt er besonders tief.

Noch tiefer sitzt allerdings in jedem Menschen auch die Fähigkeit, alles zu fühlen und mit den eigenen Gefühlen liebevoll umzugehen. Mit diesem Potenzial wird ein jeder Mensch geboren. Die Aufgabe ist somit, sich an etwas zu erinnern, was einmal voll und ganz da war. Persönliche und soziale Kompetenzen gehören für Ärzte zum zentralen Basisinstrument, sie verschaffen ihm ausschließlich persönliche Vorteile. Ärzte müssen jeden Tag viele neue, ihnen meist vollkommen unbekannte Menschen behandeln, sie verstehen, auf sie eingehen. Sie müssen einen Spagat abliefern zwischen dem, dass sie einen Menschen nicht kennen, und ihn dennoch kennen sollten.

Der seine eigenen Gefühle achtende Arzt

- erkennt, wie er sich fühlt.
- erkennt genauer, wie sich der Patient wahrscheinlich fühlt.
- nutzt seine Gefühle und die des Patienten, um den Patienten im besten Sinne zu steuern, damit beide ihren Beitrag zur Heilung leisten.
- versteht, wie sich durch den Raum zwischen ihm und dem Patienten (»das Zwischen«) Gefühle verändern und entstehen können.
- vermag es, die in Emotionen enthaltenen Informationen zu filtern.
- vermag es, die erkannten Informationen in seine Maßnahmen und Empfehlungen einzubinden.
- weiß darum, dass sein Gefühl maßgeblich seine Leistung beeinflusst [129].

Gefühle regulieren Ihre Fähigkeiten (Tab. 3-10). Je nachdem, was Sie gerade tun wollen, kann es durchaus sinnvoll sein, in einer eher neutralen oder sogar gering ängstlichen Gefühlssituation zu sein.

Seine Gefühle zu achten bedeutet auch, sich über sie zu äußern. Für Ärzte gilt das uneingeschränkt in ihrem privaten Umfeld und Patienten gegenüber zumindest eingeschränkt. Die Einschränkung bezieht sich vornehmlich darauf, dem Patienten seine Rolle und seine Grenzen zu lassen. Hierfür kann es notwendig sein, dass der Arzt den Ausdruck seines Gefühls verändert, wofür ihm vier grundsätzliche Möglichkeiten zur Verfügung stehen:

Tab. 3-10   Für ärztliche Diagnostik und Therapie nutzbringende Gefühle

Günstige Gefühlslage	Bei
Diagnostik	
• ein Hauch von Angst	Fehlersuche
	Abwägung von möglichen Gefahren
	Diagnoseunstimmigkeiten
• neutrale, ausgeglichene Stimmung	Anpassung der Therapie an den Patienten
	Überprüfung der eigenen Diagnose- und Therapievorstellung
Therapie	
• Glück und Interesse	Überzeugung des Patienten
• Interesse, Empathie, Mitgefühl	Begleitung des Patienten bei einer Therapie
• negative Stimmung	Erkennung und Bewertung möglicher Probleme im Laufe einer Therapie

- **Verstärkung des Gefühls**
  Beispiel: Sie bekommen etwas geschenkt, was Sie bereits besitzen und nicht brauchen können. Sie wollen das aber nicht zeigen, sondern die auch vorhandene Freude grundsätzlich darüber, ein Geschenk zu bekommen, ausdrücken. Sie verstärken Ihre Freude – von außen bewertet ist das Scheinheiligkeit, eine Form der Lüge.
- **Abschwächung des Gefühls**
  Beispiel: Sie ärgern sich über einen Patienten und drücken es nicht aus, Sie unterdrücken Ihr Gefühl so weit wie möglich. Sie reagieren auch damit scheinheilig oder lügen.
- **Neutralisieren des Gefühls**
  Beispiel: Sie setzen ein Pokerface auf, obgleich Sie sich von den Angriffen des Kollegen zurückgesetzt fühlen. Es ist eine Show, Sie schauspielern – und zugleich ist es nicht wahr.
- **Maskierung des Gefühls**
  Das bedeutet, zu versuchen, etwas anderes zu zeigen als man fühlt.
  Beispiel: Sie lachen bei Scham oder singen ein fröhliches Lied bei Angst: Es ist eine Show, Sie schauspielern – und zugleich ist es nicht wahr.

Seinen Gefühlsausdruck zu »korrigieren« läuft also entweder auf Scheinheiligkeit oder auf ein Schauspiel hinaus und ist immer unwahr – das ist der Preis, den Sie eventuell zahlen müssen. Aber Lügen ist eine gebräuchliche menschliche Technik, die bereits in jungen Kinderjahren erlernt und eingesetzt wird. Lügen ist immer dann möglich oder »erlaubt«, wenn derjenige, den wir anlügen, keine Probleme hätte, wenn die Lüge aufgedeckt wird. Grundsätzlich ist *Wahrhaftigkeit* mit den eigenen Gefühlen sinnvoll, denn es gibt es keine Verbindung zwischen dem Reden über Gefühle und dem Zeigen von Schwäche. Im Gegenteil, meistens ist es ein Zeichen von Stärke, über Gefühle zu reden und reden zu können. Was hinter dem Hemmnis, über Gefühle zu sprechen, stecken kann, ist der Trugschluss, man würde dann dem anderen etwas mitteilen, was er gegen uns verwenden könnte. In der Schlussfolgerung führt das oft dazu, immer weniger über Gefühle zu sprechen, sie damit bei sich selbst immer weniger wahrzunehmen und letztendlich emotional zu erkalten [104].

Wer sich von seiner eigenen Gefühlswelt entfernt und alles mit dem Kopf lösen will, nimmt sich ein Stück Freiheit. Freiheit bedeutet in diesem Zusammenhang, alle menschlich möglichen Ebenen einzubeziehen und zu nutzen. Wenn sich Menschen von ihren eigenen Gefühlen abkoppeln, geschieht dies durch Unterdrückung der Eigenwahrnehmung. Unterdrückung ist eine Art misslungener Kontrolle. Beides, Kontrolle und Abkopplung, laufen der eigenen, inneren Freiheit zuwider.

Emotionale Ansteckung

Als Arzt kann man die emotionale Ansteckung nutzen: Wenn Sie selbst gut gelaunt sind, kann das auf Ihre Patienten übergehen. Umgekehrt genauso: Schlechte Laune bei Ihnen wird eher schlechte Laune beim Patienten verursachen.

Fallbeispiel

Sie sitzen seit Stunden in einem Meeting. Es will nicht enden. Die Stimmung war anfangs noch erwartungsvoll, seitdem wichtige Zahlen auf den Tisch gelegt wurden, kippte die Stimmung. Anfangs waren nur die Verwaltungsleute betroffen, sie ließen Unsicherheit spüren, was ihre eigene Stelle angeht. Diese Unsicherheit schlug rasch in Angst um. Sie selbst haben lange Zeit versucht, gegen ein solches Gefühl in Ihnen anzukämpfen, aber es wurde immer stärker: Nun spüren auch Sie große Unsicherheit und beginnende Angst.

Was ist geschehen? Das, was Demagogen ausnutzen: Die Aktivierung von Spiegelneuronen ändert uns selbst, unsere Stimmung und folgend unsere Handlungen.

In großem Maßstab konnten viele von uns das am 11. September 2001 spüren, dem Tag der Flugzeugattentate auf das World Trade Center. Die immer und immer wiederkehrenden Bilder der in die Hochhäuser rasenden Flugzeuge hat ihre Wirkung nicht verfehlt.

Dass es auch anders herum funktioniert, zeigt die gute, zuversichtliche Stimmung bei der Fußball-Weltmeisterschaft 2006 – ein Land wurde für einige Wochen lockerer und weniger verbissen und »wagte« es, seine Nationalflagge zu zeigen.

Emotionale Ansteckung ist ein wesentliches Instrument, sich in Stimmung zu versetzen. Dabei geht es nicht nur um positive Stimmungen, auch negative Emotionen haben manchmal erwünschte Wirkungen (Tab. 3-11).

Tab. 3-11   Was positive und negative Emotionen bewirken [27]

Wirkungen positiver Emotionen

- Horizonterweiterung
- Einfallsreichtum
- Ideenbildung
- Kreativität und kreative Problemlösung
- ermutigen zu neuen Möglichkeiten
- Offenheit
- innovative Lösungskompetenz
- unkonventionelle Ideen
- mehr Ideen
- Entscheidungsfähigkeit
- verbesserte Denkleistung
- verbesserte soziale Bindungen
- bei positiver Stimmung:
  - Großzügigkeit
  - Hilfsbereitschaft
  - Freundlichkeit
  - Wohltätigkeit
  - das Gesamtbild überschauen können
  - sich auf allgemeingültige Verfahren verlassen
  - keine Detailversessenheit
  - Problemlösung daher eher verlangsamt oder fehlgeleitet

Wirkungen negativer Emotionen

- klarere Zielsetzung
- Motivation zur effektiven Fehlersuche
- effizientere Betrachtung von Details (Detailgenauigkeit)
- höhere Überzeugungskraft
- überzeugendere Argumente
- überschätzen der Bedeutung negativer Vorkommnisse
- räumliche Konzentration
- unterschätzen der Möglichkeit positiver Ereignisse

Es gibt so manches, das uns ein richtig gutes Gefühl schenken kann, kurzfristig beispielsweise Opferhaltung, Selbstmitleid [128], sich ausheulen, Schokolade reinstopfen, die Geliebte besuchen (oder den Geliebten), Einkaufen und Geld ausgeben. Es gibt so viele Ersatzbefriedigungen, Industrien leben davon. Das Problem: Jede Ersatzbefriedigung ist eben nur ein Ersatz und wirkt deshalb nur kurz. Geld ist auch eine Ersatzbefriedigung, weshalb das stetige Streben danach nicht wirklich glücklich macht. Wo liegt der Grund? Ersatzbefriedigungen gehen am Thema vorbei. Sie sollen das lösen, was Sie nicht lösen können. Sie stärken nicht das, was Ihnen fehlt und Sie damit erreichen wollen: Ihr Selbstwertgefühl.

Wie bringen Sie sich in eine bestimmte Stimmung – ohne Schokoriegel? Zum Beispiel so:

Übung: Sich in Stimmung bringen

 Wer Sätze lebt wie »Mir darf es nicht gut gehen«, weil er sie seit Kindheit nutzt und verinnerlicht hat, dem wird es auch nicht gut gehen. Vielleicht machen Sie eine kleine Übung mit.

Fragen Sie sich: »Wie will ich mich jetzt am liebsten fühlen?« Haben Sie Ihre Antwort gefunden?

Wenn Sie sich anders fühlen wollen, als Sie das gerade tun, beginnen Sie damit, sich zu überlegen, wie Sie dahin kommen. Wann haben Sie sich in Ihrem Leben so gefühlt, wie Sie sich nun fühlen wollen? Gehen Sie in Ihrer Vorstellung ganz in diese Situation hinein, immer mehr. Beschreiben Sie, was in dieser Situation geschieht, wie es dort aussieht, worum es geht, wer dabei ist, was Sie hören, was Sie fühlen, was Sie sehen.

Wahrscheinlich bemerken Sie jetzt, dass Sie beginnen, das Gefühl, die Stimmung zu »wiederholen«. Sie wissen, dass Sie das können: Bei jedem spannenden Krimi erschrecken Sie sich vielleicht, bei einem Pilcher-Film werden Sie vielleicht traurig oder ergriffen, wenn Sie Ihre Kinder ansehen oder streicheln, werden Sie innerlich ganz weich. Ihnen ist es möglich, Gefühle zu »produzieren«. Nur Ihnen ist das möglich, anderen nicht. Kein Mensch macht Ihnen ein Gefühl, das machen Sie selbst.

Fühlen lernen Sie nur, wenn Sie fühlen und das ist *auch* eine Frage des Wollens.

Wenn Sie bei den Übungen auch nach längerem Bemühen meinen, so gar nichts zu fühlen: Nutzen Sie die Act-as-if-Technik. Tun Sie einfach so, als würden Sie es fühlen. Meistens stellt sich dann irgendwann, wenn man beginnt, das Bemühen loszulassen, das Gefühl von selbst ein.

Das ist eine wichtige Technik im ärztlichen Beruf. Die nutzen Sie höchstwahrscheinlich längst, wenngleich nicht in den Bereichen, wo sie noch sinnvoller wäre. Sie nutzen sie in all den vielen Momenten, wo Sie nicht genug wissen über die Krankheit oder den Krankheitsverlauf. Nicht, weil Sie es nicht wüssten, sondern weil man es nicht weiß. Ärzte tun viel mehr ex juvantibus als sie zugeben. Das funktioniert erstaunlich oft und erstaunlich gut und es funktioniert, eben weil sie die Act-as-if-Technik nutzen: Sie tun so, als ob sie die richtige Therapie wüssten.

Sie können das Thema auch grundsätzlicher oder etwas schematischer angehen, so nämlich:

> **Übung: Was stattdessen?**
>
> Wir alle kennen Gefühle wie Angst, Ärger, Scham, Trauer oder Enttäuschung. Kein Zweifel, alle diese Gefühle haben ihre Berechtigung. Dennoch geht es uns oft so, dass wir sie nicht auf Dauer haben möchten. Mit dieser Übung legen Sie an einem individuellen und konkreten Beispiel fest, in welche Gefühle Sie die negativ empfundenen ändern, transformieren wollen und können.
>
> Ein Beispiel: Wer Angst hat, von seinem untreuen Partner verlassen zu werden, kann sich klarmachen, wie wenig Sinn es macht, mit einem Partner zusammen zu sein, der sich nicht voll und ganz zu einem selbst und der Partnerschaft bekennt. Weiter kann er sich in die Situation versetzen, wenn der untreue Partner weg ist: Erleichterung, dass endlich etwas entschieden ist, ist genauso möglich wie Klarheit oder Zuversicht auf eine bessere Zukunft und vieles mehr.
>
> Hier noch einige Beispiele:
>
> | Negatives Gefühl | Konkrete, auslösende Situation | Positive Umwandlung (»Zielgefühl«) |
> |---|---|---|
> | Stress | Zeitdruck, viele Patienten | Ich bin beliebt |
> | Ärger | Helferin hat etwas vergessen | Es ist alles gut gegangen |
> | Hemmung | Wage es nicht, den anderen anzusprechen | Ich will meine Ruhe haben |
>
> Ihre Aufgabe besteht darin, sich die Sie persönlich und aktuell am meisten negativ beeinflussenden Inhalte klarzumachen und zu versuchen, sie zu transformieren.

Intuition und Spiegelneurone

Intuition ohne Intellekt ist ein Unglück. Paul Valéry

Menschen leben in einem gemeinsamen, zwischenmenschlichen Bedeutungsraum, der es uns ermöglicht, die Gefühle, Handlungen und Absichten anderer intuitiv zu vergleichen [7].

Sie besitzen die Fähigkeit – zumindest die Anlage zur Fähigkeit –, aus der reinen Beobachtung von anderen Menschen ohne nachzudenken intuitiv innere Sicherheit über deren Absichten und den weiteren Verlauf zu gewinnen [7].

Intuition ist eine der besonderen menschlichen Fähigkeiten. Sie besteht aus unserer Erfahrung, unserem Wissen (das jedoch auch eine Form der Erfahrung ist) und unseren Gefühlen. Unsere Intuition basiert auf den unzähligen Erfahrungen und Bewertungen, die uns größtenteils nicht mehr erinnerlich sind. In Sekundenbruchteilen wird dabei unser gesamter Erfahrungsschatz wie durch einen Scanner abgelichtet und auf eine Essenz, die Intuition, subsumiert. Intuitionen alarmieren und warnen uns vorrangig. Viele wollen sie einsetzen, um die richtigen Lottozahlen zu erahnen oder um zu fühlen, welcher Partner der richtige sei. Das funktioniert nicht, weil sie von Natur aus nicht dafür gedacht waren.

Aber als Leitsystem für ein möglichst risikoarmes Leben taugen Intuitionen.

> **!** Intuition ist die Fähigkeit, zu urteilen, ohne sich der Informationen, auf denen die Urteile beruhen, bewusst zu sein; sie beruht auf Erfahrungswissen, wozu auch Fachwissen zählt.

Über je mehr Fachwissen ein Mensch verfügt, umso eher kann er sich auf seine Intuition verlassen, weil Intuitionen auf dem beruhen, was in uns brachliegt.

Unsere Intuitionen veranlassen ein Gefühl, das wir als »aus dem Bauch heraus« wahrnehmen.

In positiver und gelassener Stimmung verlassen wir uns eher auf unsere Intuitionen; übrigens auch unter Zeitdruck. Je trauriger oder depressiver wir sind, umso weniger vertrauen wir ihnen.

Allgemein neigen Menschen dazu, aus einer zu geringen Anzahl von Ereignissen oder Informationen Schlüsse zu ziehen. Menschen sind also voreilig oder ungeduldig. Sicher ist es so, dass man aus wenigen Faktoren heraus intuitiv die richtige Entscheidung treffen kann. Das ist jedoch nur dann emotional intelligent, wenn eine Art Mindestanzahl von Informationen erreicht ist.

Es gibt viele, recht laute innere Stimmen wie »Das tut man nicht«, »Stell Dich nicht so an«, »Das muss jetzt wirklich nicht sein« usw. Diese lauten Stimmen kennt die Psychoanalyse als das *Über-Ich*. Es sind die Stimmen der Normen. Diese haben mit Intuition nichts zu tun.

Intuitionen sind die zweite Sorte innerer Stimmen – und die sind meistens sehr leise. Es ist eine manchmal gar nicht so leichte Aufgabe, die lauten Stimmen als Mahnungen zu erkennen und sie soweit zu mindern, dass die leisen Stimmen hörbar werden.

Die Intuition führt uns im Gegensatz zu den lauten Stimmen sicher durch unser Leben.

Wir können uns in unserer Intuition am besten so schulen, dass wir ihr folgen, wenn wir der Meinung sind, sie wahrgenommen zu haben. Es ist das Prinzip von Versuch und Erfolg oder – anfangs vielleicht öfter – von Versuch und Irrtum, um seine eigene Intuition besser wahrzunehmen.

Die Intuition wird sich anfangs nicht als klare Handlungsanweisung zeigen, nicht darin, komplexe Vorgänge vorab zu ahnen. Anfangs wird sich die Intuition in einem eher unbestimmten positiven, bejahenden oder einem unbestimmten negativen, abwartenden oder ablehnenden Gefühl äußern.

Die leisen, inneren Stimmen zu hören müssen die meisten wieder lernen. Zu leicht kommen sie unter die Räder des Alltagskrachs. Es ist auch immer wieder angenehmer, sie nicht zu hören. Sie sagen einem nämlich nicht unbedingt das, was man gern hören würde, denn sie sagen meistens die individuelle Wahrheit. Sie müssen diesen Stimmen jedoch nicht blind folgen, sie sind nicht Ihre Befehlsgeber, aber hinhören und anhören sollten Sie sie immer.

Es ist durchaus möglich, dass Sie kein leichteres Leben haben werden, wenn Sie ihnen folgen, aber wahrscheinlich eines, das Ihnen mehr entspricht oder Sie mehr erfüllt.

Intuition bedeutet die Ahnung, was kommen könnte. Sie wird erzeugt durch unsere *Spiegelneurone* (s. auch Abschn. Mandelkern, Gefühl und das Entscheiden). Ohne Spiegelneurone kein Kontakt, keine Spontaneität und kein emotionales Verstehen. Diese Neurone im Gyrus cinguli, dem entscheidenden Emotionszentrum des Gehirns, sind unsere Nervenzellen für Mitgefühl, Empathie und Intuition. Sie nehmen in aller Regel unbewusst Informationen auf und bereiten sie für uns so auf, dass wir aufgrund unserer Lebenserfahrung eine konkrete Idee bekommen, was nun geschehen wird oder sollte.

Damit es zur Intuition kommen kann, müssen wir nur Teilsequenzen einer vermuteten Aktion erkennen können. Eine Momentaufnahme genügt, um unsere Intuition zu aktivieren. Denn *die Beobachtung von Teilen einer Handlungssequenz eines anderen reicht aus, um im Beobachter dazu passende Spiegelneurone zu aktivieren, die ihrerseits aber die gesamte Handlungssequenz »wissen«* [7].

Eigene Spiegelneurone treten so in Resonanz zu den Spiegelneuronen von anderen Menschen. Wir empfinden mehr Sympathie für Menschen, die selbst gut spiegeln können. Das ist ein wenig wie diese Zauberspiegel, in denen man sich wieder und wieder findet. Die Sympathiewirkung überträgt sich nur, wenn sie ehrlich ist, authentisch in Einklang mit der echten, inneren Stimmung steht.

Unsere Intuition ist damit umso treffender, je ähnlicher unsere vorhandenen Erfahrungen denen des gespiegelten Partners sind. Wer bisher sozusagen in einer anderen Welt gelebt hat oder bei dem zwei Welten aufeinandertreffen, bei dem wird die Intuition viel eher versagen. Intuition irrt dann, wenn unsere eigenen inneren Programme abweichen von dem, worum es bei unserer Intuition geht. Spiegelneurone können nicht trainiert werden, sie entziehen sich einer aktiven, bewussten Einflussnahme. Wenn Intuition versagt, muss der Verstand einspringen, denn irgendeine Instanz muss ja entscheiden.

Spiegelneurone wirken jedoch auch in anderer Richtung: Wenn wir unbewusst merken, in eine wirklich neue Situation geraten zu sein, hat Intuition keine Chance, nichts ist mehr vorhersehbar und was folgt, ist Angst. Angst bedeutet also auch das innere »Messen« von nicht adäquat oder gar nicht aktivierten Spiegelneuronen.

Wenn Spiegelneurone in Resonanz gehen, läuft das beim Spiegelnden im Gehirn ab, was beim Gespiegelten stattfindet. Das bedeutet: Wenn wir nur etwas sehen, wird es in uns verarbeitet, als hätten wir es selbst getan oder erlebt. Wer mit dieser wissenschaftlich gesicherten Erkenntnis weiterhin Nachrichtensendungen anschaut, ist selbst schuld. Je häufiger wir eine gleiche Beobachtung machen, umso wahrscheinlicher wird, sie selbst auszuführen. Diese neurologische Erkenntnis verursacht mir Grauen, wenn ich an die ubiquitär verbreiteten Killer-spiele oder die täglich ausgestrahlten Bilder von Attentaten denke.

So wichtig es ist, in Resonanz zu treten, also die Spiegelung zuzulassen, so wichtig ist es auch zu lernen, sich dagegen abzugrenzen. Auf der Metaebene lässt sich das besonders gut erkennen: Wenn ein politischer Demagoge unreflektierte Massenphänomene produziert, tut es not, sich der eigenen Spiegelung zu wider-setzen. Ansonsten wird man ein instrumentalisierter Teil einer Kampagne, denn Resonanzverhalten ist auch auslösbar, wenn völlig unbewusst bleibt, worauf die Reaktion erfolgte.

Manchen geht es schon während Popkonzerten so, dass sie sich letztlich in der wogenden, vom Leadsänger nahezu willkürlich lenkbaren Menschenmenge nicht wohlfühlen. Das gilt auch für Zweiersituationen wie zwischen Arzt und Pa-tient: Wenn Sie sich im Leid des Patienten zu sehr spiegeln, werden Sie Fehler machen. Andererseits wird eine zu große Distanz als unmenschlich empfunden. Resonanz und ihr folgend Mitgefühl und Empathie ist gerade für Ärzte ein heik-les Thema: nicht zu viel und nicht zu wenig. Für Ärzte ist eine Beobachtung wichtig: Die Sympathie Ihrer Patienten Ihnen gegenüber stoppt, sobald Sie voll-ständig in Mitgefühl aufgehen. Das bedeutet nämlich eine unpassende Grenz-überschreitung, also Distanz- und Maßlosigkcit, und mit ihr geht die Fähigkeit verloren, helfen zu können [7].

■ **Law of attraction:** Das Gesetz der Resonanz gilt für zwischenmenschliche Be-ziehungen. Das bedeutet: Wenn Sie jemanden sympathisch finden, ist die Wahr-scheinlichkeit, dass auch er Sie sympathisch findet, hoch. Wenn Sie jemanden in-teressant finden, wird auch Ihr Gegenüber Sie interessant finden. Wenn Sie mit Ihrem Gegenüber Probleme haben, hat er es wahrscheinlich auch.

■ **Joint attention:** Sie sitzen selbst in einem Wartezimmer. Sie nehmen leise Ge-sprächsfetzen wahr und das Rascheln von Zeitschriften. Auf einmal fällt einem an-deren die Zeitschrift mit einem lauten Geräusch aus der Hand und er starrt auf die Zimmertür. Was tun Sie? Sie tun das gleiche wie jeder andere Mensch auch: Sie starren auch auf die Tür. Dem spontanen und wenig überlegten Einschwenken auf einen Punkt gemeinsamer Aufmerksamkeit kann sich kaum ein Mensch entzie-hen. Das ist der Trick, wenn auf einer Bühne eine Showexplosion losgeht und der Zauberer die Bühne zur anderen Seite verlässt. Alle starren auf die Explosion.

Wechsel von Emotionen

Viele glauben, es sei schwierig, von einer Emotion in eine andere zu wechseln; zumindest wenn die Emotionen sehr verschieden sind. Aber das trifft nicht zu. Gefühle sind sehr schnell, sie eilen den Gedanken und den Emotionen (die im-mer auch eine muskuläre Tätigkeit verlangen) voraus. Die Grundlage für einen schnellen Wechsel ist also vorhanden, deshalb findet er auch statt.

Ein Beispiel aus einer Universitätsklinik:

Fallbeispiel

Der Oberarzt Professor Ichwerdselbstmalchef wird zum amtierenden Chefarzt zitiert. Er hat es gewagt, ein komplettes Buch zu schreiben und, ohne den Chefarzt als Ko-Autor zu zitieren, es als Alleinautor zu publizieren.

Der Chefarzt schreit ihn an, was ihm einfiele, was von dieser Klinik aus publiziert werden würde, darüber habe noch immer er zu bestimmen. Die klassische emotionale Kaskade läuft auf Hochtouren und hat das Endziel, den Wutausbruch, längst erreicht.

Das Telefon klingelt, die Chefsekretärin wird via Sprechanlage angeschrien, wie sie es wagen könne, ihn jetzt zu stören. Sie kennt das Gehabe und sagt nur trocken: »Der Dekan ist am Apparat.«

Weniger als eine Sekunde später nimmt der Chefarzt das Gespräch an und ist jovial, freundlich, aufgeschlossen, ja heiter und gelassen. Neben ihm sitzt der schmorende Oberarzt, nur heißt der seit dieser Sitzung »Ichwäregernchefgeworden«.

Wer hat nicht schon einmal einen richtig heftigen Streit erlebt, dann kommt beispielsweise ein Kind in den Raum und es gelingt uns sofort, ohne Zögern, freundlich und lieb zu ihm zu sein.

Wir alle können also sehr schnelle Emotionswechsel durchführen. Das funktioniert dann besonders leicht, wenn wir die Situation (Chefarzt – Oberarzt zu Chefarzt – Dekan oder Partner – Partner zu Partner – Kind) komplett ändern müssen. Aber ein Grundsätzliches erkennen wir daran: Wir können sofort unsere Emotionen stoppen, wenn es sinnvoll ist oder sein »muss« – damit können wir auch aktiv Gefühle beenden.

Therapieentscheidungen und Kognition?

Der Mensch ist ein hochkomplexes Wesen und das Wesen vieler Erkrankungen ist nicht wirklich geklärt. Oder können Sie plausibel erklären, warum Erkältungen auftreten? Rhinoviren, schön und gut, aber warum verschnupft sich dann bei Weitem nicht jeder? Dann werden Allgemeinplätze genutzt wie: eine kurzfristige Schwäche des Immunsystems und dann haben die Viren ihre Chance. Aha. Was ist eine kurzfristige Schwäche des Immunsystems?

Das Beispiel verlassend, will ich Sie dafür sensibilisieren, dass selbst Banalerkrankungen nicht wirklich erklärt werden können. Der Sachverhalt ist allein dabei schon so komplex, dass wenig wirklich bewiesen ist. Wenn die Basis, aufgrund der Entscheidungen getroffen werden sollen, unklar ist, was wird dann mit Therapieentscheidungen sein? Wann sind diese klar und eindeutig? Viel öfter als Sie denken entscheiden Sie entsprechend »aus dem Bauch heraus«. Ihre persönlichen Kompetenzen haben in kurzer Zeit aus nur zum Teil erinnerbaren

Inhalten, die sehr stark komprimiert sind, abstrahiert vorliegen und Ihrer gesammelten Erfahrung entsprechen, das wahrlich Richtige herausgefiltert. Damit wird jede Therapieentscheidung zu einem höchst individuellen und de facto *auch* stimmungsabhängigen Prozess zwischen Arzt und Patient. Worauf sonst greifen Sie bei Ihren Therapieentscheidungen zurück, wenn nicht auf die gesammelten Erfahrungen Ihres Berufslebens – nur sind die so individuell und subjektiv wie Sie. Alles in allem ist die Persönlichkeit mit ihren Kompetenzen für das Verhalten erheblich bedeutsamer, als man bis heute wahrhaben möchte. Sie entspricht unserer Individualität. Die der individuellen Persönlichkeit erwachsenden und möglichen Verhaltensweisen sind alles andere als unvorhersehbar oder unbeherrschbar; auch deshalb müssen sie erkannt und möglichst korrekt wahrgenommen werden – und das geht wirkungsvoll anhand der eigenen Gefühle.

STEPS: Eigene Gefühle nutzen

Die eigenen Gefühle nutzbringend einzusetzen bedeutet, sie zu erkennen und sich ihnen zu stellen. Dafür gibt es neun Schritte:

Step 1 Was fühlen Sie konkret?

Step 2 Wie stark ist das Gefühl?

Step 3 Wie fühlen Sie sich mit dem Gefühl? Wollen Sie es also behalten oder eher nicht?

Step 4 Auf welche Weise beeinflussen Ihre Gefühle Ihre Gedanken? Ist das in Ordnung oder eher nicht?

Step 5 Wieso fühlen Sie sich so? Was war also der Auslöser?

Step 6 Welche Dynamik hat das Gefühl?

Step 7 Wie wird es sich weiterentwickeln?

Step 8 Können Sie etwas mit dem Gefühl anfangen oder eher nicht?

Step 9 Wenn nicht und es vergeht nicht: Wie können Sie das Gefühl so handhaben, dass es Sie unterstützt?

Lebensqualität und die Vermeidung von negativen Gefühlen

Für Erfolg im Leben ist eine gute, also freudige Stimmungslage mit entsprechender Motivation zu Leistung offensichtlich vorteilhaft, wenn nicht unverzichtbar. Sie ist jedenfalls besser als verbissenes Abmühen oder getriebene Hektik. [122]

Gibt es etwas, von dem Sie nicht innerhalb kurzer Zeit wissen, ob Sie es (oder sie oder ihn) mögen oder nicht? Wahrscheinlich ist das selten der Fall. Es ist gleich, worum es geht, wir können in kürzester Zeit unser Gefühl zumindest soweit klären, zu wissen, ob es eher gut oder eher schlecht für uns ist. Dabei ist das, worum es geht, zweitrangig: Es kann eine bestimmte Speise sein, ein Musikstück, ein

Politiker, eine Landschaft, ein Partner oder ein Mitarbeiter. Alles, was wir in uns abrufen können, ist mit einem Gefühl verbunden, zumindest mit einer Gefühlsqualität. Zunächst können wir es sehr rasch in plus (positiv, angenehm, sich hingezogen fühlen oder erwünscht) und minus (negativ, unangenehm, nicht hin wollen oder unerwünscht) trennen. Wenn Sie sich dann das konkrete Gefühl klarmachen, was durchaus dauern kann, wird es immer entweder in die Plus- oder in die Minus-Richtung weisen.

Versuchen Sie es mit folgender Übung:

Übung: Gefühlsqualität und konkretes Gefühl

Geben Sie zunächst an, ob Sie sich von dem, was Sie dem Begriff zuordnen, hingezogen oder eher abgestoßen fühlen:

Inhalt	Hin	Weg	Egal
Erdbeermarmelade	☐	☐	☐
Nuss-Nougat-Creme	☐	☐	☐
Menschen	☐	☐	☐
Männer	☐	☐	☐
Frauen	☐	☐	☐
Kinder	☐	☐	☐
Krankheiten	☐	☐	☐
Leiden	☐	☐	☐
Tod	☐	☐	☐
Siechtum	☐	☐	☐
Sex	☐	☐	☐
Perversion	☐	☐	☐
Albert Schweitzer	☐	☐	☐
Albert Einstein	☐	☐	☐
Johann Sebastian Bach	☐	☐	☐
Wolfgang Amadeus Mozart	☐	☐	☐

Gehen Sie nun die Liste noch einmal durch und spüren Sie in sich, welches konkrete Gefühl Sie bei dem, was Sie dem Begriff zuordnen, haben. Bei den Ausdrücken, die Sie mit »egal« bewertet haben, spüren Sie besonders nach: Egal gibt es nicht als Gefühl; meistens ist es so etwas wie Ausgeglichenheit und die ist positiv.

Inhalt	Konkretes Gefühl (Gefühle)
Erdbeermarmelade	_____
Nuss-Nougat-Creme	_____
Menschen	_____
Männer	_____
Frauen	_____
Kinder	_____
Krankheiten	_____
Leiden	_____
Tod	_____
Siechtum	_____
Sex	_____
Perversion	_____
Albert Schweitzer	_____
Albert Einstein	_____
Johann Sebastian Bach	_____
Wolfgang Amadeus Mozart	_____

Sie konnten anhand der Übung erkennen, wie sehr Ihre Gedächtnisinhalte (Einstein kann nur in Ihrem Gedächtnis existieren) mit einer Gefühlsqualität verbunden sind, wenn sie für Sie eine Bedeutung haben. Das liegt daran, dass wir alle die Welt grundsätzlich mit Bezug auf uns selbst beurteilen. Wie sonst?

Gehen Sie gleich ein wenig weiter: Vielleicht haben Sie gerade beim Lesen des Buches ein Getränk neben sich stehen, vielleicht gerade etwas in einem anderen Raum getrunken, vielleicht aber würden Sie gerne etwas trinken [nach 122]. Wenn Ihre Aufgabe nun darin besteht, sich zu überlegen, was Sie am liebsten, am zweitliebsten oder überhaupt nicht gern tränken, wie würden Sie antworten?

Stellen Sie sich nun vor, Sie seien besonders sportlich. Sie hätten gerade einen Halbmarathon hinter sich, immerhin mehr als 20 km. Draußen ist es heiß, richtig heiß. Wie sähe nun Ihre Liste aus? Wahrscheinlich anders. Ihre Wünsche und Bedürfnisse werden vom Körper und auch von außen beeinflusst.

Wir versuchen immer das zu wählen, was uns *im Moment* am liebsten ist oder zumindest am wenigsten unangenehm. Diese Art des Vorgehens ist normal menschlich und damit keineswegs auf die Getränkeauswahl beschränkt. Sie ist auch nicht auf die materielle Ebene (trinken ist materiell) bezogen, sie gilt immer: Wer bevorzugt erfahren möchte, dass er der Größte ist, wird das erfahren, und wer meint, dass ihn ohnehin niemand liebe, wird jenes erleben.

Schauen Sie diese Inhalte noch einmal etwas allgemeiner an:

Selbsttest: Wie ich mich im Leben fühle [nach 18]

In der letzten Zeit …	Nie	Selten	Manchmal	Öfters	Immer
… konnte ich mir gute Gefühle machen.	☐	☐	☐	☐	☐
… konnte ich meine negativen Gefühle annehmen.	☐	☐	☐	☐	☐
… spürte ich, meinen negativen Gefühlen gewachsen zu sein.	☐	☐	☐	☐	☐
… habe ich mich gegen meine negativen Gefühle erfolgreich durchgesetzt.	☐	☐	☐	☐	☐
… habe ich meine negativen Gefühle erfolgreich verändert.	☐	☐	☐	☐	☐
… konnte ich mich gut aus Gefühlstiefs herausholen.	☐	☐	☐	☐	☐
… haben mich meine negativen Gefühle nicht an meiner Arbeit gehindert.	☐	☐	☐	☐	☐
… haben mich meine positiven Gefühle nicht von meiner Arbeit abgelenkt.	☐	☐	☐	☐	☐
… haben mir meine positiven Gefühle Kraft gegeben.	☐	☐	☐	☐	☐
… haben mich meine negativen Gefühle keine Kraft gekostet.	☐	☐	☐	☐	☐

Wenn Sie Ihre Ergebnisse betrachten, haben Sie dann eher mehr gute oder mehr negative Gefühle gehabt? Konnten Sie mit den positiven Gefühlen umgehen und sie bewahren oder eher nicht? Konnten Sie negative Gefühle vermeiden oder wirkten sie ungefiltert auf Sie ein?

Dieser Selbsttest knüpft an eine wichtige Erkenntnis an: Etwas zu verlieren ist schlimmer als etwas nicht zu bekommen. So ist der Mensch gestrickt. Unser Gehirn ist darauf gepolt, negative Emotionen heftiger wahrzunehmen als positive.

Wenn Sie in innere Balance und zum Empfinden hoher Lebensqualität kommen wollen, vermeiden Sie negative Emotionen. Das ist wichtiger (!) als sich positive Emotionen zu verschaffen [72].

Was ist eine der nicht immer guten Konsequenzen? Sie vermeiden eine Verschlechterung Ihrer Lage eher als dass Sie eine glückliche Wendung versuchen.

Das beeinflusst auch unser Risikoverhalten: Gewinnchancen führen nicht zu einer erhöhten Risikobereitschaft, aber ins Risiko gehen wir, wenn wir Verluste vermeiden wollen.

Leitgefühl für Lebensqualität

Untersuchungen über die Lebensqualität haben Arbeitsbelastung und -zufriedenheit, Zukunftsperspektiven, gesundheitspolitische Entwicklungen und die Lebenszufriedenheit bearbeitet [106]. Das wesentliche Ergebnis war, dass Ärztinnen in jedem untersuchten Bereich eine höhere Lebensqualität angeben als Ärzte [65]. Die Männer haben also Nachholbedarf; selbst die in der Regel frauliche Doppelbelastung mit Beruf und Familie ändert nichts daran.

Es gibt keine allgemeingültige Festlegung, was Lebensqualität bedeutet. Metadefinitionen wie psychisches Wohlbefinden, Funktions- und Leistungsfähigkeit, soziale Beziehungen und körperliche Verfassung sind Allgemeinplätze, welche letztlich der WHO-Definition von Gesundheit entsprechen [34]. Ist Lebensqualität »nur« Gesundheit? Sicher nicht.

> **!** Lebensqualität kann am ehesten als Grad des individuellen Wohlbefindens definiert werden, in das weit gefasste Bereiche wie Bildung, Status, Gesundheit, Kultur und Wertesystem, eigene Ziele, Erwartungen und Standards einfließen.

Je entwickelter eine Gesellschaft ist, umso mehr orientiert sich die empfundene Lebensqualität weg von Primärbedürfnissen wie ausreichender Ernährung oder nicht frieren müssen hin zu immateriellen Inhalten wie Selbstbestätigung oder Glück.

Zentral ist Zeitwohlstand ein Teil von Lebensqualität, d.h. so weit wie möglich frei über die eigene Lebenszeit bestimmen zu können – im Wissen darum, keine Zeit zu haben, sondern sie sich ausschließlich nehmen zu können.

Die Verbindung von Lebensqualität mit Lebenszufriedenheit ist auffallend eng; man kann die *persönliche Zufriedenheit* als das Leitgefühl für die empfundene Lebensqualität definieren.

Was Lebensqualität für Sie bedeutet, hat entsprechend nur mit Ihnen selbst zu tun. Was antworten Sie auf die Frage, unter welchen Bedingungen Sie selbst Ihr Leben als wirklich lebenswert empfinden? Ist es gute Gesundheit oder viel Geld oder eine glückliche Beziehung? Was konkret bedeutet für Sie eine hohe Lebensqualität? Sie haben diese Frage bereits einmal am Anfang des Buches beantwortet (s. Einleitung); vielleicht können Sie nun Ihre Antwort ergänzen, korrigieren oder einfach bestätigen.

Patienten und die ärztlichen Gefühle

Das menschliche Leben (…) läuft vor allem als ein andauerndes Wechselspiel zwischen Vernunft/Moral einerseits und Unbewusstem/Triebhaftem andererseits ab. [117]

Nicht wenige Patienten sträuben sich, mit ihren eigenen Gefühlen konfrontiert zu werden. Darum geht es in diesem Buch nicht, es kann nicht ärztliche Aufgabe sein, Persönlichkeitsschulung für Patienten anzubieten. Der Arzt führt und muss deshalb eine Vorbildfunktion einnehmen; es geht also um *seine* persönlichen Kompetenzen.

Nach Caruso und Salovey [27] besteht emotionale Intelligenz daraus,
- zu erkennen, wie sich Menschen fühlen,
- Emotionen als Denkhilfe zu verwenden,
- Ursachen für Emotionen zu verstehen und
- Emotionen für und während Entscheidungsfindungen zu nutzen.

Damit muss der Arzt versuchen,
- genaue Daten zu erhalten,
- mittels eigener Gefühle sein Denken zu formen,
- Situationen auf deren emotionale Inhalte hin zu bewerten,
- zum tatsächlich zugrunde liegenden Thema zu kommen und Werkzeuge zu nutzen, Probleme zu lösen.

Auch wenn es problemlos möglich zu sein scheint, eine Gallenblase ohne Empathie zu entfernen, ist es ein fachlich korrektes Vorgehen,
- zunächst den Patienten ausreichend aufzuklären, was der Vernunft entspricht,
- ihn dabei und während der Narkoseeinleitung zu beruhigen, was der Zuwendung und einem einfühlsamen Handeln entspricht,
- ihn dann korrekt zu operieren, was der engen Fachkompetenz und dem Ich entspricht,
- ihn nach der gelungenen Operation wieder mitmenschlich zu behandeln, nochmals Emotion.

Eine Vielzahl von Erkrankungen ist psychosomatisch, rein psychisch oder hat zumindest auch Aspekte hiervon. Der Schlüssel zu Menschen mit solchen Erkrankungen kann nicht Ihre intellektuelle Führung sein, sondern Zuwendung [117], einen Zugang auf emotionaler Ebene zu finden.

Wichtig bei emotionaler Kompetenz ist, die Seite des anderen, des Patienten zu betrachten. Jeder Mensch ist für sich gesehen in seinen inneren Abläufen komplett kausal. Das bedeutet, wie er eine bestimmte Herausforderung bewertet, was emotional abläuft, entspricht klaren, inneren und letztlich ansatzweise determinierten Abläufen. Was dabei stattfindet, ist jedoch von Mensch zu Mensch verschieden.

Unsere Gefühle erwachsen nicht aus der Situation als solcher, sondern aus unserer individuellen Einschätzung der Situation. Deshalb empfindet jeder andere Mensch ein und dieselbe Sachlage zumindest etwas anders als Sie.

Es gibt im profitorientierten Marketing die Faustregel, 70 % aller Kaufentscheidungen – das sind immerhin Entscheidungen – werden aus emotionalen Gründen gefällt. Der Patient hat sich bereits für Sie als Arzt entschieden, sonst wäre er außer im Notfall nicht bei Ihnen. Wer nun denkt, viele seiner Patienten kämen schlicht, weil er für diese der am leichtesten zu erreichende Arzt sei, sollte bedenken, seinen Patienten damit das Gefühl der Unkompliziertheit, des sich nicht anstrengen Müssens, zu ermöglichen. Sie kommen nicht, weil der Arzt nahe ist, sondern weil sie es damit leicht haben. Aber gleich, was im Detail dahinter steckt: Es sollte dem Arzt ein gutes Gefühl bereiten, dass mit der Konsultation der Patient sich erst einmal *für ihn* entschieden hat.

Sich besser oder wohl zu fühlen hängt viel weniger von äußeren Faktoren ab als von einem selbst. In diesem Sinn sind Patienten für Ärzte äußere Faktoren. Was Sie in Ihrem Beruf tun, wie Sie sich dabei fühlen, liegt nicht in der Macht der Patienten, sondern in Ihrer eigenen. Jeder, auch Sie, fühlt immer nur seine eigenen Gefühle, die von anderen nie. Auch deshalb gibt es keine falschen oder nicht authentische oder nicht ehrliche Gefühle: Für Sie gibt es nur Ihre Gefühle, allenfalls deren Benennung oder Bezeichnung kann falsch sein. Es ist doch gut, wenn sich diese angenehmer, liebevoller, zufriedener oder aufbauender anfühlen als bislang. Deshalb gilt: Wer fühlen will, muss wollen.

So wie nur Sie Ihre Gefühle machen, können auch nur Sie diese verändern. Das tun Sie täglich vielfach, vielleicht ohne dass es Ihnen bislang klar ist.

Falleispiel

Ein Arzt führt ein intensives Gespräch mit einem Patienten. Er und sein Patient sind ganz im Thema und können eine Störung nicht gebrauchen. Die Stimmung des Arztes ist von fachlicher Sicherheit getragen und er fühlt sich kompetent und zugleich auch dem Patienten gegenüber offen. Insgesamt würde er sein Gefühl als sicher charakterisieren. Dann klopft es und obwohl er darum gebeten hatte, nicht gestört zu werden, kommt eine Mitarbeiterin sofort mit dem Anklopfen und unaufgefordert in den Raum.

Sein Gefühl ändert sich umgehend in Unwillen und Aversion. Dann sagt seine Mitarbeiterin: »Im Wartezimmer ist ein Patient umgekippt. Bitte kommen Sie sofort.« Sein Gefühl ändert sich sofort wieder, diesmal in ängstliche Erwartung, das ungute Gefühl der Mitarbeiterin gegenüber ist bereits verschwunden. Er nimmt nur kurzen Blickkontakt zum Patienten auf, der ihm klarmacht, dass er natürlich umgehend das Gespräch unterbrechen kann. Er geht ins Wartezimmer und der Patient hat sich bereits wieder aufgerappelt. Er kennt ihn und vermutet, dass er gerade große Blutzuckerschwankungen hat; letztlich ist er nun erleichtert. Wieder ein neues Gefühl.

Er klärt kurz die Situation und sagt seiner Mitarbeiterin, sie solle umgehend den Blutzuckerwert kontrollieren und ihm dann Bescheid geben. Nachdem klar ist, dass er dort nicht mehr gebraucht wird, geht er zu seinem ursprünglichen Patienten zurück. Nach wenigen Sätzen mit ihm stellt sich sein erstes Gefühl wieder ein: innere Sicherheit.

Jeder Mensch verursacht jedes Gefühl und jede Veränderung selbst, niemand sonst. Ich hätte alle hier beschriebenen Gefühle auch durch andere, mögliche austauschen können. Das Beispiel von eben, verkürzt:

Fallbeispiel

… Dann klopft es und obwohl er darum gebeten hatte, nicht gestört zu werden, kommt eine Mitarbeiterin sofort mit dem Anklopfen und unaufgefordert in den Raum.
Sein Gefühl ändert sich umgehend in leichte Unsicherheit und Unruhe, weil er weiß, dass seine Mitarbeiter seine Bitte respektieren – es muss also etwas geschehen sein. Dann sagt seine Mitarbeiterin: »Im Wartezimmer ist ein Patient umgekippt. Bitte kommen Sie sofort.« Sein Gefühl ändert sich sofort wieder in Sicherheit, auch das Gefühl der Mitarbeiterin gegenüber war korrekt … Er geht ins Wartezimmer und der Patient hat sich bereits wieder aufgerappelt. Er kennt ihn und ahnt, dass er gerade große Blutzuckerschwankungen hat; letztlich ist er sofort wieder angespannt, weil er zum ersten Patienten zurück muss …

Wenn Sie sich noch näher kennenlernen möchten, können Sie das mit folgender Übung initiieren:

Übung: Wie ich Gefühle mache und ändere

 Die Übung können Sie gut in Ihren Praxis- oder Klinikalltag integrieren. Sie brauchen davon niemandem etwas zu sagen und Sie können sich eine Art Protokollbogen vorab fertigen.
Beobachten Sie sich einen Tag lang und versuchen Sie herauszufinden, wie und wann Sie Gefühle ändern. Behandeln Sie Ihre Gefühle wie ein kleines Kind: Beachten Sie diese und nehmen Sie sie an die Hand.
Versuchen Sie dabei in kurzen Pausen stichpunktartig zu notieren, wie Sie es tun, wie Sie bestimmte Äußerungen anderer als Anlass für Gefühlsänderungen verwenden, wie Sie bestimmte Inhalte mit bestimmten Gefühlen kombinieren oder über bestimmte Tätigkeiten bestimmte Gefühle »produzieren« (das tun natürlich Sie und nicht die Tätigkeiten als solche).
Warten Sie, bis Situationen kommen, die Ihnen negative Gefühle machen. Welche Gefühle und welche Situationen sind das konkret?
Beobachten Sie, wie sich Ihre Gefühle ändern, wenn Sie sich gestresst fühlen. Erkennen Sie Strategien, welche Sie selbst anwenden, um die Gefühle zu verdrängen? Können Sie bereits aktiv Gefühle steuern?
Ich bin mir sicher, Sie können es.

3.4 Sich selbst stimmen

Stimmung, Effektivität und Entscheidung

Führung ist Zwischenmenschliches. [46]

Authentische Führung beginnt mit emotionaler Intelligenz. [131]

In jeder Praxis und in jeder klinischen Arztstelle ist ein Team zu führen. Das geschieht in sehr verschiedener Weise [48]; analytisch oder entschieden, charismatisch oder aus dem Bauch heraus. Es geht nicht darum, Ihren Führungsstil zu ändern. Der hat sich ausgeprägt und spiegelt mit Sicherheit Sie wider, was vollkommen in Ordnung ist. Es geht aber darum, noch effektiver zu führen – weil jede Entscheidung, jede Beurteilung, jede Bewertung, jeder Gedanke unter dem Einfluss von Gefühlen entsteht, müssen wir unsere Gefühle einbeziehen. Wenn wir versuchen, unsere emotionalen Anteile zu ignorieren oder zu negieren und ausschließlich rational vorzugehen, vermindert das die Qualität unserer Entscheidungen. Ein wesentlicher Moment unserer eigenen Gefühlslage sind unsere Stimmungen, sich dieser klar zu werden, führt dazu, sich noch besser zu verstehen und seine Persönlichkeit noch effektiver [48] für seine eigenen Ziele einzusetzen.

Stimmung

Gerade im Arztberuf ist es unerlässlich, ständig Annahmen zu vermuten über das Ergebnis einer Handlung. Konkret: Wenn Sie eine Therapieentscheidung treffen, vermuten Sie nur, dass dies die beste Variante für Ihren Patienten ist. Sie wissen es nicht. Wenn Ihre Annahme richtig war, geht es dem Patienten besser und Ihnen auch: Weil Ihre Stimmung im Beruf maßgeblich davon abhängt, ob Sie mit Ihren Annahmen im Regelfall richtig liegen oder eben nicht.

Eine Stimmung ist eine Form von persistierendem Gefühl, etwas, das längere Zeit bestehen bleibt; man kann sie auch Laune nennen; sie wirkt als eine ungerichtete Motivation und das über Stunden, Tage, Wochen, bis hin zu Jahren. Stimmungen haben Namen wie Anspannung, Depression, Hochmut, Ausgegrenztsein, Zermürbung, Niedergeschlagenheit, Unwohlsein, Unlust.

Eine Stimmung ist in der Regel schwächer als ein rasch vorübergehendes Gefühl, ihr fehlt meistens ein klarer Bezug zu einem konkreten Auslöser. Man ist einfach in einer bestimmten Stimmung. Wenn es so etwas gibt wie die Brille, durch die der Mensch alles sieht, dann sind es die Stimmungen, die wie eine Art Filter oder Linse wirken, durch die die Welt wahrgenommen wird. Je schlechter die Stimmung, umso eher wird Wut ausgelöst, je besser die Stimmung, umso sel-

tener. Eine Stimmung kann einen Menschen ein erwachsenes Leben lang beglei-
ten, dann ist sie wie eine Persönlichkeitseigenschaft; diese Stimmung nenne ich
Lebensgrundstimmung. Häufige Grundstimmungen und ihre Folgen sind [27]:
- Besorgnis: führt zu Ängstlichkeit, Überraschung
- Feindseligkeit: führt zu Wut
- Depressivität: führt zu Traurigkeit
- Nettigkeit: bedeutet Konzentration auf das Positive
- Stressempfinden: bedeutet Konzentration auf das Negative
- Vertrauen: führt zu Unfähigkeit, falsche (gemachte) Emotionen wahrzunehmen
- Optimismus: führt zu Glück

Diese Lebensgrundstimmung bewirkt, dass es Menschen gibt, die sich hinter-
gründig immer ein wenig traurig oder ein wenig verzweifelt fühlen oder auch ein
wenig optimistischer sind, als es die Wirklichkeit erfordert. Die Grundstimmung
wird überlagert von anderen Stimmungen, die rascher wechseln. Ein Mensch,
der grundsätzlich eine optimistische, lebensbejahende Grundstimmung hat,
kann sich – z. B. nach dem Tod eines geliebten Menschen – auch eine gewisse
Zeit sehr traurig oder zurückgezogen fühlen.

Die Grundstimmung der individuellen Person lässt sich oft nicht gut erklären.
In einem längeren Coaching-Prozess oder einer Therapie kann sie – und dann
auch nicht immer – begründet werden; aber das braucht nicht jeder. Wenn die
Stimmung sich nicht fortwährend oder maßgeblich negativ auswirkt, kann sie
als ein Teil des eigenen Wesens akzeptiert werden.

Stimmungen setzen sich aus zwei Anteilen zusammen: dem Grundgefühl und
den Gedanken, Ideen, Einstellungen, Befürchtungen, Wertungen, Erfahrungen
dazu.

Übung: Stimmung und Fähigkeit

Stellen Sie sich einmal vor, Sie würden sich gerade etwas traurig fühlen.
Vielleicht denken Sie an eine Ihrer unglücklichen Lieben oder einen Ihnen
lieben Verstorbenen. Versuchen Sie sich diesem Gefühl wirklich zu nähern
und entscheiden Sie dann, welche der folgenden Aufgaben Sie nun noch am
besten lösen könnten:
1. den Stapel von Arztbriefen durchschauen und korrigieren
2. Ihre Kusine zweiten Grades anrufen, um ihr zum Lottogewinn zu gratu-
   lieren
3. den Referenten der Pharmafirma nach dem misslungenen Fortbildungs-
   abend anrufen und ihm Ihre Meinung mitteilen

Da eine negative Stimmung unser Konzentrationsvermögen steigert, ist es
in solchen Momenten sinnvoll, etwas zu tun, was Aufmerksamkeit für das
Detail erfordert – so wie Arztbriefe durchzuschauen.

Keine Stimmung wirkt immer einseitig. Grundsätzlich ist Optimismus für das eigene Lebensgefühl und damit für die Lebensqualität und den Lebenserfolg von herausragender Bedeutung. Der Unterschied zwischen Optimisten und Pessimisten ist, dass die einen erfolgsorientiert, die anderen misserfolgsorientiert sind. Das meint die Orientierung dahingehend, Misserfolge zu vermeiden; sie macht defensiv bis passiv, zumindest abwartend. Optimisten gehen aktiver vor und können damit mehr bewegen. Sie können Misserfolge besser verkraften und verarbeiten, weil sie diese eigenverantwortlich sehen und damit wissen, sie selbst beeinflussen zu können. Das ermöglicht mehr Spielraum. Bei der Weltsicht, andere seien für den Misserfolg zuständig, nimmt man sich die Eigenverantwortung und damit eine wesentliche Chance für persönlichen Erfolg.

Optimismus kann jedoch auch Erfolg verhindern, wenn wir dadurch notwendige Detailarbeit vernachlässigen. Und Depressivität kann umgekehrt zu Erfolg führen. Nicht wenige, sehr angesehene Künstler sind depressiv – ihr Leben lang.

Eine positive Stimmung erleichtert uns, neue Ideen zu entwickeln und rasch den Blickwinkel wechseln zu können. Sie ist gut für die Intuition und eine ganzheitliche Sicht; sie ist schlecht für die Fähigkeit der Risikoeinschätzung und das, was Erkenntnis genannt wird. Gut gelaunt können Sie beispielsweise an der Vision Ihrer zukünftigen Tätigkeit arbeiten. Die Erstdiagnose von Ärzten wird treffsicherer, wenn sie positiv gestimmt sind [138] – zur Überprüfung unklarer Diagnosen ist jedoch eine schlechte Laune besser.

Beispielsweise führt Glücksgefühl zu höherer Kreativität und Originalität und breiterer Argumentationsvielfalt. Schlechte Laune führt dazu, mehr aufs Detail zu achten und Probleme durch logisches Denken lösen zu können [101]; sie wirkt sich jedoch negativ auf den Mut aus (man wird übervorsichtig). Traurigkeit nutzt Ihnen für durchdachte und überzeugende Argumente, ein besonders strukturiertes Denken und systematischeres Vorgehen wird Ihnen möglich (s. Tab. 3-10).

Fallbeispiel

Claudia ist eine junge Assistenzärztin an einer Universitätsklinik. Ihr »Budget« von Tagen, an denen Sie für Kongressbesuche freigestellt wird, ist in diesem Jahr bereits ausgeschöpft. Sie will aber unbedingt noch den Internistenkongress besuchen, weil sie sich von den Vorträgen zweier Koryphäen auf ihrem Spezialgebiet wichtige Aufschlüsse für eine ihrer wissenschaftlichen Arbeiten erwartet.

Eigentlich wollte Claudia jetzt, direkt im Anschluss an die Röntgenbesprechung, den Chefarzt um eine Ausnahme bitten. Aber kompetent, wie Claudia ist, verzichtet sie. Der Chef hat gerade schlechte Laune. Einiges, was in der Verantwortung des Röntgenarztes liegt, missfiel und es fielen laute Worte. Claudia erwartet in dieser Stimmung keine positive Auskunft von ihrem Chef.

Claudia wartet bis zum nächsten Tag und berichtet dem Chefarzt vor ihrem Ansinnen von der neuesten wissenschaftlichen Arbeit, die zur Publikation angenommen wurde.

> Intuitiv wissen Sie nun auch, was geschieht: Sie bekommt die Sondererlaubnis für den nächsten Kongressbesuch.
> Menschen wissen intuitiv, welche Stimmung einer Situation oder einem Ziel dient und welche nicht. Das Problem ist: Alle wissen es, aber dieses Wissen ist meistens nicht bewusst. Sobald Sie sich bewusst gemacht haben, wie stark Entscheidungen von Stimmung abhängen, können Sie das nutzen.

Umgang mit Stimmungen

Was ist Ihre Taktik, mit negativen Stimmungen umzugehen? Nutzen Sie am ehesten die *Stimmungsakzeptanz*? Das bedeutet, Sie versuchen das Gefühl anzunehmen, ohne es verändern zu wollen. Sie bleiben passiv und auch offen für das Gefühl.

Oder versuchen sie mittels *Stimmungsverbesserung*, sich in eine positivere Stimmung zu bringen? Das kann gut tun, aber wenn Sie es ständig tun, schränkt es Ihre Weltsicht ein. Als Arzt sollten Sie die Realität – soweit wie möglich ungeblümt – wahrnehmen.

Oder versuchen Sie am ehesten, die *Stimmung* zu *behalten*? Es gibt durchaus Menschen, welche sich gezielt und unbewusst lieber in einer Zone negativer Stimmung aufhalten. Davon abgesehen kann das im Einzelfall Sinn machen, beispielsweise im Rahmen von Trauerarbeit.

Selbst *Stimmungssteigerung*, also die Verstärkung negativer Gefühle, kommt vor und ist beispielsweise wichtig, wenn man sich im Rahmen einer Auseinandersetzung voller Wut laden will, um bestimmte Ziele mit Verve verfolgen zu können.

Spielball eigener Stimmungen?

Was tut der Mensch, wenn er schlechter Stimmung ist? Er wird in der Regel vieles tun, aus dieser Stimmung herauszukommen. Wenn er – warum auch immer – der Meinung ist, sich nach einem oder durch einen Wutausbruch besser zu fühlen, wird er dies tun. Wenn er die Idee hat, sich dem Partner gegenüber scheinheilig zu verhalten und dadurch eine bessere Stimmung zu erzeugen, wird er es tun. Ein wenig sind wir also Spielball eigener Stimmungen. Hierher gehört auch das *Trödeln*. Es bedeutet entweder, sich dem hinzugeben, was gerade meiner Stimmungslage entspricht, oder etwas letztlich Vergnügliches zu tun.

Alles in allem sind wir jedoch unseren Gefühlen und Stimmungen nicht hilflos ausgeliefert. Es gibt wissenschaftliche Hinweise dafür, dass eine intensive und regelmäßige Meditationspraxis den Menschen ermöglicht, ihre Gedanken und Gefühle weit überdurchschnittlich kontrollieren zu können [87]. Die Fähigkeit zur *Emotionsregulierung* ist nicht jedem gegeben, aber man kann sie trainieren, wie das Pokerface von Japanern zeigt.

Wenn wir bemerken, am liebsten in die Luft gehen zu wollen, hilft die Methode des geistigen Perspektivenwechsels am ehesten – sich in die Perspektive des anderen hineinzuversetzen stimmt uns oftmals rasch gnädig.

So kann es Sinn machen, die Stimmung zu wechseln:

Übung: Stimmung wechseln

Je nach Grundstimmung kann die Kraft dieser Übung variieren. Meistens funktioniert sie. Sie besteht darin, sich Sätze möglichst laut (wenn es nicht geht, dann innerlich) Mantra-artig aufzusagen, welche die Stimmung widerspiegeln, die Sie erreichen möchten.

Sätze für gute Stimmung:
- Ich bin glücklich.
- Mir geschieht nur Gutes.
- Ich fühle mich rundum gut.
- Die Zukunft wird noch besser.
- Ich bin locker drauf.
- Heute ist ein toller Tag.

Auch Sätze für gedämpfte Stimmung können kreiert werden.

Entscheidungen und Stimmungen

Eine Grundregel lautet: Wenn es nichts zu verlieren gibt, fallen Entscheidungen am ehesten zugunsten von angenehm empfundenen Emotionen – und das sind solche, welche uns in eine gewünschte Stimmung versetzen. Sicher muss zunächst grundsätzlich eine Entscheidung gefallen sein, aber die Art der Ausprägung der Entscheidung wird dann emotional kreiert.

Damit sind Entscheidungen meistens subjektiv und gelten immer nur für den Augenblick, da sich Emotionen bekanntermaßen sehr rasch ändern. Eine Entscheidung treffen wir grundsätzlich danach, was unser eigenes, größtes Interesse ist. Das hört sich für Sie als Arzt wahrscheinlich grausam an, dachten Sie vielleicht bisher, mehr oder minder immer für den anderen, den Patienten da zu sein oder zumindest ziemlich altruistisch zu agieren. Das dem Arzt eigene, größte Interesse ist, einen guten Ruf zu haben, nicht angeklagt zu werden usw. Das bedeutet, es ist auch im Interesse des Arztes, wenn es seinen Patienten bestmöglich geht.

┌─ **Übung: Stimmung und Entscheidung** ──────────────────────────

 Finden Sie sich in folgende Situation gefühlsmäßig ein: Der Morgen in der Praxis begann mit einem nörgelnden Patienten, den Sie am liebsten vor die Tür gesetzt hätten. Mit der Post kam die Quartalsabrechnung, die Abschlagszahlungen waren zu hoch und Sie müssen etwas zurückzahlen. Am Ende des Tages kam eine langjährige Mitarbeiterin zu Ihnen und teilte Ihnen mit, dass ihr Mann versetzt werden würde und sie deshalb leider kündigen müsse. Da sitzen Sie nun, müde, traurig, auch ein wenig aggressiv. Sie sind in schlechter Stimmung.

Wie würden Sie sich in diesem Moment folgende Fragen beantworten:
- Ob ich heute gut schlafen werde?
- Ob ein guter Film im Fernsehen gezeigt werden wird?
- Ob morgen nur angenehme Patienten kommen werden?

Finden Sie sich nun gefühlsmäßig in eine andere Situation ein: Am Vormittag kamen gleich zwei Ihrer Lieblingspatienten und es war ein wenig zeitlicher Freiraum, sodass sich zwei interessante, erfüllende Gespräche ergaben jenseits von Medizin und Krankheiten. Mittags der Besuch eines Pharmareferenten, der Sie zu einem tollen Seminar mit Bergner eingeladen hat, am Nachmittag rief Sie Ihr bester Freund an und Sie werden ihn endlich wieder treffen. Sie freuen sich schon auf den schönen Abend mit ihm. Sie sind in bester Stimmung.

Wie würden Sie sich in diesem Moment folgende Fragen beantworten:
- Ob ich mich schon auf den Praxistag morgen freue?
- Ob ich einen tollen Abend verbringen werde?
- Ob ich mich später in meinem Bett wohlig und entspannt hinlegen werde?

Auswertung
Stimmungen sind oft unterschwellig. Wenn Sie einem wie in dieser Übung vorgegeben und damit auch bewusst gemacht werden, können wir realisieren, wie stark unsere Antworten, Ideen und auch die ärztlichen Empfehlungen und Verordnungen von ihnen abhängen.

└──

Die Entscheidungen, von denen wir meinen, wir träfen sie ausschließlich rational, sind das Ergebnis eines Zusammenspiels von Verstand und Emotionen. [aus 29]

Entscheidungen können sehr wohl auf Sachzwängen basieren, also auf von außen gegebenen Tatsachen, an deren Akzeptanz kein Weg vorbeiführt. Das ist der Fall, wenn ein Mensch eine Treppe herunterfällt und dabei kaum äußerlich erkennbare Verletzungen erleidet, aber zusehends indolent wird. Ein Oberbauch-Sonogramm schafft Klarheit: Milzruptur. Sofortiges Operieren ist notwendig,

ansonsten verstirbt der Mensch an inneren Blutungen. Keine Diskussion, Sach-
zwang Milzruptur.

Jedoch gibt es im ärztlichen Alltag solche Sachzwänge erheblich seltener, als
Ärzte das zugeben würden. Da gibt es den Diabetiker, dessen Blutzuckerwerte
zwar schwanken, den ein Riegel Schokolade aber nicht wirklich umbringt. Da
gibt es den Hüftpatienten, der einfach »nur« 15 Kilogramm abnehmen müsste,
um erst einmal nicht operiert werden zu müssen. Da gibt es den Depressiven, der
auch ohne Medikamente nicht suizidal werden würde.

Wo aber keine Sachzwänge herrschen, werden Sachfragen in den Hintergrund
treten und Emotionen entscheiden lassen. Das bedeutet nicht, unserem Verstand
einige Argumente zu überlassen.

Ausgeglichene Stimmung

Seelische Ausgeglichenheit bekommen Sie dann, wenn Sie keine Annahmen oder
Vermutungen über Ergebnisse Ihres Handelns anstellen. Stellen Sie sich einen
Weltenbummler vor, der einfach so in den Tag hinein lebt und nach nichts
strebt: Geht die Fähre auf die nächste Insel heute nicht weiter, ist es gut, geht sie,
ist es auch gut. Wer keine Annahmen mehr macht, wird weder negativ noch
positiv überrascht werden. Ohne Annahmen keine Enttäuschung; das Wort sagt
ja, worum es geht: Um die Auflösung einer Täuschung oder falschen Annahme.
Streben Sie eher gute Laune statt ewige Ausgeglichenheit an? Dann müssen Sie
den üblichen Preis dafür akzeptieren, auch ab und zu einmal enttäuscht zu werden. Der Preis für gute Laune ist die schlechte, der Gewinn aus der schlechten ist
die damit mögliche gute Laune.

4 Prinzip 4: Ärztliche Empathie

4.1 Sich selbst einlassen – den anderen empfinden

Arztsein und Empathie

Der Mensch liebt und ehrt den Menschen, solange er ihn nicht zu beurteilen vermag. Thomas Mann

Eine der Herausforderungen im Arztberuf ist, stetig und schnell die sehr unterschiedlichen Sichtweisen sehr verschiedener Menschen zu verstehen und sich in sie hineinzuversetzen [139], und das in Verbindung mit dem Leid, den Sorgen, Nöten und Ängsten – mit Kranksein also. Eine äußerst wichtige Fähigkeit des Arztes ist deshalb seine Empathie. Sie gehört zur menschlichen Ausübung des Arztberufs [85]. Wenn wir andere verstehen, aktivieren wir die gleichen neuronalen Systeme, mit denen wir unsere eigenen Gefühle erleben [7]. Das bedeutet: Emotionen anderer verstehen wir nur dann, wenn wir unsere eigenen Emotionen verstehen.

Wissenschaftliche Untersuchungen haben erbracht, dass Ärzte ein hohes Maß an Empathie mitbringen [74], gemessen mit der Jefferson-Skala der Empathie (JSE). Die Empathie bei Krankenschwestern war um einiges geringer. Das ist deshalb von Bedeutung, weil Empathie wie eine Art Kernkompetenz für emotionale Intelligenz betrachtet werden kann [74, 119]; was Sie als Arzt mitbringen, ist eine hervorragende Basis [79]. Die höchsten Empathiescores wurden bei Medizinstudenten im ersten Jahr gemessen [28], danach sinkt die Empathie stetig; das Medizinstudium verringert also die Empathie – was ungut ist, es sollte genau umgekehrt sein. Tröstlich ist die Tatsache der Autoregulation: Wer sich nach dem Studium einer patientenorientierten Tätigkeit zuwendet, hat durchschnittlich eine höhere Empathiefähigkeit als die Ärzte, die sich für patientenfreie Berufstätigkeit entscheiden [28]. Werdende Ärztinnen haben eine höhere Empathie als Ärzte [62]. Das Alter beeinflusst die Empathie nicht.

Definition

Es gibt viele Definitionen von Empathie, also Einfühlungsvermögen. Die meisten hiervon führen als Hauptunterscheidungsmerkmal die Abgrenzung zum Mitgefühl auf. Ich sehe das anders: Mitgefühl ist die Basis und die zentrale Eigenschaft, die ein Erwachsener braucht, um sich einfühlen zu können – Mitgefühl ist also Teil von Empathie. Meine Definition lautet:

> Empathie ist die erwachsene Fähigkeit, sein Mitgefühl in einen zeitlich und inhaltlich kongruenten Kontext zu integrieren. Somit ist Empathie die erwachsene Verarbeitung des Mitgefühls im komplexen Zusammenhang des Selbst.

Zur Empathie gehört, den inneren Bezugsrahmen des anderen möglichst weitgehend wahrzunehmen, mit all seinen emotionalen Komponenten und Bedeutun-

Tab. 4-1   Was notwendig ist, um Empathie zu leben [nach 53]

- eigene Gefühle korrekt wahrnehmen können
- eigene Gefühle korrekt ausdrücken können
- Gefühle der anderen wahrnehmen und annehmen lernen
- mit negativen Emotionen korrekt umgehen können
- negatives Feedback annehmen, zumindest aushalten können
- Verständnis für die verbalen emotionalen Botschaften des Patienten aufbringen
- Verständnis für die nonverbalen emotionalen Botschaften des Patienten aufbringen
- üben, üben, üben: Gelegenheiten suchen und schaffen, um sich in den anderen einzufühlen
- wenn möglich: nachfragen
- lernen, selbst Rückmeldung zu geben: »Das kam so bei mir an …«
- aktiv zuhören lernen (s. Kap. 2.1, Techniken des ärztlichen Verstehens)
- Achtung vor jedem anderen Menschen als Conditio sine qua non
- Bereitschaft zur Rücksichtnahme
- zeitlich befristetes Zurückstellen eigener Wünsche oder Ziele
- lernen, Emotionen im Kontext zu sehen
- erkennen, dass eine einzelne Emotion wie ein Lachen nicht etwas ganz Bestimmtes aussagen muss
- lernen, zwischen echter mitmenschlicher Empathie und einer aufgesetzten, kaufmännischen zu unterscheiden
- Kontrollinstanzen aufbauen und nutzen, um zu erkennen, ob die genannten Punkte wirklich erfüllt sind

gen, gerade so, als ob man die andere Person wäre, ohne jemals die Als-ob-Position aufzugeben [120]. Empathie bedeutet, die individuelle Weltsicht und das individuelle Gefühl des anderen bei sich selbst wahrzunehmen (das ist das Mitgefühl) und dabei sich einzufühlen, als ob man der andere wäre. Empathie basiert auf einer Reihe von Notwendigkeiten (Tab. 4-1); grundsätzlich können Sie sie dann entwickeln, wenn Sie vorgefasste Meinungen und Urteile über Ihr Gegenüber ablegen. Zur Empathie gehört, sich den Patienten etwas mehr zu öffnen und sich selbst zu erziehen, Patienten nicht als notwendiges Übel zu betrachten (»Medizin wäre so schön, wenn es keine Patienten gäbe«). Denn wenn ein Arzt das Gefühl entwickelt, der Patient brauche ihn wirklich, hellt das in der Regel seine Stimmung auf [10]. Sätze oder Einstellungen wie »Der Patient nervt« oder »Meine Güte, der schon wieder« führen hingegen zum Gefühl höherer Arbeitsbelastung, übrigens auch zur Veranlassung von mehr (unnötigen) Untersuchungen.

Etwas aus der Perspektive des anderen betrachten zu können, zu wollen und es auch zu tun, ist der Kern von Empathie. Dazu gehören:
- Emotionen korrekt erkennen (»emotionales Bewusstsein«)
- Emotionen nutzen
- Emotionen verstehen
- mittels emotional kompetenter Sprache kommunizieren

Empathie ist eine rein menschliche Eigenschaft. Sie hat offenbar eher etwas mit dem »Kopf« als mit dem Gefühl zu tun: Deren Zentren sitzen nicht im Mandelkern, sondern im Frontalhirn, im rechten Temporallappen. Empathie hat auch etwas von einem hohen Anspruch, zumindest ist sie auch idealistisch und lässt sich im Arztalltag nicht immer erfüllen. Trotzdem hat Empathie starke Wirkungen, vielleicht ist sie das zugleich machtvollste und menschlichste Instrument überhaupt.

Die Auswirkungen und Spielarten von Empathie sind äußerst vielfältig (Tab. 4-2).

Tab. 4-2 Inhalte und Auswirkungen von Empathie [nach 122]

- Wünsche und Sorgen anderer sicherer erkennen und verstehen
- die Fähigkeiten anderer gekonnter fördern, sie motivierender belohnen können
- intuitiv die Bedürfnisse anderer befriedigen und ihre Loyalität an sich binden
- die Vielfalt der Fähigkeiten anderer durchschauen und für sich nutzen lernen
- politische Zusammenhänge treffender erfassen und intuitiv nutzen und beeinflussen
- das Gegenüber verstehen
- Verpflichtungen einhalten (wie Termine)
- Erwartungen klären
- innerliche Aufrichtigkeit leben (Integrität)
- Ehrlichkeit, also die eigenen Worte in Einklang mit der eigenen Realität äußern [30]

Die zwei Aspekte von Empathie

Ein Problem für Ärzte kann es sein, dass Empathie einmal stört, ein anderes Mal sinnvoll wäre. Die leider häufige Reaktion ist, sich im Laufe der Zeit mehr und mehr vom Patienten zu distanzieren und dann, wenn Empathie sinnvoll wäre, sie nicht mehr bieten zu können. Eine Entschuldigung hierfür wäre:

Das (…) Einfühlungsvermögen richtet mindestens genauso viel Beziehungsschaden an wie die sogenannte (…) Gefühlsindolenz. [128]

Das können Sie mithilfe folgender Übung nachvollziehen.

┌─ **Übung: Empathie** ─────────────────────────────────────

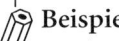 **Beispiel 1**
Zu Ihnen kommt im Notdienst ein Patient mit mehreren tiefen Ulzera an beiden Beinen. Es ist keine Pflegekraft in der Nähe. Der Patient ist ungepflegt, de facto stinkt er und die Wunden stinken noch mehr. Die Verbände wurden seit langem nicht mehr gewechselt, es suppt aus ihnen. Sie wickeln sie ab und es wimmelt von Maden. Wahrlich kein schöner Anblick, ein ekelhafter Geruch. Was geht in Ihnen vor?

- Drohen Sie, fast umzukippen, weil es Sie so ekelt?
- Atmen Sie durch den Mund und reinigen Sie die Ulzera möglichst schnell, fühlen sich nicht wirklich wohl dabei?
- Ist es Ihnen völlig gleich, wie es riecht und aussieht und Sie gehen »cool« und routiniert an Ihre Aufgabe?

Beispiel 2
Zu Ihnen kommt ein langjähriger Patient, dem es mit seiner Systemerkrankung zunehmend schlechter geht. Die Erkrankung führt bereits zu multiplen Gefäßverschlüssen und mehr und mehr Akren müssen amputiert werden. Inzwischen sind auch Nieren und Herz betroffen und es ist wahrscheinlich, dass der Patient nicht mehr lange zu leben hat. Was geht in Ihnen vor?

- Sind Sie tief traurig und müssen weinen?
- Sind Sie traurig und haben Sie ein ehrliches Mitgefühl?
- Ist es Ihnen letztlich gleich, so ist nun einmal das Leben?

Auswertung
Empathie hat im ersten Beispiel für den Arzt und den Patienten negative Auswirkungen; eine wirklich distanzierte Position des Arztes, also »cool« zu sein, wäre in diesem Fall für beide am besten. Im zweiten Beispiel nutzten die Empathie und das ehrliche Mitgefühl dem Patienten und Arzt.

Es ist situationsabhängig, ob der Einsatz von Empathie Sinn macht oder eher nicht. Gerade im Arztberuf kann es durchaus von Vorteil sein, wenig Empathiefähigkeit zu haben. Aber ein noch größerer Vorteil ist, auf möglichst viel Empathie als »Instrument« zurückgreifen zu können. Es gibt Hinweise auf unbewusste Schutzmechanismen, welche das Mitgefühl unter eine starke (wenngleich unbewusste) kognitive Kontrolle durch Zentren im Stirnhirn unterstellen. Dieser Vorgang wurde *empathic concern,* also empathische Sorge, genannt.

Basis für Mitgefühl

Stellen Sie sich vor, Sie berichten einem anderen davon, wie viel Schmerz Sie ertragen haben, als der acht Zentimeter lange Bambusstachel, der sich durch Ihren Fuß durchgebohrt hatte, ohne Betäubung entfernt werden musste. Wie es war, als dieses schmatzend-feuchte Geräusch den sonst angespannt-ruhigen Raum durchdrang, als der Dorn endlich von oben nach unten wieder aus dem Fuß herausgezogen wurde und sich dabei eine Blutfontäne ihres Überdrucks entledigte? Welche Reaktion erwarten Sie in diesem Fall? Die übliche Reaktion ist, dass Ihr Zuhörer das Gesicht verziehen wird, denn Menschen reagieren wie selbst unter Schmerz, wenn sie den Schmerz einer anderen Person miterleben [7]. Das gilt sogar, wenn sie ihn nicht direkt, sondern über ein Medium wie das Fernsehen oder Ihre gelungene, verbale Beschreibung erleben. Der Vorgang nennt sich *Spiegelung* (s. Kap. 3.1, Emotionen – ein komplexes Netzwerk, und Kap. 3.3, Emotionen und Erfolg als Arzt). Er ist die Basis für Mitgefühl und Empathie.

Eine der wesentlichen Ausprägungen von emotionaler Intelligenz ist die Empathie. *Emotionale Intelligenz* basiert auf der seit dem Kleinkindalter trainierten Fähigkeit des Mitgefühls, was bedeutet, mit spiegelnden Imitationen umzugehen.

Kinder sind bereits mit dem zweiten Lebensmonat aktiv von sich aus bemüht, sich gefühlsmäßig mit der Mutter abzustimmen oder mit ihr übereinzustimmen. Das bedeutet: Eine gefühlvolle Mutter und ein gefühlvoller Vater sind die beste Basis für emotionale Kompetenz als Erwachsener.

Ein Kind gleicht ununterbrochen seine Empfindungen und Gefühle mit denen der Eltern ab – es braucht also den Blick zur Mutter oder zum Vater, beispielsweise um feststellen zu können, ob ein ihm unterlaufenes Missgeschick besonders schlimm oder weniger bedeutend ist.

Je besser die Spiegelsysteme in uns bereits in der Kinderzeit durch ausreichende zwischenmenschliche Erfahrungen trainiert wurden, umso höher ist unsere Fähigkeit zur Empathie. Da Empathie wie das Mitgefühl über Spiegelungen ablaufen, sind Empathiedefizite auch Defizite von Spiegelungen. Zur sprachlichen Klarstellung: Neurobiologisch nennt man es Spiegelung, psychoanalytisch heißt es Übertragung, Gegenübertragung und Identifizierung und verhaltenstherapeutisch Resonanz.

Spiegelungen haben viel mit dem Urvertrauen, der Kohärenz, zu tun. Wenn wir Spiegelungen nutzen, werden uns die nächsten Entwicklungen vorhersehbar und berechenbar. Beides, Berechenbarkeit und Vorhersehbarkeit, sind Basis für ein Gefühl, das jeder Mensch braucht: Vertrauen.

Basis für Empathie

Mitgefühl ist eine Emotion, ist die passive Erfahrung, Angst, Kummer, Wut und Freude eines anderen Menschen zu teilen. Mitgefühl bedeutet, dass wir mit-leiden oder mit-empfinden. Einfühlung bedeutet, dass wir uns hinein-versetzen. [105]

Welche Schauspieler sind Ihnen sympathisch? Oder welche Künstler? Welche nicht prominenten Menschen? Ich wünsche Ihnen, dass Sie eine kaum enden wollende Liste von Ihnen sympathischen Menschen verfassen können. Sympathie als eine Form von Mitgefühl geht relativ leicht und erfordert in keiner Weise, sich auf den anderen auch einzulassen, sie erfordert nur, an den Gefühlen oder Ideen eines anderen Menschen gleichsinnig oder einverstanden Anteil zu nehmen. Die Maximalform der Sympathie mag das Mitleid sein. Mitgefühl bedeutet, sich einem anderen Menschen zuzuneigen, sich zu ihm hinzuwenden, aber dabei sind und bleiben die *eigenen* Gefühle das Zentrale. Eine gefühlsmäßige Verbindung aufzubauen (Mitgefühl) oder sich tief, echt, wertschätzend mit einem anderen zu *befassen* (Empathie), sind zwei Welten. Empathie nutzt Mit-Gefühl und nimmt es als Anlass oder Startschuss, sich in die Empfindungen eines anderen Menschen *hineinzuversetzen*. Ab diesem Moment stehen bei der Empathie die Gefühle des anderen im Zentrum, es geht *mir* dann darum, den *anderen* zu verstehen.

Fallbeispiele

Der kleine Junge spielt zufrieden mit seinen Bauklötzen. Neben ihm sitzt ein anderer kleiner Junge, der sich gerade die Hand gequetscht hat und nun anfängt zu schreien und zu weinen. Was wird der eben noch zufrieden spielende Junge nun wahrscheinlich tun? Wahrscheinlich fängt auch er zu weinen an.
Ein anderes Beispiel von einem kleinen Mädchen, das in trauter Familienrunde sitzt. Der Opa erzählt einen Witz, den das Mädchen auf keinen Fall verstanden haben kann. Was tut sie, wenn alle herzlich lachen? Sie wird wahrscheinlich auch lachen.

Das sind Beispiele für Mitgefühl; es ist nichts anderes, als das fremde Gefühl zeitgleich oder zeitnah in sich selbst zu erzeugen. Es ist wie eine Art Ansteckung, welche kein weiteres, aktives Handeln oder Gestalten im zwischenmenschlichen Raum erfordert. Mitgefühl ist bereits kleinen Kindern möglich und auch tatsächlich, wenn man hinter die Kulissen schaut, etwas Kindliches; auf der Seite des Empfängers ist es letztlich passiv.

Mitgefühl ist uns einem konkreten Gegenüber möglich, genauso jeder Phantasiefigur. Wenn wir einen Roman lesen, sind uns bestimmte Figuren sympathischer als andere. Wenn den uns sympathischen Figuren etwas Schlimmes geschieht, sind wir betroffen. Mit Filmfiguren ist das nicht anders: Auch hier können wir mitfühlen, ohne dass wir einen direkten Kontakt mit den Menschen haben.

Wenn Sie einen bewegenden Film anschauen und zu weinen beginnen, weil das Schicksal des Helden Sie so bewegt, ist das Mitgefühl. Es kann nichts anderes sein, weil Ihnen vor dem Fernseher jede aktive Gestaltungschance fehlt. Sie konsumieren und delektieren sich mal mehr, mal weniger.

Sie brauchen sich Ihrer Tränen des Mitgefühls in keiner Weise zu schämen (Sie können auch jedes andere Gefühl wie Aggression auf den Bösen oder Missbilligung des Dummen nehmen; es geht nicht ums Weinen). Dennoch, wenn Sie sich jetzt in eine solche Situation hineinversetzen, spüren Sie vielleicht die kindliche Note dabei.

Bleiben Sie noch einmal bei der Szene, die Sie eben visuell ergriffen haben. Stellen Sie sich vor, es gäbe einen Zauberstab, der Sie nun in die tatsächliche Szene leibhaftig hineinversetzte. Würden Sie noch immer weinen? Hätten Sie vielleicht überhaupt keine Lust, sich tatsächlich darauf einzulassen, zu helfen, zu fliehen, zu kämpfen, wie auch immer aktiv zu werden?

Oder stellen Sie sich vor, Sie sehen einen brutalen, Sie letztlich ängstigenden Film. Was tun Sie dann? Sie rennen nicht weg, Sie essen Chips! Sie demonstrieren damit letztlich eine völlige Dissonanz zwischen dem, was Sie fühlen und dem, was Sie tun. Der Appetit auf Chips wäre definitiv ausgelöscht, wenn in Wirklichkeit der brutale Serienkiller auf Sie zukäme.

So können Sie sich an die Begrenztheit von Mitgefühl herantasten, und auch an dessen Beliebigkeit und leichte Erzeugbarkeit. Entscheidend für Empathie ist, was nun mit dem Mitgefühl innerlich initiiert und angestellt wird. Beim Einfühlungsvermögen handelt es sich um eine ablaufende Kette von Fähigkeiten, die sämtlich aus dem Reich der Erwachsenen stammen, auch weil sie eine gewisse Lebenserfahrung als Voraussetzung haben. Das schrittweise Erlernen von Empathie beginnt trotzdem wahrscheinlich schon im Mutterleib [105], aber angeboren ist sie nicht. Sie ist das Ergebnis von Lernerfahrungen, welche ausschließlich im Rahmen zwischenmenschlicher Kontakte möglich sind.

Empathie bedarf eines aktiven Einsatzes, der immer das Risiko des Scheiterns oder Nichtgelingens in sich trägt. Es ist ein Prozess, den Sie innerlich greifen müssen, damit Sie ergriffen werden können.

Empathie geht nur im direkten Kontakt, im Ausnahmefall auch im telefonischen. Empathie über SMS oder E-Mails kann nicht funktionieren, weil es den wesentlichen Prozess, *zeitgleich* mit dem Gegenüber und meistens mit mehreren Sinnen wahrzunehmen, nicht erlaubt. E-Mails sind vermutlich auch deshalb so beliebt, weil sie höchstens die Stufe von Mitgefühl erzeugen können – wie ein Fernseh- oder Kinofilm oder auch Musik; schneller als ein Telefonat sind sie ja nicht, aber ein Telefonat trägt das *Risiko* der Empathie in sich (s. auch Kap. 3.3

Emotionen und Erfolg als Arzt). E-Mails sind insofern ein weniger erwachsener Kontakt und harmlos, sich nicht wirklich auf den anderen einlassend. Sie erzeugen den inneren Zwang eines kleinen Kindes, das naiv meint, sie unverzüglich anschauen und lesen zu müssen. Der Zeitverlust durch E-Mails ist horrend – aber: Man muss sich damit auf nichts einlassen. Eine Trennungsmitteilung an den bisherigen Partner via E-Mail oder SMS ist die Inkarnation der Empathielosigkeit.

Bewertungen

Beispiel

Herr Zügig fährt gemütlich mit 160 Stundenkilometern auf der Autobahn, natürlich auf der linken Spur. Die ist ihm von Natur aus zugewiesen. Plötzlich wagt es der Fahrer eines »minderwertigen« Autos, nur mit 120 Stundenkilometern unterwegs, vor Herrn Zügig auf die linke Spur zu wechseln und blockiert ihn damit. Er überholt auf diese Weise einen LKW, der deutlich langsamer unterwegs ist. Was geht in Herrn Zügig vor?

Ich gebe Ihnen eine kleine Auswahl möglicher Bewertungen:

- Der Blödmann passt nicht auf.
- Der meint mich, der will mich ärgern.
- Der ist vollkommen unfähig, Auto zu fahren.
- Was soll's, mit mir hat das nichts zu tun.

Was bedeuten solche Bewertungen? Das erste ist eine Bewertung des *Verhaltens* des anderen Autofahrers, das zweite bedeutet, auf der *Beziehungsebene* zu werten, das dritte bedeutet eine Bewertung der *Fähigkeiten* des anderen und das vierte ist die *Wahrheit*: Es ist unmöglich, dass ein Fahrer, der offenkundig zufällig zeitgleich auf der Autobahn unterwegs ist, den einen persönlich meinen kann oder auch nur möchte, von ihm bewertet zu werden. Es ist für manche eine herbe Enttäuschung, wenn sie erkennen, wie wenig ihnen persönlich gilt.

Ist es nicht toll, wenn sich zwei Männer oder zwei Frauen intim küssen und streicheln und dann miteinander ins Bett gehen? Nein? Sie sind heterosexuell? Ja und! Aber für die eben Beschriebenen ist es toll, sonst täten sie es nicht. Sie lehnen Schwule oder Lesben ab? Oder Ausländer? Oder politisch Rechte oder Linke? Oder, oder, oder? Was konkret lehnen Sie bei anderen Menschen ab? Listen Sie sich das jetzt auf. Hat es mit deren Aussehen zu tun, mit deren politischer Meinung, mit der Herkunft, mit der Sexualität, mit anderen Neigungen und Vorlieben? Womit hat es zu tun, wenn Sie etwas an anderen Menschen ablehnen? Machen Sie sich klar: Was Sie ablehnen, können Sie nicht verstehen; Ablehnung ist das Gegenteil von Verstehen. Menschen verstehen nur das, was sie annehmen. Vorurteile sind Bewertungen und diese sind das größte Hemmnis für Empathie.

Sie müssen nicht gleich dick werden oder homosexuell oder die politische Meinung wechseln, um etwas bei anderen Menschen anzunehmen und damit die Basis zu legen, es zu verstehen. Verständnis entlastet den anderen und damit übrigens auch Sie selbst.

Die Abfolge zum Verständnis hin ist bestenfalls: beachten – annehmen – achten – verstehen.

Carl Rogers nannte Empathie die *bedingungslose Wertschätzung*. Bedingungslosigkeit ist ein nicht erfüllbarer Anspruch, sie erforderte unbedingte Objektivität. Kein Arzt ist objektiv, weil ein Mensch nicht objektiv sein kann. Die individuelle Persönlichkeit und Vorgeschichte des Arztes und des Patienten sind im Moment des Gesprächs bereits Bedingung. Praktikabler ist es im Rahmen von Empathie, soweit möglich, Bewertungsarmut oder -minimierung anzustreben; Bewertungsfreiheit ist nur im Ausnahmefall erreichbar. Sie wissen fast nichts von dem Menschen, der Ihnen gegenübersitzt, auch weil er selbst für wesentliche Inhalte seiner eigenen Biografie blind ist (Tab. 4-3).

Der Arzt weiß nicht viel über den biografischen Hintergrund des ihm gegenübersitzenden Patienten. Der wiederum weiß bei Weitem nicht alles über sich selbst, aber sein Verhalten wird vorrangig durch das geprägt, was er *nicht* weiß. Wenn Sie als Arzt hinter die Kulissen schauen könnten, würden Sie deshalb mit hoher Wahrscheinlichkeit manches in anderem Licht sehen und anders bewerten. Da Sie das aufgrund der Kürze des Kontakts nicht können, verzichten Sie so weit wie nur möglich auf jede Bewertung.

Hier besteht ein nicht lösbares Dilemma: In der Tat bewertet jeder Mensch ununterbrochen, auch Sie. Ansonsten könnten Sie noch nicht einmal 1000 Meter mit dem Auto fahren, ohne unter die Räder zu kommen. Die Bewertungen laufen unbewusst ab, der Verstand ist viel zu langsam dafür. Wir alle bewerten mit unserem Gefühl. Nur das ist schnell genug, in Gefahrensituationen – und die

Tab. 4-3 Was menschliche Reaktionen des Patienten steuert und vom Arzt in der Regel unerkannt bleibt (Minimalauswahl)

- frühkindliche Störungen
- Missbrauch
- nahe Todesfälle
- eigene Nahtoderlebnisse
- Versagen
- familiäre Problematiken wie
  - Suizid
  - Sucht
  - Aggression
- biografische Brüche
- nicht offenkundige körperliche Schädigungen
- Verlustangst
- fehlende Bindungen

können im menschlichen Leben schnell entstehen – im eigenen Interesse entscheiden zu können.

> Gefühle sind also auch Bewertungsinstanzen und damit notwendig für Entscheidungen.

Eine besondere Form der Bewertung ist die Herabwürdigung:

Fallbeispiel

Stellen Sie sich vor, in Ihre Praxis kommt ein dicklicher kleiner alter Mann mit einem osteuropäischen Akzent und weit auseinanderstehenden Zähnen; er wirkt abgearbeitet und müde. Er stellt wenige Fragen. Was geht in Ihnen in diesem Moment vor?
- Denken Sie sich: Der arme Hartz-IV-Empfänger?
- Versuchen Sie, ihn möglichst einfach anzusprechen?
- Verzichten Sie darauf, detaillierte Informationen weiterzugeben?
- Was tun Sie, bevor Sie erkennen, dass es Marcel Reich-Ranicki ist?
- Wie stark lassen Sie sich also davon ablenken, was das Äußere scheinbar ausdrückt?
- Sind Sie völlig immun dagegen?
- Oder ist es einer Ihrer wesentlichen Leitfäden bei der Einschätzung von Patients und anderen Menschen?

Selbst wenn wir wieder und wieder in unseren Vorstellungen bestätigt werden, berechtigt uns nichts dazu, unsere Vorurteile beim nächsten Menschen wieder einzusetzen. Selbst wenn wir »recht« hätten, dass es sich um einen einfachen, wenig verständigen Menschen handelte, hat er ein Recht darauf, genauso behandelt zu werden wie der Akademiker.

Eine Herausforderung stellt dar, dass es Bewertungen gibt, welche zur Empathie gehören, nämlich die, die für ein tiefes Verständnis des Gegenüber notwendig sind. Alle Bewertungen, die auf ein Urteil oder eine Beurteilung des Gegenüber hinauslaufen, sind hingegen obsolet. Es empfiehlt sich, das bewertungsfreie Wahrnehmen zu trainieren.

STEPS: Bewertungsfreies Wahrnehmen

Step 1 Körperempfindungen genau benennen und nicht bewerten
Step 2 Gefühle genau benennen und nicht bewerten
Step 3 Gedanken formulieren und nicht bewerten
Step 4 daraus resultierenden Wunsch nennen und ihn nicht bewerten
Step 5 welches Bedürfnis möchte ich also befriedigen und es nicht bewerten
Step 6 was ich nun deshalb tue und das auch nicht bewerten

Bewertungsfreies Wahrnehmen bedeutet auch, sich zu erziehen, zunächst nicht wie ein Roboter automatisiert auf eine bestimmte Situation zu reagieren, sich mit der eigenen Reaktion also Zeit zu lassen, die eigenen Empfindungen, Gedanken, Gefühle, Handlungsimpulse sich entwickeln zu lassen. Dazu gehört auch, sich bewusst zu werden, was man spürt oder will und dieses in möglichst bewertungsfreie Worte zu fassen:

- Nicht: Das Ziehen in der Schulter ist schmerzhaft. Sondern: Da ist eine Anspannung in der Schulter.
- Nicht: Die Angst, die ich spüre, zieht mich runter. Sondern: Ich spüre Angst.
- Nicht: Ich halte das kaum aus und will weg hier. Sondern: Ich spüre den Impuls, wegzulaufen.

Übung: Alles ist klar [nach 30]

Stellen Sie sich vor, Sie sitzen in einer Straßenbahn oder einer U-Bahn. Ein Mann mit zwei Kindern steigt zu und er setzt sich neben Sie. Er sieht schlecht aus, auch ungepflegt, müde, er hat seinen Bart seit zwei, drei Tagen nicht rasiert. Er schließt die Augen, sobald er neben Ihnen sitzt. Er kümmert sich nicht um die Kinder. Die tun, was sie wollen. Der Junge dürfte um die neun Jahre alt sein, er beginnt, mit seinem Schlüssel Kratzer an die Scheiben zu machen. Das Mädchen ist etwas jünger, vielleicht sechs Jahre alt, und es rennt in der Bahn auf und ab. Ab und zu stützt es sich mit den Armen an den Lehnen der Sitze ab und schwingt hin und her. Sie werden sauer, dass der Mann sich nicht um den Aufstand seiner Kinder kümmert. Dann beginnt der Junge, anderen Mitfahrenden an der Zeitung zu ziehen. Nun reicht es Ihnen, kann denn der Mann nicht auf seine Kinder aufpassen. Unmöglich, so etwas! Die anderen in der Bahn ärgern sich und Sie tun es auch. Sie entscheiden sich, ihn anzusprechen. Dafür müssen Sie ihn aus einer Art Schlaf aufwecken. Sie herrschen ihn an: »Können Sie nicht besser auf Ihre Kinder aufpassen?«

Stopp 1: Bitte lesen Sie nicht weiter. Überlegen Sie sich zunächst, wie Sie die Situation empfinden würden, was in Ihnen vorginge, was Sie nun täten, zumindest am liebsten täten? Was würden Sie dem Mann am liebsten sagen? Erst wenn Ihnen das klar ist, lesen Sie bitte weiter:
Der Mann erscheint irritiert, er muss sich erst einmal orientieren. Dann wendet er sich Ihnen sanft zu und sagt: »Oh, Entschuldigung, ich habe das gar nicht mitbekommen. Wir kommen gerade aus der Klinik. Dort ist meine Frau, ihre Mutter, vor einer Stunde gestorben. Ich glaube, wir alle wissen nicht, wie wir damit umgehen sollen.«

Stopp 2: Was geht nun in Ihnen vor? In diesem Moment sehen Sie die Dinge so, wie sie sind und nicht, wie Sie sie sich dachten. Was würden Sie dem Mann nun am liebsten sagen?
Ich bin mir sicher, es wäre etwas vollkommen anderes.

Schlussfolgerung

Auch wenn Sie denken, Sie wissen genug, um ein Urteil fällen zu können: Sie wissen nicht genug, nie. Verzichten Sie deshalb auf Urteile so weit wie nur möglich.

Voraussetzungen für ärztliche Empathie

Fallbeispiel

Mittagsvisite. Der Chefarzt und die Oberärzte sitzen in der ersten Reihe und die Assistenzärzte, welche Patienten vorstellen, auch. Milena ist Assistenzärztin, schon längere Zeit Fachärztin, und die meisten hier gehen davon aus, dass sie sich bald niederlassen wird. Sie stellt eine Patientin vor mit einer eher seltenen, von der Prognose her fraglichen Erkrankung. Die Fragen des Chefarztes werden flüssig beantwortet und ihre Patientin verlässt wieder den Raum. Dann fängt Milena zu weinen an. Der Chefarzt ist verdutzt, die Oberärzte schauen ihn fragend an, wie er reagieren wird. Der ist offenbar überfordert, er reagiert gar nicht und bittet den nächsten Assistenten um seine Fallvorstellung. Der nächste Patient kommt in den Raum, schaut Milena irritiert an und seine Krankengeschichte wird besprochen. Milena weint leise weiter und verlässt schließlich den Raum.

Niemand im Raum ist fähig oder willens, mit dem für diese Situation sehr ungewöhnlichen und unerwarteten Gefühl umzugehen. Niemand bemüht sich herauszufinden, was Milena so belastet oder betrifft.

Ein kleines Spektrum der Ursachen kann sein:

Milena

- hat sich gestern von ihrem Partner getrennt.
- hat erfahren, dass sie schwanger ist und das Kind behindert.
- hat eine Depression.
- kennt die vorgestellte Patientin persönlich, vielleicht ist sie sogar mit ihr verwandt.
- wurde durch die Patienten an etwas anderes, sie traurig stimmendes erinnert.
- war erleichtert, ihre Fallvorstellung ohne Chefangriffe hinter sich zu haben.
- hat kurz zuvor eine traurige Nachricht erhalten
- und so fort.

Da aber niemand mit den Emotionen der Assistenzärztin umzugehen fähig oder willens war (übrigens auch nicht später unter vier Augen), nahm das Schicksal eine besonders tragische Wendung: Wenige Wochen später suizidierte sich Milena. Sie litt an einer endogenen Depression.

Anhand dieses Fallbeispiels können die Voraussetzungen für Empathie erkannt werden:

- sich einlassen können und wollen
- selbst mitfühlen können und wollen
- eigene Gefühlswelt wahrnehmen
- auf diese Faktoren adäquat reagieren

Selbstwahrnehmung

Die korrekte Selbstwahrnehmung ist die zentrale Eigenschaft für Einfühlung. Das wird durch die Tatsache begründet, anderen nur das zusprechen zu können, was wir für uns selbst annehmen können. Wer nicht wahrnehmen kann, was er selbst ertragen und erst recht nicht ertragen kann, kann dies bei anderen kaum verstehen. Ein Prinzip, wie Menschen reagieren, ist: Gefühle, die wir an uns selbst nicht mögen, nicht erkennen, nicht ertragen, nicht wünschen, die uns ängstigen oder die wir uns nicht erlauben, »gestatten« wir anderen Menschen auch nicht. Wenn sie uns entsprechende Gefühle via Emotionen signalisieren, blenden wir diese in aller Regel einfach aus. Wir nehmen sie nicht wahr, weil wir sie nicht wahrhaben wollen oder können.

Das bedeutet, unsere selbst gesetzten Gefühlsgrenzen spiegeln wir in den anderen Menschen wider. Unsere eigenen Erfahrungen mit unseren Gefühlen begrenzen die Erfahrung mit den Gefühlen und Emotionen anderer.

Ein Mann wird niemals wirklich fühlen können, wie sich eine Entbindung anfühlt. Es ist offensichtlich, dass sie meistens sehr schmerzt und sehr anstrengt, aber wie genau das Empfinden dabei ist, bleibt der Hälfte der Menschheit verschlossen. Das führt dazu, dass es grundsätzlich Gynäkologen schwerer fallen muss, sich empathisch in dieser Situation mit der Patientin zu verbinden, als Gynäkologinnen, die bereits selbst von Kindern entbunden wurden.

Wer nicht missbraucht wurde, kann auch nicht wirklich empfinden, wie sich sexuelle Erniedrigung anfühlt.

Dennoch ist es möglich, unsere Wahrnehmungs- und Verständnisfähigkeit für die Gefühle anderer zu verbessern.

Die Grundeinstellung zu Gefühlen und den sich daraus ableitenden Emotionen beeinflusst die Nutzung persönlicher Kompetenzen. Wer Angst hat vor Gefühlen oder Gefühlsausbrüchen (das sind als heftig empfundene Emotionen), wird versuchen, »emotionale« Momente zu vermeiden oder zu umgehen. Ebenso, wer sich nicht einlassen will oder durch andere Lebensinhalte, die stark belasten, quasi abgelenkt wird. Wer gerade vom Tod eines engen Freundes erfahren hat, wird den Diabetes eines anderen Menschen als banal abtun, was in einer weniger emotional belastenden Situation anders gewesen wäre.

Die Basiskompetenz für den Umgang mit den Gefühlen und Emotionen anderer ist das zeitnahe Erkennen und Verstehen der eigenen Gefühle und Emotionen. Situationen im zwischenmenschlichen Bereich, eben wie zwischen Arzt und

Patient, erfordern rechtzeitige, schnelle Wahrnehmung der Emotionen. Es bringt weder dem Arzt noch dem Patienten etwas, wenn erst am Abend, nach der Sprechstunde oder durch einen Coach emotional bedeutsame Situationen korrekt erfasst werden.

Selbsttest: Gefühle anderer wahrnehmen und annehmen

Ich bin in der Lage, zwischen den Zeilen zu hören. Ich merke also aufgrund von bestimmten Formulierungen, wie es dem anderen wohl geht.

① ② ③ ④ ⑤ ⑥ ⑦ ⑧ ⑩

Es fällt mir leicht, mich in andere einzufühlen.

① ② ③ ④ ⑤ ⑥ ⑦ ⑧ ⑩

Damit ich mich in andere einfühlen kann, braucht es keine spezielle Umgebung oder Inhalte; es gelingt mir also fast immer.

① ② ③ ④ ⑤ ⑥ ⑦ ⑧ ⑩

Ich bemerke körperliche Signale und Veränderungen bei anderen sehr rasch.

① ② ③ ④ ⑤ ⑥ ⑦ ⑧ ⑩

Ich kenne eine Vielzahl von Hinweisen, die mir der andere gibt, aus denen ich auf sein Gefühl schließen kann.

① ② ③ ④ ⑤ ⑥ ⑦ ⑧ ⑩

In aller Regel weiß ich, wie sich ein anderer in der aktuellen Situation fühlen wird.

① ② ③ ④ ⑤ ⑥ ⑦ ⑧ ⑩

Wenn ich mir kurzfristig nicht darüber im Klaren bin, was der andere fühlt, ist mir zumindest das Spektrum seiner möglichen Gefühle bewusst.

① ② ③ ④ ⑤ ⑥ ⑦ ⑧ ⑩

Ich kann Gefühle anderer auch dann wahrnehmen, wenn sie meinen zuwider laufen.

① ② ③ ④ ⑤ ⑥ ⑦ ⑧ ⑩

Ich kann Gefühle anderer auch verstehen, wenn sie meinen zuwider laufen.

① ② ③ ④ ⑤ ⑥ ⑦ ⑧ ⑩

Mein Verständnis und meine Bereitschaft, dem anderen seine Gefühle zu lassen und mich nicht darüber zu stellen, sind hoch.

① ② ③ ④ ⑤ ⑥ ⑦ ⑧ ⑩

Wissen um Zweideutigkeit

Für die verbale Sprache gilt genauso wie für die Körpersprache: Es gibt kein einziges Signal, das eindeutig ist. Deshalb funktionieren Bücher und Kurse über Körpersprache, die so tun, als gäbe es Kochrezepte im Sinne von »wenn … dann« (wenn der Mensch sich in bestimmter Weise gibt, dann bedeutet das Folgendes) nicht. Es ist ein komplexes Zusammenspiel und nur die Beachtung mehrerer Signale in der zeitlichen Kongruenz und im Ablauf lassen einigermaßen solide Rückschlüsse zu.

Stellen Sie sich einen Menschen vor, der mit besonders lauter Stimme spricht. Wenn Sie Kochbuch-artig vorgehen, bedeutet die laute Sprache beispielsweise: Wut, Verlangen, Bestreben, Dominanz. Wir alle wissen aber, dass wir auch dann laut werden, wenn wir verzweifelt sind, keinen Ausweg sehen, etwas wichtig finden oder besonders betonen wollen oder schlicht wenn wir schwer hören. Entsprechend die besonders leise Sprache. Leise bedeutet keineswegs unsicher. Wenn ein Redner beginnt, leiser zu sprechen, steigert das meistens die Aufmerksamkeit. Leise kann drohend bedeuten oder die aggressive Note verstärken. Versuchen Sie einmal, den folgenden Satz zu schreien und dann zu flüstern: »Damit kannst Du mir nicht mehr kommen!« Was wirkt bedrohlicher?

Umgang mit Gefühlen

Gefühle wahrzunehmen und korrekt auszudrücken kann schwer sein, besonders für Menschen, deren Fachsprache sie von Gefühlsäußerungen abhält. Je mehr Sie sich in Medizindeutsch üben, umso stärker wenden Sie sich der Krankheit zu und vom Menschen und seinen Gefühlen ab.

Selbsttest: Umgang mit den Gefühlen anderer [nach 18]

In der letzten Zeit …	Nie	Selten	Manchmal	Öfters	Immer
… konnte ich gut die Gefühle anderer beeinflussen.	☐	☐	☐	☐	☐
… wusste ich, was die Gefühle anderer mir sagen.	☐	☐	☐	☐	☐

	Nie	Selten	Manchmal	Öfters	Immer
… beachte ich die Gefühle anderer.	☐	☐	☐	☐	☐
… verstand ich, warum andere so reagieren.	☐	☐	☐	☐	☐
… konnte ich die negativen Gefühle anderer (auch mir gegenüber) annehmen.	☐	☐	☐	☐	☐
… spürte ich, den negativen Gefühlen anderer gewachsen zu sein.	☐	☐	☐	☐	☐
… wusste ich die Gefühle anderer korrekt zu benennen.	☐	☐	☐	☐	☐
… habe ich mich gegen die negativen Gefühle anderer erfolgreich durchgesetzt.	☐	☐	☐	☐	☐
… konnte ich anderen Mut machen.	☐	☐	☐	☐	☐
… habe ich die negativen Gefühle anderer erfolgreich beeinflusst.	☐	☐	☐	☐	☐
… habe ich der Gefühlswelt anderer genug Beachtung geschenkt.	☐	☐	☐	☐	☐
… konnte ich andere gut aus Gefühlstiefs herausholen.	☐	☐	☐	☐	☐
… habe ich dafür gesorgt, dass die positiven Gefühle anderer sie nicht von ihrer Arbeit abgelenkt haben.	☐	☐	☐	☐	☐
… war ich mit den Gefühlen anderer voll und ganz einverstanden.	☐	☐	☐	☐	☐
… habe ich eine innere Sicherheit den Gefühlen anderer gegenüber gespürt.	☐	☐	☐	☐	☐
… war mir klar, warum andere so fühlen, wie sie fühlen.	☐	☐	☐	☐	☐
… habe ich die anderen und deren Gefühle ohne Wenn und Aber akzeptiert.	☐	☐	☐	☐	☐
… habe ich anderen bei belastenden Situationen geholfen.	☐	☐	☐	☐	☐

Das Zwischen als eigene Instanz

Ihnen sitzt ein Patient gegenüber und es fällt Ihnen schwer oder ist Ihnen unmöglich, für ihn wirklich Mitgefühl zu entwickeln, geschweige denn Empathie. Wenige Momente später, bei einem anderen Patienten, fällt es Ihnen leicht. Wichtig ist herauszufinden, wodurch sich die Situationen unterscheiden.

Zum Beispiel kann Ihnen bewusst werden, zu wenig Empathie zu entwickeln, wenn Sie sich innerlich sagen: »Der Patient ist selbst schuld dran.« Oder es kann Ihnen klar werden, Ihre Empathiefähigkeit für Frauen ist höher als für Männer oder umgekehrt.

Empathie funktioniert nicht auf Knopfdruck – sie hängt von Ihnen und Ihrem Gegenüber ab und von dem, was sich zwischen Ihnen beiden entwickelt – sie ist auch eine Fähigkeit des Zwischen.

Eine andere Situation: Sie betreten einen Raum und bevor irgendjemand etwas gesprochen hat, und manchmal sogar, bevor Sie jemanden wahrgenommen haben, bemerken Sie, hier knistert es, hier gibt es Spannungen. Das, was Sie in solchen Momenten fühlen können, ist das Zwischen; der Raum zwischen den Menschen, der nicht leer ist, sondern eine Art eigene Instanz oder Ebene darstellt.

Vorteile von Empathie: Beeinflussung anderer im eigenen Sinn

Hohe emotionale Intelligenz ist verbunden mit hohen sozialen Kompetenzen, mit Empathie, mit der Fähigkeit zu kooperieren und tragfähige Beziehungen aufzubauen sowie mit höherer Zufriedenheit in der Ehe, allgemein in Partnerschaften [119]. Andererseits ist auch nachgewiesen, dass sich die Ärzte selbst besser fühlen und ihre Tätigkeit wirkungsvoller ist, und sie zufriedener sind, wenn sie ihre Empathie steigern [76]. Die übliche menschliche Reaktion, bei Dutzenden Patienten nach einem halben oder ganzen Arbeitstag irgendwann abzuschalten, hat die fatale Auswirkung, vieles zu erschweren. Empathie ist das beste Gegenmittel für die Fragmentierung des heutigen Arztseins [76]. Sie fördert das Gefühl der Selbstwirksamkeit und vermindert Stressgefühle durch oder bei Patientenkontakten [142] und erhöht die Bindungsstärke an den anderen.

Wie gut Empathie funktioniert, können Sie sich im Laufe eines Spaziergangs verdeutlichen, den Sie mit einem guten Freund machen und während dem Sie sich unterhalten. Würden Sie hinhören oder doch eher zuhören? Gehen Sie vor oder hinter dem anderen – oder doch auf gleicher Höhe? Spüren Sie, wann Sie etwas sagen und helfen sollten und wann es besser ist, zu schweigen? Spüren Sie auch, dass Ratschläge eben doch manchmal *Schläge* sind oder dass Hilfe blockieren statt fördern kann? Weil jemand seinen eigenen Weg auch eigen gehen möchte? Lassen Sie wesentliche, für die Begleitung eines Menschen fruchtbringende Gefühle zu wie Hoffnung, Glaube, Vertrauen – oder versuchen Sie krampfhaft, alles im Griff zu behalten?

Fast alles, was wir brauchen, bekommen wir von anderen Menschen. Dafür müssen wir sie dazu bringen, es uns zu geben. Andere zu beeinflussen ist also Teil persönlicher Kompetenzen. Wir alle versuchen nahezu stetig, andere Menschen zu beeinflussen. Sei es, damit uns das gekocht wird, was wir gerne essen möchten. Sei es, dass wir das im Fernsehen anschauen können, was uns am besten taugt. Sei es, dass Ärzte der Überzeugung sind, der Patient solle eine bestimmte Medikation bekommen oder ändern.

Auch wenn wir andere für eine Leistung bezahlen, beeinflussen wir sie. Der Wartungstechniker kommt nicht deshalb in Ihre Praxis, weil Sie so nett sind, sondern weil Sie ihn mittels Geld dazu »rumkriegen«. Nun gibt es viele Möglichkeiten außer mit Bezahlung, andere Menschen zu beeinflussen: mit Freundlichkeit, Liebe, Druck, Unleidlichsein, Vorwürfen, Erpressung, um nur einige der üblichen Varianten zu nennen.

Auch Empathie ist ein Mittel zur gezielt eingesetzten und gewollten Beeinflussung anderer. Sie ist ein Teil menschlicher Kraft und menschlichen Seins, andere von dem zu überzeugen (was heißt: zu beeinflussen), was man selbst gerne möchte. Wenn Sie dabei mitmenschlich bleiben wollen, ist Ihre Empathie die Methode erster Wahl.

Selbsttest/Übung: Wie ich andere beeinflusse

Sie bekommen nun eine Reihe von Möglichkeiten, wie Sie andere beeinflussen können. Entscheiden Sie sich auf der Ihnen bekannten Skala von 1 bis 10, wie stark Sie der angegebenen Taktik vertrauen und sie anwenden.

Einsatz von …

Witz	①	②	③	④	⑤	⑥	⑦	⑧	⑩
besonderen Reizen (welchen?)	①	②	③	④	⑤	⑥	⑦	⑧	⑩
Charme	①	②	③	④	⑤	⑥	⑦	⑧	⑩
eigener Bedürftigkeit	①	②	③	④	⑤	⑥	⑦	⑧	⑩
Verstand	①	②	③	④	⑤	⑥	⑦	⑧	⑩
Befehlen	①	②	③	④	⑤	⑥	⑦	⑧	⑩
Fachwissen	①	②	③	④	⑤	⑥	⑦	⑧	⑩

▼

lautem Ton (bis hin zum Schreien)	①	②	③	④	⑤	⑥	⑦	⑧	⑩
Einschüchterung (wie?)	①	②	③	④	⑤	⑥	⑦	⑧	⑩
Bitten	①	②	③	④	⑤	⑥	⑦	⑧	⑩
Betteln	①	②	③	④	⑤	⑥	⑦	⑧	⑩
unter Druck setzen (wie?)	①	②	③	④	⑤	⑥	⑦	⑧	⑩
Erpressung	①	②	③	④	⑤	⑥	⑦	⑧	⑩
Sex	①	②	③	④	⑤	⑥	⑦	⑧	⑩
Entzug von Sex	①	②	③	④	⑤	⑥	⑦	⑧	⑩
Liebe	①	②	③	④	⑤	⑥	⑦	⑧	⑩
Liebesentzug	①	②	③	④	⑤	⑥	⑦	⑧	⑩
Fröhlichkeit	①	②	③	④	⑤	⑥	⑦	⑧	⑩
Lockerheit	①	②	③	④	⑤	⑥	⑦	⑧	⑩
Überreden	①	②	③	④	⑤	⑥	⑦	⑧	⑩
Überzeugen (Argumente)	①	②	③	④	⑤	⑥	⑦	⑧	⑩
erzeugter Freude	①	②	③	④	⑤	⑥	⑦	⑧	⑩
gezeigter Bewunderung	①	②	③	④	⑤	⑥	⑦	⑧	⑩
Lob	①	②	③	④	⑤	⑥	⑦	⑧	⑩
Vorwürfen	①	②	③	④	⑤	⑥	⑦	⑧	⑩
Unleidlichkeit	①	②	③	④	⑤	⑥	⑦	⑧	⑩
Freundlichkeit	①	②	③	④	⑤	⑥	⑦	⑧	⑩
Scheinheiligkeit	①	②	③	④	⑤	⑥	⑦	⑧	⑩

erzeugtem Mitleid	①	②	③	④	⑤	⑥	⑦	⑧	⑩
gemachter Angst (wie?)	①	②	③	④	⑤	⑥	⑦	⑧	⑩
in Zwangslage bringen (welche?)	①	②	③	④	⑤	⑥	⑦	⑧	⑩

Auswertung und Übung

Welche vier Methoden haben den höchsten Wert bekommen?

Versetzen Sie sich in Situationen, in denen Sie auf diese Weise Probleme lösen wollten oder es taten: Sind Sie mit sich im Reinen, was Ihre Art der Abwicklung angeht?

Es gibt spontan angenehme und weniger gute Möglichkeiten, andere Menschen zu beeinflussen. Aber je empathischer Sie bei fast allen der angegebenen Taktiken vorgehen, umso mehr Erfolg werden Sie haben. Ich bin mir sicher, Sie verwenden weit mehr als eine der angegebenen Taktiken. Das hat einen Grund: Wenn Sie immer dieselbe nähmen, wären Sie berechenbar. Das widerspricht aber dem Ziel, andere zu beeinflussen.

Vorteile der Empathie aufseiten des Patienten

Es gibt sehr aussagekräftige, psychologische Experimente, welche für die Arzt-Patienten-Situation wichtig sind [122]. Eines davon lief so ab:

⎯ Fallbeispiel ⎯⎯⎯⎯⎯⎯⎯⎯⎯⎯⎯⎯⎯⎯⎯⎯⎯⎯⎯⎯⎯⎯⎯

Man sagte einer Versuchsgruppe ohne das Wissen des Versuchsleiters, der Versuchleiter sei ein grässlicher, gemeiner Typ. Sie sollten sich nichts anmerken lassen und ihre Aufgaben so gut sie nur könnten lösen.

Die Ergebnisse waren deutlich schlechter, als zu erwarten war. Der Grund mag gewesen sein, dass die Teilnehmer dauernd den miesen Kerl beobachteten; auf jeden Fall aber waren sie irgendwie abgelenkt und weniger leistungsfähig.

Einer weiteren Gruppe sagte man nichts, diesmal wurde der Leiter instruiert, es sei eine besonders schlechte Gruppe, schwierig und unzuverlässig. Er solle sich nichts anmerken lassen und seinen Job so gut er könne machen. Er sei ja schließlich als Wissenschaftler der Objektivität verpflichtet.

Auch diesmal waren die Leistungen der Gruppe signifikant schlechter, als zu erwarten war. Irgendwie müssen die Teilnehmer gespürt haben, dass der Versuchsleiter ein schlechtes Bild von ihnen hatte und das hatte offenbar Auswirkungen auf deren Leistungsfähigkeit oder -willen.

Die allgemeingültige Aussage ist: Wenn ein Partner einer Dyade etwas weiß, was der andere noch nicht weiß oder nicht wissen soll, merkt der andere trotzdem, worum es geht. Wie oft haben Sie schon erfahren, dass Ihnen ein Patient in etwa sagte: »Als Sie heute ins Krankenzimmer (oder ins Sprechzimmer) kamen, wusste ich, Sie haben mir keine gute Nachricht mitzuteilen.« Diese Erkenntnis ist wichtig bei der Beurteilung der Frage, ob man dem Patienten die Wahrheit sagen soll oder nicht: Sie tun es ohnehin immer nonverbal, also tun Sie es auch verbal unter Aufbringung der Ihnen möglichen, größten Empathie. Der Mensch riecht nicht, sondern fühlt »den Braten«.

4.2 Sich selbst zurücknehmen – den anderen unterstützen

Ablauf einer empathischen Reaktion

Fallbeispiel

Manuel sitzt in seiner Praxis, ist selbst leicht gedrückt, weil es Ärger zu Hause gab. Da kommt eine Patientin in sein Sprechzimmer, welche ihn vor Jahren das letzte Mal konsultiert hatte, damals wegen einer banalen Pilzinfektion. Nun hat sie eine starke Neurodermitis – Erstmanifestation mit Mitte 40. Das ist ungewöhnlich, denkt sich Manuel, und kommt rasch auf den Punkt: »Was gibt es denn in Ihrem Leben, was Sie aufwühlt?« »Wie meinen Sie das?«, fragt die Patientin nach. »Nun, dass man in ihrem Lebensabschnitt erstmals Neurodermitis bekommt, ist ungewöhnlich und meine Erfahrung zeigt, dass es dann oft Probleme im Leben der Betroffenen gibt.« Dann platzt es aus der Frau heraus: »Probleme? Das sind keine Probleme mehr, ich kann nicht mehr. Mein Mann liegt mit einem Herzinfarkt in der Klinik und die Ärzte sagen mir nichts Gutes. Mein 16-jähriger Sohn nimmt seit einem Dreivierteljahr Drogen, und zwar harte Drogen, und meine Tochter ist mit 15 gerade schwanger geworden. Ich weiß nicht mehr ein noch aus. Dazu unsere finanziellen Probleme. Mir wächst alles über den Kopf.« »Und das ist zum aus der Haut fahren«, sagt Manuel leise. Er schaut die Frau an und meint, deren Verzweiflung, Angst und Hoffnungslosigkeit zu fühlen. Da muss er weinen. Nicht viel, aber die Patientin sieht es. Sie starrt ihn kurz an, kann es offenkundig nicht fassen, dass ein Arzt vor ihr sitzt und wegen ihr weint. Sie murmelt etwas, das keiner versteht oder verstehen soll und verlässt ohne Rezept oder Behandlungsvorschlag fluchtartig das Sprechzimmer und auch die Praxis. Sie wird nie mehr kommen.

Das gerade ist kein Beispiel für Empathie, denn Empathie bedeutet *nicht,* auf die eigenen Gefühle einzugehen, sondern darauf, was Ihr Gegenüber fühlt – und zugleich dessen Grenzen zu beachten. In diesem Fall ist es Aggression, welche die zugrunde liegende Ohnmacht, Trauer und Angst betäuben soll. So ist es gerade für Ärzte wichtig zu wissen, wann sie Gefühle zeigen dürfen (und auch sollten) und wann nicht. Die gesellschaftlichen Regeln erlauben es Ärzten kaum, intensive Gefühle zu zeigen. Dennoch können Sie es von Zeit zu Zeit »wagen«, aber vielleicht nicht bei einem so massiven Belastungszustand Ihrer Patienten wie dem eben beschriebenen.

Wie können Sie Ihre Empathiefähigkeit weiter ausbauen? Zunächst: Empathie ist ausnahmsweise ein Weg, der von außen nach innen abläuft. Konzentrieren Sie sich als Erstes auf das Äußere, dann auf das Innere. Das Äußere sind in der empathischen Dyade Sie selbst!

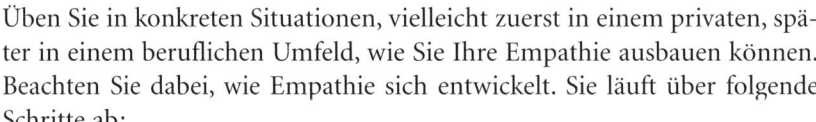

STEPS: Empathie steigern [in Anlehnung an 105][1]

Üben Sie in konkreten Situationen, vielleicht zuerst in einem privaten, später in einem beruflichen Umfeld, wie Sie Ihre Empathie ausbauen können. Beachten Sie dabei, wie Empathie sich entwickelt. Sie läuft über folgende Schritte ab:

Step 1   **Verstehen:** Handelt es sich um eine Situation, die bevorzugt Empathie braucht?

Step 2   **Klärung I:** Will ich mich hierfür selbst ein wenig verlassen, ins zweite Glied stellen?

Step 3   **Klärung II:** Kann und will ich mich in dich einfühlen? Wenn ich das nicht will oder kann, lasse ich es bleiben. Pseudo-Empathie ist billig.

Step 4   **Fokussierung auf den anderen:** Ich selbst spiele zurzeit eine unwesentliche Rolle. Was ich fühle oder fühlen würde, ist im Moment ohne Bedeutung. Jetzt geht es um dich; auf dich konzentriere ich mich.

Step 5   **Beim anderen sein:** Ich höre voll und ganz hin. Ich bin ganz bei deiner Sache. Andere Gedanken lasse ich möglichst nicht zu.

Step 6   **Einklang herstellen:** Ich komme mit deinen Gefühlen in Einklang, ich erlebe sie mit.

Step 7   Ich frage mich: Was fühlst du wahrscheinlich?

Step 8   Ich frage mich: Wie stark ist dein Gefühl?

Step 9   Ich frage mich: Wie wirst du dich mit dem Gefühl fühlen? Willst du es also behalten oder eher nicht?

---

1 Empathie ist so nah am anderen Menschen, dass für dieses Ablaufschema bewusst die Du-Form gewählt wurde.

Step 10 Ich frage mich: Auf welche Weise beeinflussen wahrscheinlich deine Gefühle deine Gedanken? Ist das in Ordnung für dich oder eher nicht?

Step 11 Ich frage mich: Wieso fühlst du dich so? Was war also der Auslöser und hat der mit mir zu tun? (Anmerkung: Das ist die schwierigste und hypothetischste aller Fragen, weil viele Reaktionen des Menschen eben nicht mit der aktuellen Situation zu tun haben, sondern durch sie nur reaktiviert werden.)

Step 12 Ich frage mich: Welche Dynamik hat das Gefühl, soweit ich es erkennen kann?

Step 13 Ich frage mich: Wie wird es sich weiterentwickeln?

Step 14 Ich frage mich. Kannst du etwas mit dem Gefühl anfangen oder eher nicht?

Step 15 Wenn nicht, frage ich mich: Wie kann ich dir helfen, dass es dich unterstützt und mir nicht schadet?

Step 16 **Verständnis ausdrücken:** Ich schicke immer wieder die verbale und nonverbale Botschaft: Ich kann gut verstehen, wie du dich fühlst und wie du empfindest.

Step 17 **Nachfragen:** Ich möchte noch mehr wissen. Dann fällt es mir noch leichter, zu spüren oder mir vorzustellen, wie es dir geht.

Step 18 **Akzeptieren und Verzicht auf Wertungen:** Ich akzeptiere dich ohne Wertung, so wie du bist, auch wenn ich vielleicht spüre, dass es dir anders geht als es mir ginge.

Step 19 **Worum geht es wirklich?** Was sagst du konkret und was willst du wirklich sagen? Ich versuche herauszufinden, was hinter der eventuellen Fassade steckt. Welche Gefühle hast du und welche Bedürfnisse äußerst du indirekt?

Step 20 **Nachfrage (Kontrolle):** Ich mache mir klar, ob du dich verstanden fühlst. Dabei helfen Fragen wie: »Was ich jetzt wahrgenommen habe, ist …« »Verstehe ich dich richtig?« »Geht es dir wirklich darum?«

Step 21 **Hilfestellung:** Jetzt, wo ich dir so nahe bin, bist du vielleicht bereit, mir zu sagen, was ich tun soll, damit es dir besser oder anders geht.

Das Wichtigste für Einfühlung ist, seine eigenen Gefühle korrekt wahrzunehmen. Arbeiten Sie lieber daran 90 % aller Zeit, welche Sie für das Training Ihrer Empathie aufwenden, und nutzen Sie die restlichen 10 % für die anderen Schritte.

Übung: Kontrolle der eigenen Empathiefähigkeit

 Diese Übung führen Sie bitte nicht mit Ihren Patienten, sondern mit Freunden, zumindest Bekannten, durch.

- Sie bitten die anderen, Ihnen eine markante Geschichte zu erzählen. Das kann etwas Lustiges oder etwas Trauriges sein, wie auch immer Bewegendes. Sie schildern dann dem anderen, was Sie bei welchen Inhalten empfunden haben.

Dafür nutzen Sie die STEPS »Empathie steigern«. Durch diese Selbstbild-Fremdbild-Kontrolle können Sie sich schulen und feststellen, wie weit Sie in der Lage sind, sich in andere einzufühlen. Diese Kompetenz hat jeder Mensch, aber sie kann über die Jahre verschüttet worden sein.

Techniken zum Aufbau von Empathie

Die in diesem Abschnitt vorgeschlagenen Übungen sind für einen längeren Zeitraum angelegt, beispielsweise ein halbes oder ganzes Jahr. Versuchen Sie nicht, jeden Tag die nächste Technik auszuprobieren; das würde in Frustration enden.

Botschaften aufbauen

Eine einseitige Kommunikation ist keine, weil Kommunikation als der *gegenseitige* Austausch von Botschaften definiert ist [23]. Bei jeder Kommunikation spielen Informationen eine gewisse Rolle, wenngleich öfter als gedacht keine wesentliche.

Fallbeispiel

Sie sind im Urlaub und sitzen an einer Bar. Neben Ihnen ein Mensch, Frau oder Mann, der Ihnen die Begeisterungsschweißperlen (Sie urlauben in den Tropen) auf die Stirn treibt. Sie bemerken an den Blicken Ihres Gegenüber: Die oder der ist auch alleine hier und findet mich so interessant wie ich sie oder ihn. Sie nehmen sich ein Herz und sagen mit vollkommen unempathischer, neutraler Stimme, Ihr Gegenüber nicht anschauend: »Der Sonnenuntergang eben war beeindruckend. So was erlebt man in Deutschland nicht.« Direkt danach kippen Sie den Rest Ihres Drinks runter und verlassen die Bar. Ihre Chancen, den Partner Ihres Lebens gerade in diesem Moment verloren zu haben, sind hoch. Sie haben ihm schlicht die Information übermittelt, dass Sie der Sonnenuntergang, den Sie in Ihrem Heimatland so nicht kennen, irgendwie berührt hat. Anregend, oder? Sie haben eine Information vermittelt, sogar eine, mit der Sie einen bestimmten Aspekt Ihrer Empfindungen erklärt haben – aber das berührt nicht. Sie bleiben allein.

Sie gehen auf Ihr Zimmer, schauen nach unten und an der Bar sitzt dieser Begeisterungsschweißperlen hervorrufende Mensch nach wie vor – schaut sogar hoch in den Sternenhimmel und sieht Sie wieder. Sie fassen sich ein Herz und gehen zurück zur Bar. Ihr verlassener Barhocker ist noch frei. Sie setzen sich und schauen diesem tollen Menschen neben sich tief in die Augen, bemerken ein feines Vibrieren bei sich und dem anderen, flüstern nun leise, gerade noch verständlich: »Der Sonnenuntergang eben war beeindruckend.« Sie machen eine Pause, schauen einander noch tiefer in die Augen. Sie nehmen die Hand des oder der anderen und flüstern: »Es wäre schön, mit dir noch viele solcher Sonnenuntergänge zu erleben …«

Nun haben Sie keine Information ausgegeben, sondern eine wirksame Botschaft gesendet. Sie wird wirken, weil sie berührt und betrifft. Sie wird nicht nur wahrgenommen, sondern aufgenommen, ja aufgesogen. Nun bemerken Sie, was echte Botschaften bewirken: Ihr Gegenüber beugt sich vor, ganz nahe an Sie heran und sagt mit leiser Stimme: »Mit dir geht die Sonne niemals unter.« Sie sind berührt und begeistert: Botschaften wirken, Informationen langweilen.

Sie sind froh, dass nun nicht das geschehen ist, was bei Ihrem ersten Versuch vor Jahren in einer ähnlichen Situation passierte: Ihr Gegenüber schrie Sie damals an: »Lassen Sie mich gefälligst in Ruhe, was wollen Sie von mir?«

Das war damals eine missglückte Kommunikation, denn ausschließlich der Empfänger einer Botschaft entscheidet darüber, ob sie geglückt oder missglückt ist. Noch allgemeiner: Damit ein Gespräch scheitert, reicht einer. Damit es gelingt, braucht es beide.

Zurück zum Arztsein: Ihr Empfänger ist der Patient. Letztlich haben Sie es *nicht* in der Hand, was der Patient aus dem macht, was Sie sagen und aussenden. Jede Kommunikation ist auch eine Möglichkeit für Patienten, Ihre Macht als Arzt zu beschneiden.

Visualisierung einsetzen

Die Fähigkeit, sich innerlich Bilder zu setzen, ist eine Basisfähigkeit für Empathie. Der Ausbau Ihrer persönlichen und sozialen Kompetenzen kann auch erfordern, innerliche emotionale Verknüpfungen zu lösen. Sie sollten innere Bilder korrigieren oder in einem anderen Licht sehen. Wenn Sie Ihre inneren Bilder nicht verändern, wird sich eventuell Ihr Verhalten nicht ausreichend verändern. Vielleicht meinen Sie, Ihre Fähigkeit zur Visualisierung sei unterdurchschnittlich? Dann machen Sie folgende Übung.

Übung: Meine Fähigkeit zur Visualisierung

Lassen Sie einen rosa Elefanten vor Ihrem inneren Auge erscheinen. Wie genau sieht dieser Elefant aus? Steht er auf einer Stelle oder bewegt er sich? Vor oder zurück? Welche Nuance hat das Rosa? Wie groß ist der Elefant? Oder ist er klein? Sind Sie ihm nahe oder ist er weit weg von Ihnen? Wie fühlen Sie sich, wenn Ihnen bewusst wird, dass Sie gerade einen rosa Elefanten sehen, obwohl es den gar nicht gibt?

Dennoch, Sie sehen weiter diesen rosa Elefanten. Machen Sie ihn nun immer größer und noch größer – nun sollte er das ganze Format Ihres inneren Bildes füllen. Nun machen Sie ihn immer kleiner und noch kleiner, bis er nur noch ein so kleiner Punkt ist, dass Sie seine Farbe nicht mehr erkennen können.

Wie fühlen Sie sich nun, wenn der rosa Elefant aus Ihrem Gesichtsfeld verschwindet?

Diese Übung sollte Ihnen verdeutlichen, wie gut Sie innere Bilder »machen« und auch wieder aufgeben können. Das ist eine fundamentale menschliche Fähigkeit. Ohne diese Fähigkeit gäbe es keine Bücher, keinen Rundfunk und keine Filme. Erst das, was Sie vor Ihrem inneren Auge mit dazutun, macht Ihr eigenes Bild von einer Szene komplett.

Seien Sie sich gewiss: Die anderen Leser können es ebenso und jeder von ihnen hat etwas anders gesehen als Sie, denn es gibt nur individuelle Wirklichkeiten im Menschen, keine Wahrheit.

Wenn Ihnen die Übung schwerfiel und Sie nichts gesehen haben, dann beschreiben Sie als Erstes das Nichts, was Sie gesehen haben. War es schwarz oder doch eher grau? Gab es eine Struktur oder Kontur darin oder nicht? War es statisch oder gab es eine Bewegung im Bild? Ich möchte die Fragen nicht fortführen, denn es ist klar, dass es ein wacher Mensch außer im meditativen Zustand nicht vermag, nichts zu sehen.

Für die Vorstellungskraft des Menschen gilt: Es ist nicht möglich, nichts zu sehen.

Attentive silence

Attentive silence ist ein Form des aktiven Zuhörens (s. Kap. 2.1, Techniken ärztlichen Verstehens), die bei oberflächlichem Betrachten als passiv gewertet werden kann. Dabei gibt es Momente, die gerade deshalb besonders viel bewirken, weil es in diesem Augenblick nichts mehr zu sagen gibt und geschwiegen wird und Geduld und aufmerksames Abwarten von Ihnen verlangt werden. Es sind meistens Momente, in denen Sie eine schwere Diagnose mitteilen müssen oder die Notwendigkeit einer sehr eingreifenden Behandlung oder die fehlende Perspektive erläutern müssen. Es ist eine Form des aktiven Schweigens, sich dem anderen ganz zuzuwenden, ihm Raum und Zeit zu schenken, ihn aussprechen zu lassen, wenn er etwas zu sagen hat. Seine Verzweiflung, sein Weinen anzunehmen, ohne gleich etwas aktiv zu tun. Das Beste, was Sie in diesem Moment schenken können, ist Ihr Dasein, Ihr Arztsein, alles auf das Sein als Mensch zu konzentrieren, wissend, es gibt keinen Trost, wenn es keinen Trost gibt. An einer infausten Prognose gibt es nichts zu rütteln, es gibt keinen Trost: *Sicher* in absehbarer Zeit sterben zu müssen, verbietet jeden Trost, er zöge die Situation nahezu ins Banale.

Ihre bewusste und stringente Zurückhaltung ermöglicht es dem Patienten, zu sagen, was ihn bewegt, was aus ihm heraus muss. Nun müssen Sie ernst sein und ernsthaftig, damit demonstrieren Sie, dass Sie ganz für ihn da sind, ihn *wahrnehmen,* seinen Weg verstehen und begleiten wollen. Sie sind nun in der professionellen Verpflichtung, dem Patienten einen Raum zu schenken, zuvor den Raum aufzubauen, welcher es ihm ermöglicht, sich zu öffnen. Es ist ein Raum ohne Bewertungen, Schuldzuweisungen, Belehrungen, Kommentaren über die Zukunft, Scheinangeboten. Ein Raum, der von Mitgefühl und Empathie bestimmt wird.

Wenn Sie *attentive silence* bieten, sind Sie kein führender Arzt mehr, sondern ein Mensch, der dem kranken Menschen Ihnen gegenüber auf gleicher Augenhöhe begegnet. Aber Sie bleiben dabei Profi, Sie vergewissern sich, ob Ihr Patient Ihre Aussage richtig verstanden hat [23].

Resonanzverhalten

Stellen Sie sich eine Situation vor wie bei der versteckten Kamera: Sie sind auf einmal mit einem vollkommen fremden Kind konfrontiert. Keine Mutter, kein Vater in Sicht. Das Kind schreit und Sie denken sich: Es hat Hunger! Zufälligerweise haben Sie eine Bio-Karotte dabei. Sie halten dem Kind zunächst das Gemüse hin, es wendet sich ab und schreit noch lauter. Nun gehen Sie etwas vorsichtiger vor und bieten ihm die Karotte nicht als Dolch, sondern als Möglichkeit an und – Ihre Gene lassen Sie eben doch nicht im Stich – Sie tun etwas ganz Bestimmtes. Was? Sie öffnen den Mund, so, wie das Kind den Mund öffnen soll; vielleicht beißen Sie zuvor selbst ein Stück der Karotte ab. Das Kind tut, was Sie ihm signalisieren.

> Sie erinnern sich an die Grundregel der Empathie: Wenn ein anderer das tun soll, was ich will, muss ich es ihm vormachen. Sie spiegeln das Verhalten vor – und schon wird es befolgt.

Dazu gehört als Arzt auch, Gesten zu spiegeln: Sie sprechen gerade mit einem Ihrer Patienten und bemerken, dass er nun sein linkes über sein rechtes Bein schlägt. Sie werden in zeitnahem Abstand selbst aktiv, indem Sie auch Ihr linkes über Ihr rechtes Bein schlagen. Das merkt Ihr Patient nicht bewusst, unbewusst schon: Er fühlt sich verstanden. Sie selbst spüren leichter oder eher, wie sich Ihr Patient fühlt, weil die Informationen, welche Ihnen Ihr Körper über Ihre Körperhaltung vermittelt, in Ihnen ein bestimmtes Bild oder Gefühl entstehen lässt.

Wir alle sind Individuen und von anderen erst einmal getrennt. Dennoch sind wir in keiner Weise vollkommen abgetrennt oder losgelöst von den anderen Menschen. Wir interagieren stetig und bauen einen Zwischenraum zwischen uns und den anderen auf. Das Zwischen bilden wir so, dass Menschen ähnlicher Art oder Stimmung sich darin wohlfühlen und damit in Resonanz zu uns treten. Das, was wir ausstrahlen, scheint quasi zu einem guten Teil auch wieder auf uns zurück mittels anderer Menschen.

Perspektivenwechsel

Wenn es Ihnen partout nicht passt, was Ihnen Ihr Patient bietet, versuchen Sie es mit folgender Übung, dem Perspektivenwechsel.

┌─ Übung: Perspektivenwechsel ──────────────────────────

 Im Folgenden lesen Sie eine ärztliche Aussage aus einer Coachingsituation: »Wenn ich morgens in meine eigene Praxis komme, warten meistens schon die Arzthelferinnen und ich muss sofort loslegen: Rezepte unterschreiben, Fragen beantworten. Das nervt mich. Können die mich nicht wenigstens ein paar Minuten in Ruhe lassen? Dann die ersten Patienten. In der Regel ist mindestens einer dabei, der mich so richtig nervt. Compliance? Dass ist nicht lache. Die machen doch, was sie wollen. Leben auf Kosten der Krankenkassen, haben Ansprüche, für die sie nie bezahlt haben, und werden dann auch noch unverschämt. Neulich war einer bei mir, der bestand darauf, sein Medikament als Originalpräparat zu bekommen. Dem habe ich erzählt, was Sache ist, was da so alles läuft im Gesundheitswesen.«

Versuchen Sie nun, den Inhalt entsprechend der Sicht des jeweils anderen (Arzthelferin, die Patienten allgemein, der letztgenannte Patient) zu formulieren. Das könnte dann so beginnen:

»Wenn mein Chef morgens in die Praxis kommt, bin ich schon länger da und muss dem Druck der Patienten irgendwie standhalten. Für mich ist es eine Entlastung, wenn der Chef da ist; dann kann ich ihm die Rezepte zur Unterschrift vorlegen, auf die die anwesenden Patienten so dringlich warten.«

Entwickeln Sie die Geschichte fort – einmal ganz unabhängig von Ihnen selbst!

Trainieren Sie in Zukunft, zunächst in kleinen Schritten, dann als grundsätzliche Einstellung, den Perspektivenwechsel hin zu dem, wie der Patient Sie selbst im Moment wahrscheinlich erlebt und wie er das, was Sie mit ihm tun und ihm sagen, wahrscheinlich auffassen wird.

> Perspektivenwechsel bedeutet das Bemühen, einen Inhalt aus der Sicht des anderen zu betrachten, dabei seine wahrscheinlichen Gefühle und sogar Gedanken aus seiner Sicht heraus zu verstehen. Dieser Perspektivenwechsel ist ein wichtiger Schritt hin zu mehr Empathie.

Zula

Vor Jahren gab es eine große Lola®-Welle: Alles half allen, wenn man nur *losließe* – den Reichtum, seine Ängste (wie das auch immer gehen soll), seine Ansprüche. Diese Lola®-Welle ist ziemlich abgeebbt. Bei Empathie spielt etwas anderes eine erheblich wesentlichere Rolle, »Zula«: Damit wir mit Emotionen anderer wirkungsvoll umgehen können, müssen wir diese Emotionen *zulassen* – und zwar bei uns selbst und dann bei anderen. Wenn Sie sich keine Angst zugestehen (»Ich bin stark«) oder keine Lust (»Ich brauche das nicht«) oder keine Trauer (»Alles wird gut«), dann ist es Ihnen fast immer unmöglich, diese Gefühle anderen zuzugestehen.

Gefühle anderer Menschen müssen Sie nie billigen, erst recht nicht gutheißen, darum geht es nicht. Aber Sie müssen sie wahrnehmen, respektieren und das auch kommunizieren. Mehr wollen Menschen oft auch nicht. Selbst bei einem Streit reicht es meistens aus, ehrlich zu sagen: »Ich habe wahrgenommen, dass Sie das sehr belastet.« Meistens brauchen Sie nichts anderes zu schenken als das Recht des anderen, dass er sich sehr belastet oder auch anders fühlt, als Sie es an seiner Stelle täten.

Wahrnehmen

⌐ Übung: Wahr-Nehmen ─────────────────────────────

 Teil I

Als Arzt haben Sie vielfache Möglichkeiten, in denen Sie ohne große Risiken Ihre Wahrnehmung schulen können, mit Ihren Patienten. Versuchen Sie, Ihre Patienten noch bewusster zu be-(ob-)achten – und zwar, bevor sie Ihnen sagen, weshalb sie kommen oder wie es ihnen geht. Stellen Sie sich also Fragen wie:

- Wie fühlt sich mein Patient heute?
- Was wird er mir gleich mitteilen wollen?
- Wie wirkt er heute auf mich?

Dazu beachten Sie die Mimik, Gestik, Haltung und den Eindruck im Gesamten.

Teil II
Lassen Sie dem Patienten ein wenig Zeit, sich über sein Beschwerdebild, den Grund seines Kommens, zu äußern und fragen Sie sich dann, welches Gefühl der Gesprächspartner in *Ihnen* erzeugt:
- Konfusion?
- Trauer?
- Gedrückt sein?
- Rastlosigkeit?
- Unruhe?
- Unzufriedenheit?
- Hektik?

Teil III
Wenn der Patient sich nicht genau zu seinen Gefühlen äußert, können Sie die Übung fortsetzen, indem Sie ihm einen Vorschlag unterbreiten, wie es ihm wohl geht. Dafür nutzen Sie Fragen wie:
- Ich habe den Eindruck, Sie sind nun enttäuscht (frustriert, entsetzt …).
- Kurzform: Sie überlegen noch? Sie sind enttäuscht?

Aufmerksamkeitswechsel

Versuchen Sie die folgende Rechenaufgabe im Kopf zu lösen: 33 mal 17 geteilt durch 3. Lösen Sie dann eine andere Aufgabe: 42 mal 15 geteilt durch 9 – und das bei lauter Musik. Sie werden beim zweiten Anlauf größere Probleme haben. Genauso verhält es sich mit der Wahrnehmung eigener Gefühle, es sind eben oftmals auch sehr leise, innere Stimmen. Es fällt uns leichter, die Gefühle korrekt wahrzunehmen, wenn wir uns gewissermaßen von der Außenwelt abschirmen. Lärm, Hektik, Bilder lenken uns von den eigenen Gefühlen ab. Wenn Sie lernen wollen, diese inneren Stimmen besser wahrzunehmen, können Sie den Aufmerksamkeitswechsel [138] von außen nach innen und wieder nach außen üben. Das bedeutet, sich die eigenen Gefühle und das eigene Empfinden so rasch wie möglich klarzumachen, um daraus Rückschlüsse auf den zeitgleich anwesenden Gesprächspartner ziehen zu können.

> Der Aufmerksamkeitswechsel dient dazu, sich der genauen Ausprägung des eigenen Mitgefühls bewusst zu werden und dieses Wissen entscheidend für die eigene, empathische Gesprächsführung zu nutzen.

Die folgende Übung kann wesentlich zur Empathiesteigerung eingesetzt werden. Es ist möglich, dass Sie anfangs nichts oder wenig erkennen. Oder dass Sie etwas spüren, was Sie nicht korrekt benennen können. Das ist ganz normal. Machen Sie einfach weiter. Sie werden erleben, dass Sie immer mehr erleben. Ihre Sensibilität wird gesteigert und Sie werden lernen, sich immer differenzierter wahrzunehmen.

Übung: Aufmerksamkeitswechsel

 Teil I

Machen Sie die Übung sofort und spontan mit. Halten Sie inne mit dem Lesen und versuchen Sie, Ihre Aufmerksamkeit in Ihr Innen zu lenken. Dabei beantworten Sie folgende Frage:

- Wie fühle ich mich im Moment?

Dazu können Sie in einem ersten Schritt allgemeine Formulierungen wie »gut«, »nervös« oder »nicht so gut« gebrauchen. Versuchen Sie dann aber, die nächste Frage zu beantworten:

- Welches Gefühl ist es konkret? Sind es vielleicht mehrere Gefühle in raschem Wechsel oder in einer Art Mischung?

Wenn Ihnen das Gefühl klar ist und Sie einen Ausdruck dafür gefunden haben wie beispielsweise: »Ich bin angespannt und zugleich müde«, achten Sie nun auf Ihr Empfinden, was Sie von Ihrem Körper wahrnehmen:

- Welche Körperreaktionen können Sie wahrnehmen?

Versuchen Sie auch hierbei, Ihr Empfinden so konkret wie möglich zu formulieren. Beispiel: »Ich spüre einen leichten Druck in der Oberbauchmitte, ein längliches Ziehen im Sakralbereich und ein rhythmisches, etwas dumpfes Pulsieren an der linken Oberschenkelaußenseite.«

Teil II

Je nachdem, ob Ihr aktuelles Gefühl gerade eher positiv oder eher negativ ist, gehen Sie nun unterschiedlich vor:

- Bei positivem Gefühl stellen Sie sich vor, wie das Gefühl noch stärker wird und Sie voll und ganz erfasst. Bei negativem Gefühl versuchen Sie zu ergründen, woran es liegt. Fehlt Ihnen etwas? Ist etwas störend oder zu viel?

Diese Übung machen Sie mehrfach in ruhigen Situationen zu Hause, wenn Sie dafür allein sind. Wenn Sie mögen, macht es Sinn, sich die eigenen Gefühle und Körperempfindungen dabei auch zu notieren. Ihr Ziel ist ja, sicherer und zügig heranzukommen.

Teil III
Wenn Sie sich trainiert haben, weiten Sie die Übung aus, indem Sie diese zunächst nur zweimal am Tag, vor der Mittagspause und nach dem letzten Patienten abends, machen, damit Sie Ruhe dafür haben. In der vollen Stufe können Sie die Übung während der Patientenkonsultation einsetzen, um sich über Ihre eigenen Gefühle (Was also löst der Patient bei mir aus? Woran liegt das? Wie reagiert mein Körper darauf) klar zu werden und zu beginnen, Ihre »Bauchinformationen« noch zielgerichteter zu nutzen. Zum Beispiel, indem Sie Patienten damit konfrontieren, um für deren Wohl rascher ans Ziel zu kommen. Denn Gefühle sind hervorragende Diagnosemittel für Situationen und für Menschen und können Impulse für Veränderungen ermöglichen.
Es spricht nichts dagegen, zu Übungszwecken auch andere, berufsferne Situationen entsprechend wahrzunehmen.

Pseudo-Empathie

Der Kranke hat nicht viel davon, wenn das therapeutische Interesse beim Arzt affektiv überbetont ist. Für ihn ist am besten, wenn der Arzt kühl und möglichst korrekt arbeitet. Sigmund Freud

Der gute Arzt überwindet die Kluft zu seinem Patienten nicht durch die Neokortex-Rationalität (…), sondern mithilfe seiner Empathie. [95]

Wir können nie ganz exakt wissen, wie sich die Situation für den anderen Menschen anfühlt. So empathisch wir auch sind, nicht ohne Grund gehört es zu den Basisregeln von Empathie, sich beim anderen immer wieder zu vergewissern, wie es ihm geht.

Empathie kann in hilfsbereiter und in verletzender Absicht eingesetzt werden – ist also nicht per se immer gut.

> Die dunkle Seite der Empathie ist die Pseudo-Empathie. Sie wird durch die unlautere Absicht, das eigennützige, fast immer kommerzielle oder sadistische Ziel dahinter gelenkt. Die Taktik ist eindeutig: Auf eine raffinierte, intrigante, manipulierende und unechte Weise werden echte Gefühle beim Gegenüber ausgelöst, um daraus eigenen Nutzen zu ziehen [aus 105]. In Kurzform: Die falsche Einfühlung ist meistens eine kaufmännische Einfühlung.

Zwei Beispiele aus dem Gesundheitsbereich: Es gibt immer wieder Ärzte, die ihre Fähigkeit zur Empathie nutzen, um den Patienten von einer Zuzahlungsleistung zu überzeugen. Das ist so, als wenn ein unseriöser Verkäufer dem älteren Herrn einen Sportwagen verkauft, selbst wenn ein kleiner Kombi mit schwachem Dieselmotor besser gewesen wäre.

Das andere Beispiel sind Bemerkungen wie »Das tut doch nur ein bisschen weh« oder »Ist gleich vorbei« oder »Das ist doch nicht so schlimm«, die auch aus zynischen oder sadistischen Neigungen formuliert werden können.

5 Prinzip 5: Ärztliche Grenzen

5.1 Sich selbst schützen

Eigene Grenzen wahren

Respektieren Sie sich als Mensch. Respektieren Sie sich als Arzt. Respektieren Sie Ihre Grenzen. Arztsein bedeutet auch, Grenzen zu besitzen und zu beachten, ohne Zäune zu ziehen.

Bevor auf Details von typischen, ärztlichen Belastungen eingegangen wird, machen Sie sich bitte klar, wie Sie konkret mit belastenden Situationen umgehen – und ob Sie das eher schwächt oder nicht.

Selbsttest: Umgang mit belastenden Situationen

Wenn ich in einer belastenden Situation bin, dann …	Ja	Nein
• bleibe ich stetig bei dem Thema, um das es mir geht.	☐	☐
• spreche ich deutlich und ruhig.	☐	☐
• bleibe ich bei mir und versuche, nicht ins Persönliche abzudriften.	☐	☐
• habe ich die Situation, wenn sie vorbei ist, abgehakt, hänge also nicht nach.	☐	☐
• kann ich meine eigenen Emotionen erkennen; d.h. ich verstehe, was ich selbst entwickelt habe und was das Verhalten des anderen mit mir gemacht hat.	☐	☐

- denke ich nach einer ausreichend langen Pause noch
  einmal so distanziert es geht darüber nach.   ☐   ☐

- lerne ich daraus, d.h. ich ändere etwas
  (Lernen bedeutet immer Änderung).   ☐   ☐

Machen Sie sich nun auch bewusst, welche Gefühle von Patienten Sie in aller Regel belasten, denn auch ein Gefühl als solches kann Ihre eigenen Grenzen überschreiten.

Selbsttest: Belastende Gefühle

Welche Gefühle belasten Sie und wie stark, wenn diese von anderen, wie z.B. Ihren Patienten, geäußert werden – oder wie empfinden Sie sie?

	Belastet mich				
	nicht	kaum	oft	meistens	immer
Trauer	☐	☐	☐	☐	☐
Hoffnungslosigkeit	☐	☐	☐	☐	☐
Wut	☐	☐	☐	☐	☐
Verzweiflung	☐	☐	☐	☐	☐
Missgunst	☐	☐	☐	☐	☐
Stress	☐	☐	☐	☐	☐
Misstrauen	☐	☐	☐	☐	☐
Sorge	☐	☐	☐	☐	☐
Angst	☐	☐	☐	☐	☐
Anspannung	☐	☐	☐	☐	☐
Leid	☐	☐	☐	☐	☐
Elend	☐	☐	☐	☐	☐
Einsamkeit	☐	☐	☐	☐	☐
Selbstmitleid	☐	☐	☐	☐	☐
Depression	☐	☐	☐	☐	☐
Resignation	☐	☐	☐	☐	☐
Verlegenheit	☐	☐	☐	☐	☐
Enttäuschung	☐	☐	☐	☐	☐
Maßlosigkeit	☐	☐	☐	☐	☐

Anspruchsdenken	☐	☐	☐	☐	☐
Dankbarkeit	☐	☐	☐	☐	☐
Nähe	☐	☐	☐	☐	☐
Ungläubigkeit	☐	☐	☐	☐	☐
Unsicherheit	☐	☐	☐	☐	☐
Neugierde	☐	☐	☐	☐	☐
Überheblichkeit	☐	☐	☐	☐	☐
Hoffnung	☐	☐	☐	☐	☐
Verehrung	☐	☐	☐	☐	☐
Ehrfurcht	☐	☐	☐	☐	☐
Wehleidigkeit	☐	☐	☐	☐	☐

Grenzen erkennen und einhalten

Die Anforderungen an Ärzte wachsen stetig. Im Fachlichen werden sie über vorgeschriebene Fortbildungen und die Vorschriften der Leitlinien (evidenzbasierte Medizin) gefordert, im Persönlichen sollen sich Ärzte an den Patienten als Partner gewöhnen und im Wirtschaftlichen sollen sie nun auch Meister werden [95].

Den nicht sicher beeinflussbaren Krankheitsverlauf zu begleiten, die immer neuen Vorschriften zu akzeptieren, sich allgemein dem Thema Krankheit, Leid und Tod zu stellen, verbraucht massiv innere Ressourcen. Dennoch vergessen viele Ärzte, ihre Ressourcen wieder aufzufüllen oder weniger abfließen zu lassen. Weniger Lebensenergie zu verbrauchen läuft über die strikte Beachtung eigener Grenzen und der Grenzen der Patienten und Mitarbeiter ab. Die Gesellschaft versucht Grenzen abzubauen – Grenzen zwischen Staaten, Grenzen zwischen Kulturen, Grenzen zwischen Wirtschaftsräumen. Das mag alles hilfreich sein, aber im menschlichen Bereich braucht es unabdingbar Grenzen, um sich selbst von anderen differenzieren zu können, um selbst bewusst zu bleiben. Auf körperlicher Ebene hilft uns automatisiert unser Immunsystem, auf der Ebene des Selbst müssen wird selbst darauf achten.

Grenzüberschreitungen finden oft unbewusst statt, sowohl vonseiten des Arztes aus als auch vom Patienten. Sie können über die Sprache erfolgen, über Gesten, über Inhalte. Viele Chancen bieten sich gerade deshalb im ärztlichen Bereich, weil das Verhältnis zwischen Arzt und Patient so nah ist. Je näher man einem anderen Menschen steht, umso höher wird das Risiko, dessen Grenzen zu verletzen. Souverän wirken Sie, wenn Sie zu Ihren Grenzen stehen: *Lieber Patient, bis hierhin und nicht weiter.*

Zur Grenzerkennung gibt es eine intensive und aufschlussreiche Übung, bei der die Ausführenden erkennen, wie weit der Raum tatsächlich ist, den sie um sich herum brauchen. Die Überraschung ist groß, wenn sie feststellen, rundum teilweise bis zu zwei Meter Raum zu benötigen, um sich wirklich sicher zu fühlen.

Als Arzt müssen Sie ununterbrochen diese Grenze überschreiten – letztlich gegen den Patienten und auch gegen sich selbst. Sie sind also bei Ihren Patienten grenzverletzend tätig und nicht wenige Patienten sind es Ihnen gegenüber, wenn sie sich Ihnen zu sehr nähern.

Bei Grenzbereichen wird die soziale von der persönlichen und der intimen Zone unterschieden:

- Die *soziale Zone* ist die, in welcher sich Menschen in der Regel ohne große Angst und rasch untereinander wohlfühlen. Sie beginnt bei etwa drei Meter Abstand bis hin zu etwa einem Meter und zwanzig Zentimetern.
- Die *persönliche Zone* müssen Sie als Arzt praktisch von Null auf Hundert erreichen, was eine, wenngleich in der Regel unbemerkt bleibende, Herausforderung ist. Die persönliche Zone reicht von etwa einem Meter zwanzig bis zu etwa 80 Zentimetern. Es ist die Zone des Vertrauens und der nahen, persönlichen Begegnung.
- Meistens kommen Sie Ihren Patienten aber noch näher (beispielsweise bei einer Injektion) – interessanterweise tun das die Fachgruppen wie Psychotherapeuten, die sich besonders intensiv mit den Problemen der ihnen Anvertrauten befassen, nicht: Sie sind darauf bedacht, die persönliche Zone nicht zu unterschreiten. Sobald Sie am anderen Menschen etwas tun oder genau betrachten müssen, dringen Sie in dessen *Intimzone* ein. Bei jedem direkten oder nahen Kontakt sind Sie in der Intimzone des anderen – und der in Ihrer. Das kann unbewusst Angst machen. Diese Zone ist nämlich den tatsächlichen Intimkontakten zwischen zwei Menschen vorbehalten und wird in diesem Sinn verletzt.

Der Arztberuf verlangt immer wieder nach dieser Leistung; der beste Umgang mit den eigenen Grenzen ist, sie ansonsten strikt zu beachten. Rücken Sie also Ihren Patienten nur kurz – und nur wenn es wirklich notwendig ist – zu nah auf die Pelle und achten Sie umgekehrt genauso darauf.

Aber es gibt nicht nur Grenzen und Grenzüberschreitungen in Meter und Zentimeter. Noch stärker wirken Grenzüberschreitungen in sprachlich-inhaltlicher Hinsicht. Da unser Nerven-Sinnes-System kein Müllschlucker ist, liegt es in unserer Entscheidung und Macht, zwischen Inhalten zu trennen, die wir an uns heranlassen und vor denen wir uns abschotten – und noch mehr, vor denen wir unsere Kinder abschotten sollten. Hier machen stringente Grenzen Sinn und nutzen uns, indem wir Energie behalten statt Adrenalin auszuschütten.

Stopfen Sie jedes Kuchenstück in sich hinein, das vor Ihnen liegt? Schlafen Sie mit jedem Menschen, der sich dafür vielleicht anbieten würde? Sicher nicht. Aber wie gehen Sie mit den visuellen und akustischen Reizen um, die Ihnen von der Umwelt angeboten werden, beispielsweise über Fernsehnachrichten? Schotten Sie sich da genügend ab? Meinen Sie, es tut Ihnen gut, zerstückelte Leichen,

Unglücke, Unfälle, Ängste, Risiken und sonstige Belastungen täglich zu sehen? Oder sind Sie der Meinung, Nachrichten seien objektiv? Ulrich Wickert sagte dazu, jede Nachrichtensendung sei allein durch die Auswahl der Themen manipulativ. Die Erde und die Menschen produzieren Hunderttausende Nachrichten an jedem Tag, und in den Nachrichtensendungen hören Sie davon zehn bis 20 Nachrichten, fast allesamt negativ. Allein der zahlenmäßige Unterschied zwischen den vorhandenen und den benannten Nachrichten ist so krass, dass von Objektivität keine Rede sein kann.

Umgang mit Störungen

Jede Störung überschreitet die Grenze Ihres Arztseins. Störungen können mittelbar und unmittelbar auftreten, es sind entweder

- *Unterbrechungen*, z. B. durch Pharmareferenten, Mitarbeiter oder Telefonate,
- *akustische Störungen*, z. B. Gespräche auf dem Gang oder im Nebenraum, Lärm von draußen oder laute Geräte oder Instrumente,
- *selbst verantwortete Inhalte*, z. B. Partnerschaftsprobleme, Finanzprobleme, Sehnsüchte oder auch Trauer und
- *visuelle Störungen*, z. B. schlechte Beleuchtung (unzureichend, zu grell), grelle Wand- oder Fußbodenfarben, Einrichtungsgegenstände, Blinklicht.

Übung: Störblatt

 Energie wird Ihnen wesentlich durch Störungen geraubt. Damit Sie konkret darauf reagieren können, empfehle ich Ihnen, ein Störblatt zu führen. Minimal brauchen Sie dafür eine Woche, maximal zwei. Wenn Ihnen danach doch noch wichtige Störfaktoren auffallen, können Sie frei darauf reagieren. Nutzen Sie dafür das Störblatt (Abb. 5-1). Schreiben Sie jede Störung auf, wie lange sie dauert und wann sie stattfand.

Wahrscheinlich werden Sie erkennen, dass es Zeiten gibt, während denen Sie eher gestört werden, und Zeiten, in denen Sie eher Ruhe haben. Meistens gibt es vormittags mehr Störungen als nachmittags. Legen Sie in Zukunft wichtige Aufgaben in Zeiträume, bei denen weniger Störungen wahrscheinlich sind. Das ist ein wichtiger Teil Ihrer Prioritätensetzung. Setzen Sie Zeiten fest, in denen Sie sich unter keinen Umständen stören lassen möchten, und teilen Sie Ihren Mitarbeitern mit, dass diese Zeiten notwendig sind, damit Sie konzentriert und ungestört arbeiten können. Schließen Sie dann unbedingt Ihre Tür. Eine offene Tür wirkt extrem einladend. Sie wollen in dieser Zeit aber niemanden einladen. Legen Sie auch Zeiten fest, in denen Sie für Ihre Mitarbeiter zuverlässig da sind. Wenn alles nichts hilft, stellen Sie das Telefon ab und fahren den Computer runter oder verlassen Sie das Ambiente und verziehen sich irgendwohin, wo Sie nie-

Zeit	Dauer	Art der Störung															
von ... bis	Minuten	Unangemeldeter Patient	Pharmareferent	Mitarbeiter (welcher?)	Mitarbeiter (warum?)	Kollege (welcher?)	Vorgesetzter (welcher?)	Telefonat, von mir ausgehend	Telefonat, entgegengenommen	Suchen (wonach?)	Technische Probleme (welche?)	Ablenkungen (welche?)	Unwissen (welches?)	Schwätzen (mit wem?)	Unzureichende Vorbereitung	Sonstiges

Abb. 5-1   Störzettel

mand suchen und finden wird. Nicht zuletzt trainieren Sie, Nein zu sagen: »Nein, jetzt bin ich für niemanden erreichbar, auch nicht für Sie!«

Umgang mit Idealismus

Idealismus ist ein besonderes und besonders leidvolles Thema für Ärzte.

> Idealismus bedeutet letztlich, die erwachsene Grenze eines Patienten nicht zu wahren.

Wenn Sie so eine idealistische Grundneigung bei sich selbst entdeckt haben, beantworten Sie folgende Fragen für sich.

Übung: Mein Umgang mit Idealismus

- Was tut der Idealismus mit mir?
- Fühle ich mich schlechter oder besser, wenn ich wieder einmal (zu) idealistisch gewesen bin?
- Nehme ich mich und meine Persönlichkeit in diesem Sinn ernst oder eher nicht?
- Will ich jemandem etwas beweisen – wem?
- Will ich mir etwas beweisen – was?
- Wozu stelle ich Erwartungen meiner Patienten über mein eigenes Wohl?
- Kann ich Nein sagen? Wann kann ich es nicht? Was nutzt mir mein Ja, wenn es erzwungen ist und eigentlich ein Nein sein soll?
- Was in mir hindert mich daran, den anderen Grenzen zu setzen?
- Was ist der Grund, mich selbst so wenig zu achten und zu schätzen?

Idealismus ist auch im Beruf nur ausnahmsweise angebracht, manche bezeichnen ihn sogar als eine grundsätzliche Störung. Nur, wer als Arzt an sich denkt und so handelt, dass er seine körperliche, geistige und seelische Kraft erhält, kann anderen auf Dauer helfen. Arztsein verlangt danach, Grenzen zu wahren.

Umgang mit Überlastung

Es gibt immer wieder Situationen, in denen fehlt spontan eine gute oder passende Antwort; die Grenze Ihrer Reaktionsfähigkeit ist dann erreicht. Schaffen Sie sich Zeit, um diese Antwort doch zu finden. Das können Sie Ihren Patienten so vermitteln:

- Mir ist mein Gefühl dabei/dazu noch nicht ganz klar. Ich versuche das einmal so auszudrücken. Es fühlt sich so an, als ob … Sehe ich das richtig?

- Danke für Ihren Beitrag (Ihre Offenheit, Ihren Vorschlag …). Ich möchte darüber in Ruhe nachdenken.
- Ich bin in dieser Sache noch nicht richtig entschlossen. Einerseits könnte das klappen/gut sein/richtig sein. Andererseits habe ich Zweifel … Ich möchte deshalb gerne später mit Ihnen darüber reden.
- Das ist wohl eine gute Idee. Aber so ganz sicher bin ich mir nicht. Ich kann Ihnen das aber noch nicht definitiv sagen. Ich lasse mir das deshalb am besten einmal durch den Kopf gehen.

Kognitives Stressmanagement bei Grenzüberschreitungen

Wenn Ärzte die Grenzen ihrer Patienten über das notwendige Maß hinaus überschreiten, stresst das die Patienten. Aber gestresste Patienten stressen dann auch den Arzt. Wenn Patienten von sich aus die Grenzen des Arztes missachten, belastet es den Arzt. Gleich, wie herum es abläuft, es verursacht das negative Gefühl von Stress.

Fallbeispiel

Die Ärztin Angela Becher hat einen wichtigen Termin in Kiel, wo sie ein Seminar leiten will. Um 11 Uhr muss sie dort sein. Ihr Zug von Bremen soll um 9.30 Uhr in Kiel eintreffen, genug Puffer für eventuelle Verspätungen. Mitten in der norddeutschen Tiefebene hält der Zug an, an einem winzigen Bahnhof, der verlassen daliegt. Er gehört zu einem Ort mit einer Telefonzelle, wenigen Bauernhöfen und einer Straße. Minuten vergehen, dann meldet sich eine männliche Stimme über Lautsprecher und teilt allen Passagieren mit, sie müssten hier nun aussteigen. Ein Oberleitungsschaden, der innerhalb der nächsten Stunden nicht repariert werden könne, habe den Zug und die ganze Strecke lahmgelegt.

Hunderte Passagiere steigen aus. Angela Becher's Körper nutzt jede Chance, Stresshormone zu produzieren und auszuschütten. Wie soll sie jetzt nach Kiel kommen, erst recht *in time*? Sie könnte verzweifeln. Zunächst denkt sie das, was wahrscheinlich die meisten denken: Blöde Bahn, warum muss mir das ausgerechnet passieren, ich könnte alle in der Pfeife rauchen und so weiter. Angela merkt, das bringt sie nicht weiter, keinen Meter weg von hier. Um sie herum beginnen die meisten die Handys zu nutzen und nicht wenige schreien hinein. Angela wird immer aufgeregter. Zunächst bekommt sie kein Netz und dann weiß sie nicht, wen sie anrufen soll. Sie wird immer nervöser, konfuser und wütender.

Zeit, die Selbstberuhigung zu nutzen.

Für die Überwindung äußerer Schwierigkeiten brauchen wir die Fähigkeit der Problemlösung. Wenn Sie etwas in Ihrem Leben ändern wollen, das mit Ihnen selbst zu tun hat, müssen Sie dafür ihren Willen einsetzen.

Der Wille hat zwei Aktionsfelder: Zum einen nutzt er, störende Impulse zu unterdrücken (wie Angst oder Verlockungen), zum anderen stärkt oder ermöglicht er, auch bedürfnisdiskrepante Ziele zu stärken oder zu erreichen. Wille brauchen wir also, um gegen den »Bauch«, gegen eigene Impulse handeln zu können.

Das Spektrum dessen, was mit dem Willen zur Selbstberuhigung getan werden kann, ist vielfältig.

Übung: Selbstberuhigung (kognitives Stressmanagement) [14]

Im Folgenden finden Sie Fragen zur Selbstbeantwortung, wenn Sie sich in einer konkreten Situation gestresst fühlen:

I. Sinnorientierung
1. Was können Sie aus dieser Situation lernen?
2. Welche Aufgaben stellen sich damit?
3. Welchen Sinn finden Sie in dieser Situation?

II. Zeit heilt Wunden (»Temporale Relativierung«)
1. Stellen Sie sich vor, Sie seien zehn Jahre weiter. Wie werden Sie rückblickend Ihre heutige Situation betrachten?
2. Wie werden Sie früher, vielleicht in einem Jahr, darüber denken?

III. Distanzierung
1. Was würden Sie Ihrem besten Freund sagen oder raten, wenn er sich in einer ähnlichen Situation befinden würde?
2. Was würde ein guter Freund Ihnen raten?
3. Kennen Sie jemanden, der mit Ihrer Situation leichter fertig werden würde als Sie – und was sagte diese Person vielleicht zu sich selbst?

IV. Realitätstestung
1. Ist das wirklich so?
2. Was konkret spricht für Ihre Sichtweise?
3. Gibt es andere Möglichkeiten (selbst wenn sie Ihnen weit hergeholt erscheinen), die Situation zu erklären?
4. Gibt es irgendeinen positiven Aspekt der Situation?
5. Haben Sie vielleicht falsche oder zu hohe Erwartungen?

V. Gedankenkontrolle
1. Was macht der Gedanke mit Ihnen?
2. Hilft der Gedanke Ihnen, sich so zu fühlen, wie Sie gerne möchten?
3. Wenn nicht, welcher Gedanke täte dies?
4. Was trägt der Gedanke dazu bei, die Situation gut zu meistern?

VI. Entkatastrophisieren

1. Was würde im allerschlimmsten Fall geschehen?
2. Wie schlimm wäre das dann für Sie?
3. Wie hoch schätzen Sie die Wahrscheinlichkeit dafür ein?
4. Gäbe es etwas, das noch schlimmer wäre als diese Situation?

Fallbeispiel

Angela Becher nutzte die Technik des Entkatastrophisierens. Sie wurde ruhig und konnte so wieder denken. Sie ging in den Zug zurück zu ihrem ursprünglichen Platz. Dort fand sie, wen sie suchte, Ihren Sitznachbarn der bisherigen Zugfahrt, mit dem hatte sie sich gut unterhalten. Das war ihr Glück, gute Kommunikation hilft immer. Er war ein hoher Politiker, der aus Umweltgründen mit der Bahn fuhr. Da er aber den Senat im Hamburg erreichen musste, rief er einen Dienstwagen, der innerhalb einer Stunde kam und sie bis Hamburg mitnahm. Letztlich kam sie doch eine Stunde zu spät zu ihrem Seminar, was dessen Erfolg aber nicht minderte.

Umgang mit eigenen Fehlern – die Grenzen des Patienten achten

Jeder getane Fehler ist eine Grenzüberschreitung. Die Dunkelziffer ärztlicher Fehler ist wahrscheinlich hoch. Die befürchteten Sanktionen, die Risiken der juristischen Verfolgung wiegen für einen Arzt schwer [9], das erklärt manches. Wenn ich dafür plädiere, eigene Fehler unumwunden zuzugeben, meine ich damit nicht die Naivität, schwerwiegende Fehler ohne juristischen Rat zu outen.

Die eigenverantwortliche Art des Umgangs mit den tagtäglichen Fehlern besteht darin, sie sofort anzuerkennen, zu korrigieren und daraus zu lernen. Erfolg basiert immer wieder auch auf Fehlern.

Was aber geschieht, wenn ein Arzt einen Fehler macht? Oft versucht er ihn zu vertuschen, zumindest sich nicht konkret dazu zu äußern. Ähnliches Verhalten wird ihm von Juristen vorgeschrieben, sobald es um einen Rechtsstreit geht oder gehen könnte.

Wer arbeitet, macht Fehler. Die einzige Chance, keine zu machen, ist nichts zu tun. Wenn es zu einem Fehler kam, ist die einzig richtige Lösung, zu ihm zu stehen, ihn zu bedauern, und zwar so, dass der Patient das Bedauern auch *fühlen* kann, und sich zu entschuldigen. Patienten sind in der Regel nicht prozessversessen, ihnen bereitet es keine Freude, Sie vor den Richter zu zerren. Aber sie wollen als erwachsene Menschen respektiert werden und dazu gehört Ihre Entschuldigung.

Als niedergelassener Arzt habe ich in fast einem Jahrzehnt weit über 22 000 verschiedene Patienten behandelt, es waren insgesamt Hunderttausende Patientenkontakte. Die Wahrscheinlichkeit spricht dafür, dass ich dabei immer wieder

Fehler gemacht habe, viele werden weder mir noch den Patienten aufgefallen sein. Wenn ich einen Fehler erkannt habe, habe ich das aktiv von mir aus angesprochen und bin immer gut damit gefahren. Ich wurde niemals wegen eines zugegebenen Fehlers irgendwie juristisch angegangen, auch blieben mir die Patienten treu. Die zwei Erfahrungen mit einer Fast- und einer tatsächlichen Anklage stammen von korrekten Behandlungen und Lege-artis-Ergebnissen. Wer daraus eine allgemeingültige Regel finden mag, kann Sie haben: Sie können nicht verhindern, angeklagt zu werden, weil eine Anklage eher *nicht* aufgrund Ihrer Fehler erfolgt, sondern auf anderen Zielen des Patienten oder des ihn beratenden Juristen basiert.

Fallbeispiel

Die Situation, die zur Anklage führte:
Es war eine Patienten Mitte 20, die Restakne hatte und sich ein frischeres Hautbild wünschte. Die Behandlung, ein Fruchtsäurepeeling, wurde korrekt durchgeführt, die Aufklärung zuvor war genau und wurde auch dokumentiert, die Ergebnisse waren gut. Nach fünf Behandlungen und der ersten Rechnungsstellung (IGeL) kam die Patientin nicht zum vereinbarten Termin. Es geschah weiter nichts, bis ich nach Wochen die erste Mahnung schickte. Nun kam ein Brief mit der Ankündigung, mich wegen Peeling-verursachter Narben im Gesicht anzuklagen. Die Intention, die Selbstzahlerleistung nicht zahlen zu müssen, war mir offenkundig und es kam zum Verfahren. Der Gutachter stellte dabei zweierlei fest: Erstens hatte ich alle Nebenwirkungen korrekt dargelegt und die Patientin nach Aufklärung auch unterschreiben lassen, zweitens war das, was die Patientin störte, keine Nebenwirkung meiner Behandlung, sondern Folge der seit vielen Jahren bestehenden starken Jungendlichenakne. Freispruch, keine Revision und Zahlung des Honorars.
Angenehm war das nicht für mich, aber aushaltbar und unvermeidbar. Die Patientin entzog sich jedes Kontaktes mit mir.

Auch wenn Gedanken den Gefühlen folgen, ist es uns Menschen möglich, mithilfe unserer Gedanken auf die Gefühle einzuwirken. Wenn Sie Angst haben, einen profunden Behandlungsfehler begangen zu haben, können Sie sich problemlos mittels folgender Gedanken weiter hineinsteigern: »Das wird in der Presse erscheinen. Ich bin ruiniert, wenn das rauskommt. Ich werde angezeigt werden. Ich verliere meine Approbation.« Sie können die Situation durch Ihre Gedanken aber auch entschärfen: »Das hätte nicht geschehen sollen. Aber es ist nun mal Tatsache. Ich rufe sofort den Patienten an und entschuldige mich und biete ihm meine Hilfe an. Er vertraut mir schon seit Jahren. Wenn er spürt, wie leid es mir tut, wird er mir wahrscheinlich verzeihen und es wird eine gute Lösung geben. Ich bin froh, weil keine Spätschäden zu befürchten sind.«

> Eine Entschuldigung, die nicht von Herzen kommt, ist keine Entschuldigung.

Damit eine Entschuldigung wirkt, braucht es
- Ehrlichkeit (Sie müssen es wirklich bedauern),
- Ernsthaftigkeit (Sie müssen ganz bei diesem Thema sein),
- Genauigkeit (Sie müssen konkret sagen, wofür Sie sich entschuldigen),
- Glaubhaftigkeit (die Botschaften Ihres Körpers und Ihrer Wörter müssen kongruent sein),
- Weichheit (sanfte Stimme und sanftes Gemüt; wenn Sie aggressiv sind, können Sie sich nicht richtig entschuldigen),
- Klarheit (Sie müssen sich über Ihre eigene Meinung klar sein).

Der schwierige Patient

Man ist nie ohne Grund wütend, aber selten aus einem guten Grund. Benjamin Franklin

Schwierige Patienten überschreiten eine bestimmte Grenze, die des Üblichen oder Normalen. Und tatsächlich sind die Wirkungen der Verhaltensweisen solcher Patienten in der Regel nicht auf die Patienten beschränkt, sondern fordern den Arzt besonders. Eine Vielzahl unterschiedlicher Momente führen beim Arzt zum Gefühl, es mit einem *schwierigen* Patienten zu tun zu haben (Tab. 5-1).

Es gibt kein Menschenleben ohne das Gefühl, verletzt zu werden oder zu sein. Das ist normal, solange uns nicht letztlich banale Anlässe verletzen. Je geringwertiger die Anlässe sind, welche Sie verletzen, umso eindeutiger leuchtet die Warnlampe, welche Sie darauf hinweist, sich intensiver oder schneller um sich selbst zu kümmern.

Wie gehen Sie mit Kritik, insbesondere mit Kritik von Patienten um? Blocken Sie die innerlich ab, weil Patienten ohnehin keine Ahnung haben? Ziehen Sie sich die Kritik en détail hinein und verzweifeln auch an der noch so minimalen kritischen Äußerung? Wie fühlen Sie sich nach einer Kritik?

Am besten ist es, den Anlass für die Kritik richtig ernst zu nehmen, d. h., sich wirklich mit der Sache auseinanderzusetzen. Wichtig ist dabei, tatsächlich bei der *Sache* zu bleiben. Es ist schädlich, Kritik von der Sachebene auf die persönliche Ebene zu transformieren. Wenn Ihnen also ein Patient sagt, Ihre Diagnose sei falsch gewesen, wie sich inzwischen herausgestellt habe, weil er an der Uniklinik gewesen sei, dann realisieren Sie bitte nur: Die Diagnose war falsch. Analysieren Sie dann und in Ruhe, weshalb Sie die falsche Diagnose gestellt haben. Wenn Ihnen das klar ist (meistens ist es so, dass nicht das Fachwissen fehlte, sondern die Differenzierung oder Genauigkeit zu wünschen übrig ließ), stehen Sie dazu.

Tab. 5-1   Patienten, die Energie kosten können – »schwierige Patienten« [nach 13]

- aggressive Patienten
- Patienten, die den Arzt als Papa-/Mama-Ersatz sehen
- Patienten, für die der Arzt ein Partnerersatz ist
- AU-Bescheinigungserwarter
- charismatische Patienten
- Patienten, zu denen die Chemie nicht stimmt
- Doktorhopper
- einfältige Patienten
- Ich-kann-nicht-sprechen-deutsch-Patienten
- in den Arzt verliebte Patienten
- Internetwisser
- intrigierende Patienten (Rezept bei Arzthelferin bestellen und den Arzt blind unterschreiben lassen)
- Ja-aber-Sager
- Ja-Schwätzer
- manipulative Patienten (Gefälligkeitsrezepte oder Krankschreibungen)
- multimorbide Patienten
- Nichtstuer
- Non-compliance-Patienten
- Patienten, die Persönliches vom Arzt erfahren wollen
- Patienten, die zum Tratschen kommen
- Patienten mit Erkrankungen, die Ekel oder Angst oder beides auslösen
- Patienten mit schweren seelischen Erkrankungen
- Patienten mit sehr lange andauernden Erkrankungen
- Patienten mit sehr schweren Erkrankungen
- Patienten mit sehr seltenen Erkrankungen
- Patienten mit Viertel- bis Dreiviertelwissen
- Patienten, die alles besser wissen (die berühmte Gymnasiallehrerin)
- Patienten, die den Arzt beschäftigen (die also arbeiten lassen)
- Patienten, die kommen, um Lebensenergie vom Arzt abzuziehen
- Privatpatienten, welche die Arztrechnungen nicht oder nach mehreren Mahnungen erst zahlen
- prominente Patienten
- Rentenbegehrer
- Therapieabbrecher
- uneinsichtige Patienten
- Zeittotschlager

Wollen Sie wirklich dagegen angehen, wenn der Patient Ihnen bereits mitgeteilt hat, was Sache ist? Das wäre dumm und der Patient würde Ihnen neben einer Fehldiagnose ein Fehlverhalten vorwerfen – zu Recht.

Gleich, ob der Patient seine Kritik ausschließlich sachlich begründet und vorbringt oder meint, das in die persönliche Ebene abschweifen lassen zu müssen: Bleiben *Sie* bei der sachlichen Ebene. Sie sind ein guter Arzt und einmaliger Mensch, welche Fehler Sie auch gemacht haben oder Ihnen vorgehalten werden. Werden Sie sich Ihrer Position, Ihres Amtes noch bewusster: Grundsätzlich will Sie ein Patient weder persönlich angreifen noch kränken. Wenn Sie jedoch das Gefühl haben, das sei so, antworten Sie nicht auf den verbalen, den wörtlichen Angriff, sondern auf die Gefühle Ihres Patienten, um die geht es Ihrem Gegenüber vorrangig. Dahinter steckt oft eine Übertragungsreaktion: Sie müssen in diesem Moment für einen anderen herhalten.

Weigern Sie sich so massiv Sie nur können, eine Kritik von Patienten ins Persönliche gehen oder abdriften zu lassen. Ansonsten wird nahezu zwangsweise Ihr Selbstwertgefühl gemindert. Ihr Selbstvertrauen wird folgerichtig geringer. Es macht aber wenig Sinn, sich schlecht zu fühlen. Schaffen Sie einfach den Anlass der Kritik aus der Welt.

Nicht jede Auseinandersetzung lässt sich vermeiden und sollte auch nicht vermieden werden. Es ist jedoch sinnvoll, wenn Sie selbst den Zeitpunkt und den Stil bestimmen. Dabei sollte Ihnen und Ihrem Gesprächspartner immer möglich bleiben, mit den aufkommenden Gefühlen konstruktiv umgehen zu können. Fast nichts ist leichter als die eigenen Gefühle und die von anderen destruktiv zu nutzen, aber es bringt niemanden weiter [40]. Die Bilanz muss stimmen: Immer mehr positive als negative Gefühle zeigen. Wie es überhaupt zur Konfrontation kommen kann, zeigen die folgenden STEPS.

STEPS: Von der Diskussion zur Konfrontation

Grundsatz: Durch Emotionalisierung wird eine Diskussion zum Streit.

Step 1 Sachdiskussion wird normal geführt

Step 2 Erkenntnis, dass es zu keiner Einigung kommt, zu keinem Ausgleich

Step 3 Switch von der Sachebene auf die emotionale (oder persönliche) (»Das tust Du doch nur, weil Du mich nicht mehr liebst«)

Step 4 Missachten des Switchs und der nun notwendigen emotional kompetenten Argumentation (»Du hast doch von nichts eine Ahnung«)

Step 5 Ausweiten der Kränkungen auf andere Inhalte oder Personen (»Du bist wie Dein Vater«)

Step 6 Verteilen der Opfer- und Täterrollen

Step 7 Aggression oder Flucht (»Das sagst Du mir nicht, sonst …«) (»Du verstehst mich einfach nicht, es ist sowieso für die Katz«)

Step 8 Frustration auf beiden Seiten

Ansteckende Gefühle

Gefühle sind ansteckend, und zwar alle Gefühle. Wenn andere um Sie herum vor Begeisterung kaum mehr können, ist es schwer, weiter unberührt zu bleiben. Wenn andere um Sie herum aggressiv sind, werden Sie kaum als Engel weiterleben.

Versuchen Sie, sich an Ihren letzten aggressiven Patienten zu erinnern. Blieben Sie gelassen oder waren Sie kurz davor, selbst zuzuschlagen, verbal natürlich? Eine normale menschliche Reaktion bei Aggression ist, selbst aggressiv zu reagieren, um dem »Feind« zu demonstrieren, wie stark man ist. Besser ist es jedoch, sich in solchen Situation zunächst klarzumachen, welche Emotion gerade konkret ausgelebt wird: Wut, Hass, Ärger, Enttäuschung, Verzweiflung, Hoffnungslosigkeit, Unwille, Entsetzen – was ist es wirklich? Wenn Sie sich dessen sicher sind, drücken Sie es aus: »Sie sind voller Verzweiflung.« Das führt beim Gegenüber kurzfristig zu einer Steigerung, zumindest wenn er normal reagiert: »Ja, und das alles lässt Sie offenbar kalt! Bisher dachte ich, Sie seien ein Arzt und kein A…!«

Seien Sie also auf dieses letzte Aufbäumen der Emotionen vorbereitet. Das müssen Sie aushalten und aushalten lernen. Nach dem Aufbäumen ist die Energie meistens gemindert. Nun können Sie auf der Selbstoffenbarungsebene des Patienten weiterarbeiten. Was steckt hinter der Aggression? Oftmals ist es Angst. Wenn Sie diesen Turnaround schaffen, wird es ein fruchtbares, tiefes, ehrliches, einvernehmliches Gespräch.

Ein Konflikt!

Als Arzt müssen Sie zu jeder Zeit mit Konflikt- und Kritikgesprächen rechnen und insofern auch vorbereitet sein. Konflikte sind bei der hohen Anzahl von Arzt-Patienten-Kontakten überaus wahrscheinlich. Das liegt auch an den besprochenen Inhalten, diese tangieren die Patienten sehr persönlich. Je persönlicher ein Gesprächsinhalt, umso rascher wird die emotionale Ebene erreicht. Es ist sinnvoll, sich grundsätzliche Fähigkeiten für solche Gespräche anzueignen und sie nicht dem Zufall oder der bisherigen Lebenserfahrung zu überlassen.

Solche Gespräche kommen im ärztlichen Alltag aber eher unvermittelt und überraschen somit. Nur selten sind sie zu erwarten, was eine innere Vorbereitung unmöglich macht – anders als im Managementbereich oder im Bereich des Personalwesens, wo die Gespräche oftmals gezielt angekündigt und damit gut vorbereitet werden können.

Eine Möglichkeit ist durchaus, den meckernden, stänkernden oder seine berechtigte Kritik vortragenden Patienten erst einmal nur anzuhören, sich Notizen zu machen und ihm dann zu sagen, dass Sie überrascht sind, sich erst einmal genauer informieren müssen und ihn dann ein zweites Mal (eben vorbereitet) deshalb sprechen möchten. Das lässt nicht jeder Patient zu.

Es kann ohnehin sinnvoll sein, das Gespräch möglichst *in statu nascendi* zu führen, grundsätzlich jedoch sind Gespräche in akuter Erregung sehr störanfällig, was deren Vermeidung nahe legt. Es gibt einige Regeln hierfür:

- Beziehen Sie vorrangig die vermutliche Perspektive des Gesprächspartners mit ein.
- Führen Sie das Gespräch ziel- und lösungsorientiert: Was geschehen ist, darüber sind wir uns einig, aber: Was soll sich ändern? Wie soll es nun sein? Nehmen sie das Kritikgespräch also als Anlass für verbindliche Zukunftsaussagen, wenn es Ihnen möglich ist.
- Führen Sie solche Gespräche nicht in akutem Ärger. Wenn Ihr Patient ärgerlich ist, versuchen Sie *unbedingt,* wenn das Gespräch nicht auf später verschiebbar ist, Verständnis für ihn auszudrücken und ihn damit versöhnlicher zu stimmen.
- Beschimpfen Sie niemanden, nicht den Patienten, aber auch nicht andere Personen, die nicht anwesend sind.
- Konflikte oder Unklarheiten klären Sie nur mit dem Menschen, den es betrifft.
- Drücken Sie Ihren Willen für eine gute Lösung aus.
- Wenn der Patient definitiv nicht im Recht ist, können Sie beharrlich bleiben, wenn Sie von etwas überzeugt sind.
- Wenn Ihnen ein Patient aufmüpfig erscheint oder schwierig, versuchen Sie, seinen Standpunkt als einen möglichen in Betracht zu ziehen. Dazu gehört auch, dem anderen Zeit zu geben, damit er seine Meinung darlegen kann.
- Bei größeren Herausforderungen gilt immer: Schlafen Sie eine Nacht darüber. Sofern es sich nicht um einen ärztlichen Notfall handelt, entscheiden Sie nichts Schwerwiegendes spontan. Eine Denkpause nutzt, die Lage vielleicht doch etwas anders zu beurteilen, sich Rat einzuholen oder eine möglichst unangreifbare Argumentation für Ihr Gegenüber zu formulieren.

Wut

Wut bewirkt eine Fokussierung des Gesichtsfeldes, wirkt wie Scheuklappen und begrenzt damit unsere Perspektive, zugleich überschreitet Wut Grenzen. Ihr Sinn ist, unsere gesamte Energie auf das, was uns bedroht oder belastet, auszurichten. Wut gibt uns vorübergehend Kraft und Konzentration. Ihr Nachteil ist, das Gesamtspielfeld nicht mehr zu überblicken. Es kann zu Problemen kommen, vom Zielthema wieder loszulassen (Wadenbeißer). Schwierige Patienten können auch wütende Patienten sein. Sie können angesäuert oder aggressiv werden, wenn

- sie sich missachtet fühlen.
- warten müssen.
- der Arzt und/oder die Mitarbeiter unfreundlich wirken.
- sie etwas (ein Thema) von zu Hause mitgebracht haben, was nichts mit der Arzt-Patienten-Situation zu tun hat.

Tab. 5-2   Die fünf Ebenen einer Eskalation

Stellen Sie sich vor, Ihr Patient erscheint nicht zu einem Termin, ohne ihn abzusagen. Sie haben deshalb eine halbe Stunde Leerlauf am sonst vollen Sprechzeit-Vormittag. Der Patient findet sich nach wenigen Tagen wieder ein, seine Beschwerden sind stärker geworden. Folgende Reaktionen sind Ihnen nun möglich:

1.	**Sach- oder Tatsachen-ebene**	»Sie sind vor wenigen Tagen nicht zum vereinbarten Termin gekommen, was mir einigen zeitlichen Leerlauf brachte.«
2.	**Angriffsebene**	»Sie sind wieder einmal nicht gekommen, obwohl wir das fest vereinbart hatten.«

Typischerweise sind es die kleinen Wörter wie *immer, nie, typisch, wieder (einmal), andauernd,* welche aus der Sachebene fortführen.

3.	**Abwertungsebene**	»Sie sind unzuverlässig, das ist schade, so wird das nie was.«
4.	**Drohebene**	»Wenn Sie das noch einmal tun, werde ich Sie nicht mehr behandeln.«
5.	**Körperliche Ebene**	Sie rammen ihm eine Spritze in die Muskulatur statt sie lege artis zu geben oder Sie zertrümmern das teure Gastroskop. **Diese Ebene sollte nie erreicht werden.**

- etwas abgelehnt wird (Krankschreibung, Verordnung eines bestimmten Medikamentes oder einer Anwendung).
- sie zuzahlen sollen.
- der Arzt sein Weltbild über sie ausschütten möchte.
- etwas schief geht.
- ihnen Schmerz zugefügt wird.

Wenn Sie als Arzt wütend auf einen Patienten sind, können Sie fünf verschiedene Ebenen in Tabelle 5-2 für Ihre Reaktion nutzen.

Umgang mit Kritik

Eine wichtige Grundregel ist, nicht die *Person* zu attackieren, welche Sie kritisiert. Sie dürfen also nicht persönlich werden. Sie sollten sich auf das Verhalten konzentrieren oder auf das benutzte Wort, also eng an dem bleiben, was Ihnen tatsächlich entgegengebracht wurde. Kritik als solche bedeutet noch keine Aggression.
   Wenn Sie kritisiert werden, gibt es einige verschiedenen Möglichkeiten:
- Die Kritik ist berechtigt und Sie stehen zu Ihrem Fehler.
- Die Kritik ist berechtigt und Sie wollen das nicht zugeben.
- Die Kritik ist berechtigt und Sie wissen es nicht, weil Ihnen Informationen von außen fehlen.
- Die Kritik ist berechtigt und Sie wissen das nicht, weil Ihnen Selbsterkenntnis fehlt.
- Die Kritik ist nicht berechtigt, weil sie wahrlich nicht berechtigt ist.

Statistisch gesehen ist Kritik viel eher berechtigt als unfair. Entsprechend sollten Sie sich verhalten.

STEPS: Korrekter Umgang mit Kritik

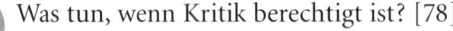

Was tun, wenn Kritik berechtigt ist? [78]

Step 1 Hören Sie geduldig zu.

Step 2 Unterbrechen Sie nicht.

Step 3 Sprechen Sie erst, wenn Ihr Kritiker mindestens fünf Sekunden geschwiegen hat. (Fünf Sekunden sind lang; üben Sie die Dauer in einem ruhigen Moment mit einer Stoppuhr!)

Step 4 Wenn der Sachverhalt wirklich stimmt, streiten Sie nichts ab.

Step 5 Wehren Sie nichts ab, auch wenn die Worte Ihnen zu hart oder übertrieben vorkommen.

Step 6 Erklären Sie sich oder Ihr Verhalten nicht. Es war falsch und Ihr Gegenüber interessiert sich nur im Ausnahmefall für Ihre schwere Jugend.

Step 7 Verzichten Sie strikt auf Gegenkritik, bieten Sie keinen Widerstand.

Step 8 Nutzen Sie – *unbedingt* ohne den Hauch eines zynischen Tonfalls – folgende Floskeln:

a) Da haben Sie wohl recht.

b) Das ist richtig.

c) Das stimmt wohl so.

d) Das verstehe ich gut.

e) Ich verstehe Sie gut.

f) Da habe ich wohl etwas falsch gemacht.

g) Darüber muss ich wirklich nachdenken.

h) Es ist richtig, dass Sie so denken.

Step 9 Auch wenn Sie komplett sicher sein können, dass die Kritik unberechtigt oder wohlwollend gemeint ist, hören Sie geduldig zu, unterbrechen Sie nicht und reagieren Sie entweder mit einer Art von Dank oder durch weiterführende Fragen, die Sie mit den eben angegebenen Floskeln einleiten können.

Umdeuten einer Situation

Stellen Sie sich folgende Situation vor: Ein Patient sitzt vor Ihnen und zeigt kein Interesse für das, was Sie ihm sagen. Sie haben das Gefühl, er würdigt Sie nicht. Was geht dann in Ihnen vor? Fühlen Sie sich verletzt oder missachtet, blöd angemacht oder ausgenutzt? Welches Gefühl ist in Ihnen?

Nur habe ich Ihnen noch gar nicht geschrieben, warum der Patient sich so verhält. Sie wissen es also nicht. Es könnte sein, dass er gerade eine sehr traurige

Nachricht bekommen hat und deshalb so abwesend ist. Es könnte auch sein, er ist verliebt – vielleicht sogar in Sie oder Ihre Mitarbeiterin. Es könnte sein, ihm geht es schlecht und er müsste sich eigentlich übergeben. Es könnte sein, er will Ihnen etwas erzählen und weiß nicht, wie er beginnen soll. Ich brauche die Auflistung nicht zu verlängern. Die Botschaft ist: Da Sie nicht wissen, weshalb der andere sich so verhält, ist Ihr Gefühl zunächst einmal ohne einen tatsächlichen Zusammenhang zur Situation.

> Es gibt keinen direkten Zusammenhang zwischen einer Situation im Außen und Ihren (schlechten) Gefühlen [104]. Sie und niemand anderes entwickeln und empfinden Ihre Gefühle selbst.

Damit liegt es ausschließlich in Ihrer Macht, an den eigenen Gefühlen zu arbeiten. Eine Möglichkeit ist das Umdeuten der Situation. Sie können es trainieren, sich selbst in einem eher positiven Stimmungs- und Gefühlsraum zu bewegen, gleich, was Ihnen von außen entgegenkommt, wenn Sie akzeptieren, für Ihre Gefühle selbst verantwortlich zu sein.

Das bedeutet keinesfalls, Sie zu inadäquaten Gefühlen zu animieren. Es geht um Ihre Bewusstheit, solange Sie nicht die wirklichen Hintergründe des Verhaltens anderer kennen, sich durch Ihre eigenen Vermutungen nicht mehr in eine negative Stimmung bringen zu lassen.

⌐ Übung: Kann man das auch anders sehen? Neubewertung einer Situation [14] ⌐

 Gehen Sie zeitlich zurück zu einer Situation, die Ihnen damals richtig schwerfiel, die für Sie mindestens sehr unangenehm oder schlimm war. Haben Sie eine solche Situation im inneren Bild? Versuchen Sie, an das damalige Gefühl heranzukommen. War es Verzweiflung, Wut, Enttäuschung, Angst (wovor genau), Hoffnungslosigkeit, eine furchtbare Herausforderung, etwas scheinbar Unüberwindbares oder etwas anderes?

Sie leben und arbeiten gerade mit diesem Buch. Sie scheinen die Situation also letztlich gemeistert zu haben. Wenn Sie Ihren Weg nach der Situation betrachten, war das Schlimme wirklich so schlimm? Oder gab es dadurch nicht doch eine Wendung in Ihrem Leben, die sich später als gut herausgestellt hat? Selbst wenn das nicht so wäre: Können Sie heute besser verstehen, wofür das alles gut war?

Kann man das auch anders sehen?

Diese Frage sollten Sie sich während einer Krise immer wieder stellen.

Emotionen sinnvoll handhaben

Unterdrücken von Emotionen
Jeder Mensch kennt Situationen, in denen er mit Emotionen umgehen muss und sich dazu nicht ausreichend fähig fühlt. Emotionen, auch die eigenen, können so sehr konfrontativ und grenzverletzend auf uns wirken. Es gibt durchaus einige Situationen, in denen es sinnvoll ist, die eigenen Emotionen zu unterdrücken, beispielsweise immer dann, wenn

- uns selbst die Mittel fehlen, die Gefühle zu verarbeiten.
- dem Gegenüber die Mittel fehlen, die Emotionen zu verarbeiten (nicht unbedingt akut, sondern langfristig).
- die Emotion stark gegen übliche Konventionen verstoßen. (Ausnahme: Ich will gegen die Konventionen verstoßen, um etwas Neues zu initiieren.)
- die Emotionen uns selbst (geistig, seelisch oder körperlich) verletzen.
- die Emotionen andere (geistig, seelisch oder körperlich) verletzen.

In allen anderen Fällen sollten die eigenen Emotionen zugelassen werden, auch wenn sie unerwartet sind, uns nicht passen oder zunächst unwillkommen erscheinen.

Nutzen »klassischer« Abwehrmechanismen
Im Einzelfall kann es Sinn machen, das Spektrum möglicher Abwehrmechanismen zu kennen und zu nutzen (Tab. 5-3). Dies gilt erst recht, wenn Sie ansonsten nicht wissen, wie Sie korrekt mit einer heftigen Reaktion Ihres Patienten umgehen können.

Tab. 5-3 Abwehrmechanismen – Möglichkeiten der Reaktion auf einen zornigen Patienten [nach 80]

Handeln	den Patienten anschreien (den Kampf aufnehmen)
Dissoziation	in Ohnmacht fallen (sich aus der Situation heraustrennen)
Isolierung	abschotten von der aufkeimenden Emotion, alles gleichgültig empfinden
Projektion	eigenes Empfinden auf das Gegenüber übertragen (der Patient hasst mich, weil ich nicht ertrage, dass ich ihn hasse – ich projiziere)
Rationalisierung	Rechtfertigung: Ich konnte nur so auf seinen Zorn reagieren
Reaktions-bildung	so reagieren wie gewünscht, bei einem Angriff beispielsweise unterwürfig sein oder tun
Regression	statt Schnuller: Zigarette rauchen oder Gummibärchen essen
Somatisierung	Kopfschmerz oder Magendrücken entwickeln
Träumerei	sich vorstellen, wie der Patient mit mittelalterlichen Methoden gefoltert wird
Verschiebung	die Arzthelferin anschreien – oder den Partner
Verleugnung	das ist doch alles nicht so schlimm oder nicht wahr
Selektiv wahr-nehmen	alle angreifenden Inhalte ausklammern und einfach weitermachen

Wenngleich solche Abwehrmechanismen funktionieren, bedeuten sie weder einen Freifahrtschein noch machen sie in der Regel Sinn.

Sinnvoller Umgang mit angreifenden Emotionen

Es gibt zwei Möglichkeiten, sich mit Emotionen auseinanderzusetzen, ohne sich von ihnen überwältigen zu lassen. Das eine ist die *Neubewertung,* welche schon als Übung besprochen wurde. Eine Neubewertung führt zur Veränderung der eigenen Perspektive. Wenn Sie beispielsweise einem Patienten eine Verschlechterung der Befunde mitteilen müssen und Ihnen das nahegeht, wäre eine Neubewertung: Der Patient sollte es wissen, weil es sein Leben ist, um das es geht, und damit kann er sich und sein Leben danach ausrichten. Eine andere Neubewertung lautet: Auch das ist ein Teil meines Berufes und ich habe genug Ressourcen, das gemeinsam mit dem Patienten durchzustehen.

Die zweite Möglichkeit ist das *Verschieben.* Es bedeutet, die Emotionen anzuerkennen, aber nichts aktiv zu unternehmen, um sie (für den Patienten) zu lösen oder genauso wenig zu unternehmen, darüber von sich aus zu sprechen. Das klingt nach Vermeidung, aber die Tatsache, die Emotionen kurze Zeit anzuerkennen und dann sofort loszulassen ist eben keine Vermeidung. Wenn ein Patient beispielsweise seinen Unmut über die von ihm als unfreundlich empfundene Arzthelferin äußert und Sie als Arzt wissen, dass Ihre Mitarbeiterin gerade massive Probleme hat und sonst immer wirklich überaus freundlich ist, der Patient also leider ein seltenes Verhalten der Mitarbeiterin »abbekommen« hat, dann sagen Sie: »Ich verstehe Ihren Ärger, dass die Arzthelferin heute nicht ganz freundlich ist. Sie kennen meine Mitarbeiterin von Ihren früheren Terminen bei mir und ich denke, bisher haben Sie sie als sehr entgegenkommend kennengelernt. Das heute ist also sicher eine Ausnahme.« Nun folgt der Moment des Loslassens: »Weshalb kommen Sie denn zu mir?«

Umgang mit persönlichem Angriff

Persönlicher Angriff auf den Arzt kommt durchaus vor; ob er sich davon treffen lässt, liegt in seiner Macht. Um sich selbst als Ziel außer Reichweite zu bringen, nutzen die folgenden STEPS.

STEPS: Umgang mit persönlichem Angriff

Step 1 Nehmen Sie die Botschaft wahr, sie wird fast immer die Beziehungsebene ansprechen.

Step 2 Verhindern Sie aktiv, dass Sie die Botschaft, nachdem Sie sie verstanden haben, weiter in sich wirken lassen. Verhindern Sie also deren Ausbreitungswunsch in Ihnen.

Step 3 Konzentrieren Sie sich darauf, was Sie im Moment mit dem Gespräch erreichen wollen. Setzen Sie sich also ein eigenes Ziel für den Disput. Verhindern Sie mit allen Mitteln, sich in ein Gemetzel ziehen zu lassen. Und wenn Sie ein Dutzend Mal provoziert werden: Lassen Sie es an sich abgleiten, überlegen Sie nur, was Sie jetzt erreichen wollen.

Step 4 Distanzieren Sie sich so weit wie nur möglich. Dazu trägt das Einbeziehen der Metaebene bei. Wozu verhält sich Ihr Patient so und nicht anders? Was war wahrscheinlich der Auslöser?

Step 5 Wer attackiert, dem gehen entweder die eigenen Argumente aus oder er ist selbst von Ihnen getroffen worden; es ist genauso gut möglich, dass Sie für einen anderen herhalten müssen. Fragen Sie sich, ob Sie Ihren Patienten in die Enge getrieben haben. Ist ihm das Thema ungemütlich, dass er es meiden möchte? Möchte er Ihnen Druck oder Angst machen, damit Sie sich zurückziehen? Hat er schlicht keine Ahnung von Streitkultur? Fürchtet er die mögliche Lösung?

Step 6 Machen Sie sich klar, wie wichtig Ihnen eine einvernehmliche Lösung ist, die fach- und sachorientiert ist.

Step 7 Machen Sie das auch Ihrem Patienten klar.

Step 8 Führen Sie als Erster wieder komplett die Sachebene ein und wenden Sie sich dem Patienten ganz zu, wenn Sie auch das Ziel einer neuen, stabilen Beziehung zu ihm haben.

Vermeiden von Konfrontationen

In einer so ethischen Dyade wie zwischen Arzt und Patient macht es am meisten Sinn, das Risiko für Konfrontationen von vornherein zu minimieren (Tab. 5-4). Auch wenn es durchaus ab und zu sinnvoll sein kann, konfrontativ vorzugehen, muss die klare Zielvorgabe für einen Arzt-Patienten-Kontakt die Kooperation sein. Nur so zieht sich der Patient vom Arzt nicht innerlich zurück, um dann

Tab. 5-4   Vermeidung von Konfrontationen [nach 137]

- hinhören
- nachfragen
- zustimmen, wann immer Zustimmung möglich ist
- Gemeinsamkeiten deutlich machen
- nicht jedes Argument des anderen zerpflücken, auf zentrale Argumente warten
- Paraphrasen nutzen
- verbindliche Formulierungen nutzen
- Würde des anderen wahren, ihn auf keinen Fall herabwürdigen
- persönliche Ebene für konfrontative Argumente komplett meiden
- richtig und falsch gibt es nicht – eine solchermaßen zugespitzte Polarität führt in aller Regel zum Widerstand; sie erzwingt einen Gewinner und der andere kapituliert
- vermeiden von Sie-Formulierungen oder entsprechend vorgebrachten Sie-Formulierungen (»Sie haben die Medikamente schon wieder nicht eingenommen?«, »Sie wissen doch ...«)

letztlich außerhalb seiner Reichweite doch zu tun oder zu lassen, was er will. Widerstand aufseiten des Patienten verringert seine Wandlungsbereitschaft und -fähigkeit, Einverständnis zwischen ihm und seinem Arzt erhöht beides.

Gehen Sie also nur im Ausnahmefall und erst dann konfrontativ vor, wenn die Beziehung zwischen Ihnen und dem anderen sicher aufgebaut ist – was in der Regel *nicht* bei der Erstbegegnung der Fall ist.

Konfrontation zum Patientenwohl

Persönliche Fähigkeiten hin, Einverständnis her – es gibt durchaus Situationen, in denen der Arzt doch auf Konfrontationskurs mit seinem Patienten gehen muss. Das ist spätestens dann der Fall, wenn sonst das Wohl des Patienten nicht mehr gesichert werden kann:

- wenn beispielsweise ein Patient eine lebensnotwendige Medikation ablehnt
- eine Lehrbuchkonstellation ist, wenn aus Glaubensgründen im Akutfall lebensnotwendige Bluttransfusionen bei Kindern abgelehnt werden

Konflikte und negative Gefühle können und müssen manchmal das ärztliche Vorgehen effektiv stützen. Nach der Krise kann es zu Verbesserungen und zur Weiterentwicklung kommen. Das bedeutet keineswegs eine Herabwürdigung oder gar Verachtung des Patienten. Die meisten von uns kennen die Veränderungen, welche in unserer Partnerschaft durch Krisen möglich sind, ähnlich ist es mit den Patienten.

Patienten ablehnen

Grundsätzlich ist es ein Zeichen ärztlicher Professionalität, nicht nur mit sympathischen Menschen, sondern auch mit schwierigen Patienten zu guten Gesprächs- und Behandlungsergebnissen zu kommen. Dennoch gibt es Patienten, mit denen man einfach nicht kann. Everybody's Darling ist nun einmal »Everybody's Doofmann«, also stehen Sie dazu, kein »Doofmann« zu sein. Eine Lösung könnte sein, den Patienten an einen anderen Kollegen zu überweisen, die dezentere Variante ist, den Patienten erheblich seltener einzubestellen. Vermindern Sie alle Anlässe für Gereiztheit, das bringt Ihnen Lebensqualität.

Umgang mit ängstlichen Patienten

Schwierige Patienten sind nicht nur zickig oder zornig, sondern auch ängstlich; die meisten aggressiven Patienten sind de facto ängstlich. Ängstliche Patienten sind überaus häufig. Es ist leichter, Ängste wegzuschieben oder zu verleugnen als sie wahrzunehmen und zu thematisieren. Auch wenn Ängste ein brüchiger Schutzwall sind, eine Art der hoch entwickelten Warnsirene, uns hemmen, unnötige Risiken einzugehen, können Ängste unpassend lähmend wirken. Angst hat den Sinn, uns für eine vielleicht notwendige Flucht vorzubereiten. Wir können davon ausgehen, dass einige Patienten sehr wohl aus der Klinik oder Praxis fliehen wollten, aber bei der Mehrzahl dürfte das nicht der Zweck ihrer Angst sein. Ängstliche Patienten haben Furcht

- vor der Diagnose.
- vor Schmerzen oder Unannehmlichkeiten der Therapie.
- vor der Macht des Arztes.
- vor der Unsicherheit, was geschehen oder gesagt wird.
- vor Degradierung.
- vor Entmündigung.
- davor, ausgelacht zu werden.
- davor, nicht verstanden zu werden.
- davor, nicht angenommen zu werden.
- davor, nicht ernst genommen zu werden.

Es gibt viele, teils auch gute Gründe für Angst. Aber Angst verändert das Denken des Menschen so, dass er alle Gesprächsinhalte, die Praxis- oder Krankenhausmitarbeiter und den Arzt selbst mit Misstrauen betrachtet. Für Sie als Arzt ist es wichtig, die Misstrauenshürde zu fühlen und einen Raum zu schaffen, in dem die Angst zumindest gemindert wird. Je ängstlicher Ihnen ein Patient gegenübertritt, umso mehr Zeit sollten Sie einrechnen, mit ihm in Beziehung zu treten. Ängstliche Menschen reden meistens wenig, manche jedoch besonders viel. Sie brauchen erst einmal das Gefühl, wahrgenommen zu werden und ihre Angst zeigen zu dürfen. Meistens findet nur das, was vom Arzt zugelassen wird, auch ausreichend Raum zur Behandlung. Ängste sollten also angesprochen werden.

Umgang mit eigenen Aggressionen, Beenden eines Konflikts

Wer kennt das nicht: Die Muskeln spannen sich an, der Puls beschleunigt sich und ein eigentümliches Wärmeempfinden tritt auf. Wut im Bauch!

Durch einen Wutanfall, während einer ausgelebten Aggression, werden Stress-Substanzen wie Noradrenalin in hoher Menge ausgeschüttet. Es dauert danach mehrere Stunden, bis der Körper diese Substanzen wieder abgebaut hat. Wenige Sekunden oder Minuten Wut bedeuten für den Körper also mehrere Stunden Stress. Die einzig wahre Folgerung ist, soweit es geht, die eigene Wut zu beherrschen. Wut und Ärger müssen reguliert werden – es ist in gewissem Umfang möglich und grundsätzlich sinnvoll, auf die eigene Gefühlslage Einfluss zu nehmen.

Gehen Sie, sobald es Ihnen möglich ist, in eine Art »stilles Kämmerlein« und schreiben Sie Ihre Wut, die Angriffe, das, was Sie verletzt hat, nieder, in aller Klarheit. Legen Sie sich einen lesegeschützten Word-Ordner an und nennen sie ihn »Meine Wut«. Speichern Sie alle Ihre Ergüsse ab, damit sie nicht vergebens waren. Das ist nach heutigem Stand der wissenschaftlichen Erkenntnis die beste Möglichkeit, mit eigenen Aggressionen umzugehen. Sie herauszulassen steigert die körperliche Stressreaktion. Die Stressreaktion sind Emotionen, welche den Sinn haben, uns auf eine Handlung vorzubereiten. Die zwei grundsätzlichen

Handlungen sind der *Kampf* oder *Angriff* gegen den, der uns wütend machte, oder die *Flucht,* wenn einem der Kampf als wenig aussichtsreich erscheint. Die Vorform des Kampfes ist die *Einschüchterung,* um den Kampf unnötig zu machen. Zorn wird weltweit gleich verstanden, er ist also eine primäre Emotion. Deshalb versteht jeder die geballte Faust oder die Zornwölkchen, die dem Kopf einer wütenden Comicfigur entsteigen.

Wenn ein Konflikt besteht und Sie diesen beenden wollen, helfen zwei Einstellungen: Schenken Sie Ihrem »Gegner« Anerkennung und so etwas wie das Gefühl, gut aufgehoben zu sein, Geborgenheit also.

Aber was tun, wenn Sie keine Ahnung mehr haben, wie Sie die sich verhärtenden Fronten noch klären können? Brechen Sie sofort das Gespräch ab, eventuell mit: »Ich denke, wir kommen heute so nicht weiter. Vielleicht ist es besser, wir beide lassen das alles einmal setzen und sprechen in einer Woche noch einmal darüber?« Beenden Sie ein Gespräch spätestens, wenn die Gefahr akut wird, dass sich die Positionen noch mehr verhärten.

Brechen Sie jedes Gespräch ab, wenn Sie spüren, Ihre Selbstkontrolle zu verlieren. Sprechen Sie dabei die Gründe für den Abbruch, also Ihr Verlassen der Situation, klar aus. Sonst wirkt es wie eine Flucht und das mindert Ihr Ansehen. Beispiel: »Ich merke, so kommen wir heute nicht weiter. Wir sollten zu einem anderen Zeitpunkt nochmals drüber sprechen, wenn wir beide nicht mehr so aufgeregt sind.«

Grundsätzlich ist es jedoch besser, die zornige Situation gleich zu lösen, sonst geraten Sie oder Ihr Gegner in die Gefahr eines Grolls oder – wenn Sie unberechtigt klein beigeben – in den Ruf, mit Ihnen könne man es ja machen.

Versöhnungsangebote akzeptieren Sie, wenn es Ihnen möglich ist, aber bitte nicht zu rasch. Auch das kostet Sie Stärke und Glaubwürdigkeit. Versöhnung ist grundsätzlich das Ziel des Zorns. Bedenken Sie, dass Sie ein Recht auf Ihren Zorn haben. Ihr Partner oder ein Patient aber eben auch.

Es gibt eine letzte Regel, wie Sie mit Zorn umgehen können; am ehesten kann sie als »Sie können mich mal gernhaben« umschrieben werden. In feineren Worten: Lassen Sie auch mal etwas auf sich beruhen.

Umgang mit den inneren Schweinehunden der Patienten

Schwierige Patienten sind auch die, welche dem Arzt nicht folgen, deren Therapietreue, also Compliance, zu wünschen übrig lässt.

Die folgenden Ausführungen möchte ich mit einigen Fragen an Sie einleiten:

- Wie weit geht Ihr Sendungsbewusstsein?
- Wie sehr wollen Sie die Menschen oder gar die Menschheit verändern?
- Wie wichtig ist Ihnen, dass alle gesünder leben und sterben?
- Wie stark ist Ihr Wunsch, dass scheinbar unnötige Erkrankungen ausgerottet oder verbannt werden?
- Wie sehr sind Sie verhaftet in der Idee, Menschsein ohne Kranksein gäbe es?

Ich weiß nicht, wie Sie diese Fragen für sich beantworten, ich bin inzwischen recht fatalistisch eingestellt. Zu oft habe ich Alkoholiker erlebt, die bereits leuchtend graugelb waren und dennoch tranken, Herzinfarktpatienten, die noch auf der Intensivstation die nächste Zigarette anzündeten, Übergewichtige, die trotz Gehbehinderungen weiter in sich hineinstopften. Ich denke nicht, dass ein Mensch einem anderen gegen dessen Willen irgendetwas raten oder Gutes tun kann.

Ich mag das an einem persönlichen Beispiel erläutern. Früher war ich als Hautarzt niedergelassen und auch in kritischer Rückschau darf ich sagen, dass ich bei unzähligen Behandlungen niemals einen bleibenden Kortisonschaden an der Haut initiiert oder »produziert« habe. Ich kann mit dem Zeug umgehen und weiß um dessen überaus positive Wirkung, auch wenn diese nur symptomatisch ist, und was ich tun muss, damit die Nebenwirkungen minimal sind. Es gibt nicht wenige Menschen mit chronischen Hauterkrankungen wie atopischem Ekzem, die wollen kein Kortison, die quälen sich lieber, ertragen den Juckreiz, das Nässen der Haut, die Schlaflosigkeit, den Geruch der superinfizierten Haut. Jahrelang habe ich in mich aufreibenden und zeitintensiven Gesprächen versucht, diesen Patienten doch mit Kortison zu helfen, Therapiephasenpläne für sie entwickelt, mich eingesetzt. Irgendwann habe ich erkannt, jeder ist seines Glückes und Unglückes Schmied, und bin anders, meine Lebensqualität beachtend und steigernd, vorgegangen. Wer kein Kortison will, bekommt es auch nicht. *Einen* Versuch, die Sinnhaftigkeit und Steuerbarkeit meiner vorgeschlagenen Therapie zu verdeutlichen, habe ich für meine Selbstachtung unternommen, aber der Versuch war kurz und dann auch vorbei.

Viele Ärzte wollen ihre Patienten verändern. Wenn Sie glauben, das ginge oder ginge zumindest in dem Ausmaß, der Ihren Einsatz rechtfertigte, dann will ich Ihnen nicht vorenthalten, wie Sie das nach Lehrbuch in vier Phasen tun können:

Anfangs fehlt dem Betroffenen – also Ihrem Patienten – offenkundig die Einsicht, sonst hätte er ja bereits selbst etwas geändert. In einer solchen Phase bringen Überzeugungsversuche nichts. Konfrontieren Sie ihn mit Informationen, mit sachlichen Inhalten, aber drohen Sie ihm nicht: »Bei soundso viel Prozent Übergewicht ist Ihr Risiko, an einem Herzinfarkt zu sterben, um ein x-faches höher.« So wie bei »normalen« Gesprächen dürfen Sie jetzt auf keinen Fall werten, versuchen Sie eher herauszufinden, in welcher Welt Ihr Patient lebt: »Mir ist wichtig zu verstehen, wie Sie das beurteilen.«

In dieser *Annäherungsphase* machen Sie noch keine Änderungsvorschläge. Dann folgt die zweite Stufe, die *Bewusstwerdung*, das Erwägen von Veränderungen [120]. Der Patient setzt sich nun mit seinem Problem auseinander, noch ist er aber nicht bereit, sich zu verändern. Jetzt können Sie ihn dahingehend leiten, dass Sie ihn mit wertenden Informationen versorgen, ihn zum Nachdenken bringen, ihm Alternativen aufzeigen. Nun kommt der *Umkehrpunkt* vom Erleben der Problematik zum Lösungsansatz. In der dritten Phase brauchen sie Unterstützung, Aufmunterung, Aktivierung. Danach soll in der letzten und vierten Phase das Erreichte erhalten werden. Diese *Stabilisierungsphase* ist noch immer kritisch, auch wenn das Alte überwunden scheint. Als Arzt sollte man Zuversicht vermitteln.

Beachten Sie auch:

- Prüfen Sie vorab, ob sich der Patient überhaupt verändern möchte. Wenn nicht, lassen Sie Ihre Missionarsarbeit bleiben.
- Binden Sie den Patienten in die Veränderungsschritte aktiv ein. Veränderungen muss der Mensch selbst machen, sonst macht sie keiner.
- Geben Sie selbst nicht zu früh auf. Vielleicht war Ihr Patient langsamer als Sie.
- Drängen Sie den Patienten niemals. Es gibt keinen Menschen, der langfristig auf Druck mit einer verbesserten »Leistung« reagiert, das funktioniert so wie beim Laufwettbewerb kurzfristig, sonst nicht.

Welche Anstrengungen doch viele Ärzte unternehmen, ihre Patienten zu »besseren« Menschen umziehen zu wollen. Diese Neigung, Botschafter einer besseren Welt oder eines gesünderen Lebens zu sein, scheint unausrottbar. Natürlich müssen Sie Ihre Patienten darüber aufklären, was geschieht, wenn sie weiter Alkohol trinken oder rauchen oder zu dick sind oder eine bestimmte Therapie ablehnen. Damit hat es sich. Menschen ändern zu wollen kostet Ihre Energie und, von Ausnahmen abgesehen, es gelingt Ihnen nicht. Wie oft haben solche Bemühungen auf Dauer gewirkt? Einmal? Zehnmal? Öfter wahrscheinlich nicht. Sie können auch Ihre eigene Persönlichkeit nicht einfach so ändern. Persönliche und soziale Kompetenz bedeutet eben nicht, andere Menschen erziehen oder gegen ihren Willen ändern zu wollen. Sie bedeutet, auf die Gefühle einzugehen, um damit Ziele zu erreichen.

5.2 Sich selbst entlasten

Selbstachtsamkeit: Methoden der Grenzwahrung

Niemand kann sein eigenes Leben leben, ohne in das anderer einzugreifen. Sigrid Undset

Das Verhältnis zwischen Arzt und Patient ist immer ein intimes. Krankheiten sind intim. Die Grenzen werden jedoch immer weiter gezogen. Ein Beispiel hierfür sind die Entbindungen, die mit Makroobjektiv aufgenommen im Fernsehen zu betrachten sind. Sie bedeuten eine maßlose Verletzung des neugeborenen Kindes. Mutter und der Vater verachten dabei die Grenzen des Kindes. Die eigene Geburt ist eine hoch intime Situation, bei der nicht beliebig viele zuschauen sollten. Übrigens müssen auch immer die beteiligten Ärzte und Kliniken zustimmen – was deren Ethik infrage stellt.

Wenn Sie bei Ihren Mitarbeitern oder Ihren Patienten auch die Ebenen der Seele erreichen wollen, ist es Ihre Aufgabe, eine *Umgebung* zu schaffen, welche das ermöglicht [51]. Mit Umgebung ist nicht nur die räumliche Ausgestaltung gemeint, die sehr wohl auch, vorrangig ist damit gemeint, was Sie ausstrahlen und vermitteln, um persönliche Prozesse bei anderen zu ermöglichen, zu unterstützen und zu fördern. Ihre ärztlichen Kompetenzen sollten klar darauf abzielen, dem anderen seinen Raum zuzugestehen – und sich selbst ebenso. Soweit das möglich ist, sollten Sie sich auf der Basis Ihres Fachwissens von Gefühlen im Einklang mit den eigenen Werten leiten lassen. Das bedeutet Selbstachtsamkeit in bester Form. In der Praxis gibt es einige Möglichkeiten, sich selbst mehr zu schätzen.

Achtsamkeit

Eine überaus wichtige persönliche Fähigkeit ist die Achtsamkeit: zunächst die Achtsamkeit sich selbst gegenüber, daraus folgend die anderen Menschen gegenüber. Wer achtsam ist, achtet die eigenen und fremden Grenzen strikt. *Machen Sie es sich zur Gewohnheit, achtsam mit sich umzugehen.* Dabei helfen Ihnen Ihre Antworten auf folgende Fragen:

- Was geschieht gerade mit mir?
- Wie fühle ich mich?
- Welche Gedanken habe ich?
- Was ahne oder befürchte ich gerade?
- Was sagen meine inneren Stimmen?
- Was empfinde ich, wie also reagiert mein Körper?

Beantworten Sie die Fragen schnell, spontan und ehrlich, auch mehrfach am Tag. Beginnen Sie damit, sich selbst erheblich wichtiger zu nehmen, als Sie das möglicherweise bislang tun. Sie kommen sich damit Schritt für Schritt näher und haben so auch eine Basis gelegt, um mit sich noch mehr ins Reine zu kommen. Dann können Sie in einer Art inneren Kettenlauf versuchen, sich selbst auf die Schliche zu kommen. Gehen Sie dabei grundsätzlich davon aus, dass Ihnen eingeschliffene Verhaltensweisen *nutzen*.

▬ Fallbeispiel ▬▬▬▬▬▬▬▬▬▬▬▬▬▬▬▬▬▬▬▬▬▬▬▬▬▬▬▬▬▬▬▬▬▬▬▬▬▬

Stellen Sie sich jemanden vor, der an Perfektionismus leidet. Der würde sich dann fragen:

- Wozu dient mir der Perfektionismus(-anspruch)?
  Weil ich alles bestmöglich machen möchte.
- Wozu willst du alles bestmöglich machen?
  Weil ich mich am Ergebnis freue.
- Wirklich? Strengt das nicht an?
  Doch!

- Wozu willst du es dann bestmöglich machen?
  Damit ich kein Risiko habe.
- Welches Risiko?
  Ich will keine Kritik hören.
- Weshalb willst du keine Kritik hören?
  Das kann ich nicht ertragen.
- Was genau kannst du an Kritik nicht ertragen?
  Sie verletzt mich.
- Und das willst du nicht?
  Nein.
- Was willst du dann?
  Ich will unangreifbar sein.

Eine Alternative in diesem Moment ist: Ich will nicht berührt werden.

Selbstaufbau

Manche Ärzte neigen dazu, sich zu überschätzen. Noch mehr Ärzte haben die Neigung, sich zu degradieren. Das können Sie mit folgender Methode Schritt für Schritt unterbinden.

STEPS: Selbstaufbau [nach 128]

Step 1 Achten Sie darauf, was Sie sich innerlich sagen.

Step 2 Halten Sie bewusst inne, wenn Sie dabei eine Aussage entdecken, die Sie als negativ bewerten.

Step 3 Machen Sie sich selbst keine Vorwürfe über all das, was Sie negativ denken (auch nicht über das, was Sie über sich selbst negativ denken).

Step 4 Bekämpfen Sie keine einzige Aussage.

Step 5 Bedanken Sie sich für die Offenheit, mit der Sie mit sich selbst sprechen können.

Step 6 Machen Sie sich die versteckte, gute Absicht der scheinbar negativen Aussage klar: Wohin will sie Sie bringen? Wovor möchte sie Sie schützen?

Step 7 Ist Ihnen nun klar, dass hinter der Eigenkritik eine gute Absicht steckt? Formulieren Sie die Aussage nun so um, dass sie für Sie freundlich und zukunftsorientiert klingt.

Step 8 Fragen Sie sich nun: Stimmt das alles überhaupt? Ist das wirklich wahr?

Damit arbeiten Sie Hand in Hand mit Ihren inneren Instanzen. Die werden sich auf Dauer dafür bedanken, indem sie Sie rechtzeitig informieren oder immer mehr in Ruhe lassen. Beispiel:

Step 1   Ob das wohl so stimmt, was ich dem Patienten gerade sage? Wer weiß, vielleicht ist der besser informiert als ich?

Step 2   Aussage: Ich weiß nicht genug.

Step 3   Es ist in Ordnung, dass ich der Meinung bin, nicht genug zu wissen. Kein Mensch weiß alles.

Step 4   Alles, was ich mir so denke, wird einen Sinn haben und auch wahr sein.

Step 5   Es ist gut, dass ich mit mir so offen umgehe.

Step 6   Mit »Ich weiß nicht genug« achte ich selbst darauf, nichts zu sagen, was nicht Hand und Fuß hat – oder mich fachlich weiterzubilden.

Step 7   Eigentlich will ich mir sagen: Ich werde die neulich angebotene Fortbildung über Hypertonie besuchen.

Step 8   Ich weiß schon viel, und ich werde bald noch etwas mehr wissen. Das ist gut so.

Act-as-if-Prinzip

Nehmen Sie jedes Kompliment an im Wissen, dass der das Kompliment Aussprechende sich damit automatisch über Sie stellt. Wenn Sie eine Anerkennung ablehnen, gleich, ob sie ehrlich gemeint war oder nicht, vermindern Sie Ihr Selbstwertgefühl. Bescheidenheit ist eben keine Zier, Maßlosigkeit auch nicht. Nutzen Sie also das Act-as-if-Prinzip: Tun Sie bei jedem Kompliment, jedem Lob, jeder Anerkennung so, als ob es tief ehrlich gemeint sei. Alles andere schädigt Sie. Anerkennung von außen ist gut und tut gut. Aber bitte kümmern Sie sich noch intensiver um die Anerkennung, welche Sie sich selbst zollen. Sie ist noch wichtiger.

Widerstände abbauen

Es gibt Inhalte, die wir kontrollieren können, beispielsweise was wir anziehen oder welches Schreibmaterial wir nutzen. Das Wichtigste, worüber wir Kontrolle haben können, sind wir selbst. Arbeiten Sie an Ihrem Selbst. Wenn Sie das tun, entdecken Sie Inhalte, die Sie indirekt kontrollieren können wie das Verhalten Ihrer Mitarbeiter oder die Compliance Ihrer Patienten. Die indirekte Kontrolle ist erheblich mühsamer als die direkte.

Aber es gibt auch viele Inhalte, die Sie als Arzt nicht kontrollieren können. Dazu gehört Ihre gesamte Vergangenheit, an der können Sie nichts ändern, oder das Gesundheitssystem als solches und letztlich das Schicksalsartige am Krankheitsverlauf.

Ineffektiver Umgang mit dem, worüber Sie keine Macht haben, dem Unveränderlichen also, führt zu negativen Gefühlen. Wer seine negativen Gefühle nicht gut im Griff hat, spürt immer wieder den Zusammenhang zwischen dann aufkommender Unlust bis Angst und abnehmender Leistung. Dermaßen belastende Situationen führen also zu Leistungsminderung und Abnahme der Lebensqualität. Das bedeutet zugleich die Aufforderung: Lernen Sie, Ihre negativen Gefühle zu regulieren (s. unten). Sie schaden ansonsten sich selbst. Auch wenn es tatsächlich starke Probleme in Ihrem Außen gibt, sind Ihre damit verbundenen Gedanken und Gefühle das tatsächliche Problem: Das, was Sie daraus machen, wird das eigentliche Problem.

Das, worüber Sie keine Macht haben, nenne ich das Unveränderliche, was nicht heißt, es würde sich nicht irgendwann oder irgendwie verändern, aber für Sie ist es im Moment unveränderlich, zumindest nur mit einem Gewaltakt korrigierbar. Damit korrekt umzugehen birgt große Chancen [14]. Hier möchte ich den Königsweg noch einmal darstellen, der Weg des späten Einverstandenseins:

Es ist der Weg vom »So ist es« zum »So will ich es« oder vom »So ist es leider« zum »So will ich es gern«, was auf den Kant'schen Satz »Ich kann, weil ich will, was ich muss« zurückgeht. Das beschreibt diesen Weg am besten, der einem innerlichen Reifungsprozess von der Ablehnung über die Akzeptanz zur Zustimmung entspricht. Im inneren Raum des Einverstandenseins kann geprüft werden, wie das Beste aus jeder Situation gemacht werden kann.

Fallbeispiel

Sie ärgern sich über die Tatsache, als Facharzt nunmehr über jede Konsultation einen Arztbrief an den Hausarzt verfassen zu müssen – und das ist auch noch in der ohnehin zu niedrigen Pauschale inbegriffen.

- Können Sie es ändern? Nein.
- Können Sie es lassen? Ja, dann müssen Sie das System des Kassenarztes verlassen. Ein möglicher Weg, wahrscheinlich zunächst ein zu hoher Preis.
- Können Sie es unter innerem Groll tun? Ja, aber das kostet nur Ihre Energie und ist insofern selbstschädigend – und ändert nichts an der Mehrarbeit, erschwert sie sogar.

Wie also können Sie es freiwillig, sogar gerne tun?

- Indem Sie zuerst akzeptieren, freiwillig in einem System tätig zu sein, das Ihnen auch viele Vorteile wie eine letztlich automatisierte Bezahlung schenkt.
- Indem Sie dann akzeptieren, dass es im Leben immer Forderungen gibt, auf die man auch gerne verzichtet hätte.
- Indem Sie dann lernen anzunehmen, dass ein gut informierter Hausarzt besser und effektiver mit Ihnen zusammenarbeiten kann und Sie schließlich zustimmen und sich über mehr Effektivität freuen – und darüber, wie wichtig Ihre Erkenntnisse für andere sind.

Delegieren

Ein wichtiger Schlüssel zur Grenzwahrung, zu effektiver Berufsstrukturierung und daraus folgend hoher Lebensqualität ist die Delegation; unterschieden werden die *Aufgaben-Delegation* und die *Verantwortungs-Delegation* [30].

Entscheiden Sie selbst, welche Variante Sie grundsätzlich wählen: Sagen Sie: »Füllen Sie mal dieses Formblatt aus« oder »Machen Sie dieses und jenes und wenn es fertig ist, geben Sie es mir«? Dann delegieren Sie nur die Aufgaben. Oder überlassen Sie den Mitarbeitern die Wahl der Methode und geben ihnen die Verantwortung für die Ergebnisse? Dann delegieren Sie eben auch die Verantwortung.

Aufgaben-Delegation bedeutet meistens, der andere soll etwas so tun, wie Sie es täten. Damit gehen Sie davon aus, andere müssten es so tun oder niemand könnte es auf andere Weise besser machen. Diese Prämissen stimmen meistens nicht.

Verantwortungs-Delegation ist die erwachsene Form – Sie vertrauen dem anderen, zeigen somit selbst Mut und lassen dann los.

> Verantwortungs-Delegation ist anzustreben, aber Sie und der andere sollten dann vollkommene Klarheit über das tatsächlich angestrebte Ergebnis haben. Sie müssen sich also sicher sein, dass der andere Sie verstanden hat.

Sie sollten in Ihrem Rahmen Richtlinien formulieren, welche den inhaltlichen und moralischen Raum festlegen. Wenn Sie von konkret zu erwartenden Fallstricken wissen, sollten Sie diese vorab nennen, ansonsten vergeuden Sie Ressourcen. Sie sollten auch sagen, wer wann und womit eventuell helfen kann, wann und in welcher Form das Ergebnis vorliegen soll. Wenn Sie Prämiensysteme etabliert haben, geben Sie vorab an, was bei korrekter Aufgabenerfüllung erwartet wird.

Je geübter Ihr Mitarbeiter ist, umso
- höher kann das gewünschte Ergebnis angesetzt werden,
- weicher können die Richtlinien formuliert sein,
- weniger Zwischenberichte oder -kontrollen veranlassen Sie und umgekehrt.

Entscheidungen reduzieren die Zahl der Möglichkeiten und verschließen Optionen. Wenn Entscheidungsbefugnis nach unten delegiert wird (z. B. die Arzthelferin darf nun Allergietests vornehmen und über Testblocks entscheiden, was zuvor dem Arzt vorbehalten war), wird ein Teil der Macht nach unten weitergegeben. Das bedeutet, eine neue Balance zwischen »oben« (Arzt) und »unten« (Mitarbeiter) muss gefunden werden. Damit gibt der Arzt ein wenig von seiner Macht aus der Hand; es ist sinnvoll, das Machtvakuum oder die Machtminderung auszugleichen. Das geht nur über größere soziale Kompetenz. Er kann sich ja nicht die »Macht« zurückholen und das nun Delegierte wieder selbst tun.

Die größere soziale Kompetenz wird auch dringend gebraucht, weil die Mitarbeiter der unteren Hierarchieebene sonst überlastet werden. Sie sind ja bislang die Höhe ihrer Entscheidungsbefugnis nicht gewohnt. Verantwortungs-Delegation verschiebt also die Verantwortungsinhalte.

Vertrauen ausbauen

Selbsttest: Wem ich vertraue

Wem vertrauen Sie wie sehr?

Ich vertraue …	Immer	Meistens	Manchmal	Selten	Nie
• meinem Partner	☐	☐	☐	☐	☐
• dem Nachbarn	☐	☐	☐	☐	☐
• dem Postboten	☐	☐	☐	☐	☐
• den Laborbefunden	☐	☐	☐	☐	☐
• meinem Ober- oder Chefarzt	☐	☐	☐	☐	☐
• den Patienten	☐	☐	☐	☐	☐
• den Pharmareferenten	☐	☐	☐	☐	☐
• meinen Kindern	☐	☐	☐	☐	☐
• Zeitungsartikeln	☐	☐	☐	☐	☐
• Nachrichten	☐	☐	☐	☐	☐
• Gerüchten	☐	☐	☐	☐	☐
• Gott	☐	☐	☐	☐	☐
• Büchern	☐	☐	☐	☐	☐
• meinen Mitarbeitern	☐	☐	☐	☐	☐
• mir selbst	☐	☐	☐	☐	☐

Leben Sie in einem Raum des Vertrauens oder eher in einem des Misstrauens?

Es ist wesentlich, negative Gefühle wie Misstrauen regulieren zu können. Das steigert die Leistungsfähigkeit und die Entscheidungskorrektheit in Stresssituationen. Wer sich selbst vertrauen und beruhigen kann, behält seine kognitive Leistungsfähigkeit auch in belastenden Momenten.

Ein Beispiel aus dem Praxisalltag: Sie stellen fest, dass Sie müde sind, aber es stehen noch einige Konsultationstermine aus. Ihre Handlung aus dem Gefühl der Müdigkeit kann sein, einige Kniebeugen vor geöffnetem Fenster zu machen oder eine Entspannungstechnik anzuwenden oder der Arzthelferin mitzuteilen, sie solle Ihnen einige Minuten freie Zeit zum Ausruhen geben. Sie können sich auch mit einer positiven Visualisierung neue Kraft geben oder damit, an den nachfolgend zu erwartenden, schönen Abend zu denken.

Wichtig ist, dass negative Gefühle, sobald sie erkannt werden, zur Handlung auffordern. Wir können negative Gefühle regulieren, was *nicht* unterdrücken meint. Immer dann, wenn Ihre Gefühle und die folgenden Emotionen Ihnen oder anderen schaden, ist es sinnvoll, sie frühzeitig zu beeinflussen. Ihre Gedanken hinken ja hinter den Gefühlen her – das bedeutet, Sie müssen eine Art *Verlangsamungstaktik* nutzen, damit die Gefühle die Gedanken nicht weiter steuern können. Verlangsamt werden muss die emotionale Kaskade als solche (s. Abb. 3-1, S. 107), nicht die Gedanken.

STEPS: Negative Gefühle regulieren [aus 14]

Step 1   **Erkennen:** Der erste Schritt ist, rechtzeitig zu erkennen, dass sich Ihre Gefühlssituation eintrübt.

Step 2   **Innehalten:** Wenn Sie merken, wütend zu werden (setzen Sie jedes andere negative Gefühl ein), halten Sie kurz inne.

Step 3   **Entspannen:** Sie lösen nun Ihre körperliche Spannung durch gezieltes Atmen.

Suchen Sie für diese Übung einen ruhigen Raum auf; das kann auch im Sanitärbereich oder in einer Garderobe sein. Schließen Sie Ihre Augen. Atmen Sie durch die Nase, wenn sie frei ist. Ansonsten atmen Sie durch den Mund. Wechseln Sie jedoch nicht zwischen Nasen- und Mundatmung. Nehmen Sie *ruhige*, gleichmäßige, tiefe Atemzüge, sodass es Ihnen angenehm und bewusst ist. Folgen Sie Ihrem Atem, wie er einströmt und wie er wieder ausströmt. Atmen Sie am Anfang tief in Ihren Bauch hinein, und versuchen Sie, die bauchnächsten Bereiche Ihrer Lunge zu durchlüften. Beobachten Sie in aller Ruhe, wie sich Ihre Bauchdecke hebt und wieder senkt. Nach einiger Zeit konzentrieren Sie sich auf Ihren Atem und führen Sie ihn so hoch es geht in die Lungenspitzen, so hoch wie möglich in Ihre Schultern hinein. Beobachten Sie, wie sich Ihr Oberkörper hebt und wieder senkt. Stellen Sie sich bildlich vor, wie Sie beim Einatmen mit jedem Atemzug Kraft in sich aufnehmen. Stellen Sie sich ebenso vor, wie Sie mit dem Ausatmen Ihre Anspannung und Probleme loslassen können. Ein und aus, ein und aus, der Kreislauf des Lebens zwischen An- und Entspannung. Konzentrieren Sie sich immer mehr auf Ihren Atem. Diese Übung machen Sie höchstens wenige Minuten, bis Sie sich besser fühlen. Atmen Sie langsam, um Hyperventilation zu vermeiden.

Step 4   **Konkrete Ursachen finden:** Nutzen Sie Ihre Gedanken und sagen Sie zunächst zu sich selbst: »Ich bin wütend. Was genau macht mich wütend?« Werden Sie konkret, nicht »der Patient macht mich wü-

▼

tend«, sondern »dass der Patient meine fachliche Qualifikation anzweifelt, macht mich wütend«.

Step 5 **Kontrollieren:** Fragen Sie sich, ob es wirklich wahr ist … dass er
meine Qualifikation anzweifelt.

Step 6 **Einfluss nehmen:** Fragen Sie sich, ob Sie etwas verändern können.
Oder ist der Aufwand zu groß?

Step 7 **Entscheiden:** Entscheiden Sie sich für eine der folgenden Möglichkeiten:

    a) überprüfen Sie, ob Sie es richtig *empfinden* oder ob Sie es auch
anders, weniger belastend empfinden könnten, wählen Sie dann
das Sie weniger negativ beeinflussende Gefühl;

    b) den Ärger zum Ausdruck bringen;

    c) sich selbst beruhigen, das ist die einzige Chance bei unveränder-
lichen Inhalten;

    d) dem anderen Ihre und seine Grenzen aufzeigen;

    e) gar nicht darauf eingehen, den anderen ins Leere laufen lassen;

    f) Energie der Wut nutzen, um Ihre Position klarzustellen.

Step 8 **Eigenverantwortung:** Egal, was oder wer Sie provoziert – wenn Sie
es zulassen, übergeben Sie dem anderen Macht. Bleiben Sie in Ihrer
Verantwortung für sich selbst und lassen Sie das nicht zu. Grundsätzlich sind wir nicht ohnmächtig, aber auch nicht allmächtig. Wir
können bis zu einem gewissen Grad entscheiden, wie viel Macht wir
anderen geben oder bei uns lassen.

Entspannen

In Trainerkreisen kursiert der geschriene Satz: »Nun entspannen Sie sich doch
einfach!«, um Paradoxien zu geißeln. Dennoch, es gibt Möglichkeiten, sich etwas
herunter zu regulieren.

STEPS: Entspannung mit den fünf Sinnen [27]

Step 1 Suchen Sie eine ruhige Stelle (in Ihrer Praxis oder in Ihrem Arbeits-
zimmer).

Step 2 Versuchen Sie durch mehrfaches, tiefes, gleichmäßiges Ausatmen,
sich zu entspannen.

Step 3 Denken Sie an eine ruhige, friedliche und entspannende Szene. Das
kann eine Situation sein, in der Sie jetzt im Moment gerne wären.
Sie können aber auch eine bestimmte Visualisierung immer wieder
verwenden und sich damit trainieren. Zwei Vorschläge:

a) für Flachländler: Ich liege in einer weißen Sanddüne und lasse mich vom warmen Sand tragen. Er umhüllt mich und ich genieße es, einfach da zu sein. Vor mir das blaue Meer mit vielen kleinen weißen Schaumkronen. Ich höre das rhythmische Rauschen und in der Luft liegt der frische, klare Duft von bewegtem Wasser. In der Ferne höre ich das Kreischen einer Möwe. Alles ist gut und in Ordnung.

b) für Bergler: Ich liege auf einer frisch gemähten Heuwiese. Ich bin eingebettet in das weiche, noch leicht feuchte Gras. Die Erde trägt mich. Über mir der weiß-blaue Himmel mit vielen weißen Schäfchenwolken, die langsam vorüberziehen. Ich höre eine Bergamsel singen und das Surren von Käfern und anderen Tieren beruhigt mich. Alles ist gut und in Ordnung.

Step 4 Finden Sie sich ganz in dieser Situation ein.

Step 5 Stellen Sie sich alles, was Sie sehen können, so bildlich wie nur möglich vor. Was ist wie groß, hat welche Farbe, welche Beschaffenheit?

Step 6 Was können Sie hören? Versuchen Sie, nicht nur innere Bilder, sondern auch Töne und Geräusche wahrzunehmen.

Step 7 Was riechen Sie? Welche Geruchsempfindungen passen zu Ihrer Szene?

Step 8 Schmecken Sie etwas? Wenn nicht: Was würden Sie ihm Moment gerne schmecken?

Step 9 Wie fühlen Sie sich im Moment? Spüren Sie, wie Sie entspannen können?

Step 10 Nehmen Sie den Gesamteindruck von Friede, Ruhe und Ausgeglichenheit ganz in sich auf und gehen Sie damit zurück in den hektischen Alltag.

Innere Immigration

Je tiefer die hierarchische Position, umso eher wird die innere Kündigung oder Emigration gewählt. Mit solchen Mitarbeitern ist schwer zu arbeiten, sie haben Ihre Grenze als Arbeitgeber oder Vorgesetzter durchbrochen. Sie sind sehr schwer zu erkennen. Sie haben sich so angepasst, so mit ihrer Rolle identifiziert, sind korrekt und pünktlich, sie tun alles, um nicht aufzufallen. Sie beobachten alles, was ihnen argumentativ zur Seite stehen könnte, um ihren Rückzug zu begründen. Es gibt auch das Phänomen der *partiellen inneren Emigration*. Mit gewisser Wahrscheinlichkeit leidet ein zweistelliger Prozentsatz der Leser dieses Buches daran: Welcher Arzt macht schon gern die Verwaltungsarbeiten, die ihm dann vielleicht auch noch anonym von irgendeiner Versicherung vorgesetzt werden? Wer schiebt das nicht gerne auf oder versucht es zu vermeiden oder macht es mit innerem Widerwillen? Das ist partielle innere Emigration; sie tut nicht gut. Sie bedeutet die Missachtung des Selbst.

Selbstbild versus Fremdbild

Es kann frappierende Unterschiede zwischen dem geben, wie man sich selbst sieht und wie einen die anderen sehen. Wobei die Sicht der anderen, das Fremdbild also, ebenso subjektiv ist wie Ihre eigene Bewertung von sich selbst. Nehmen Sie also nicht jede Fremdeinschätzung für bare Münze. Dennoch, sie zeigt Ihnen, wie Sie auf andere, zumindest auf die Befragten, wirken.

Bei den meisten Selbstbild-Fremdbild-Übungen gibt es bei Weitem weniger Teilnehmer, die sich besser einschätzen als die anderen sie bewerten. Da mag eine Portion Zweckpessimismus dabei sein, dennoch: Viele Menschen bevorzugen es, sich selbst kleinzuhalten. Jeder Mensch schaut durch eine Brille, erst recht wenn er sich selbst betrachtet. Die wenigsten setzen dafür eine Klarglasbrille auf, die Mehrzahl trägt eher eine mit grauen Gläsern, durch die sie sich schlechter sehen und betrachten als sie sind und nach außen wirken.

Versuchen Sie, eine realistische Einschätzung bezüglich der eigenen Wirkung zu erreichen; das ist gerade für Ärzte wichtig, bei denen es auf eine realitätsnahe und auch ehrliche Beziehung zu vielen Menschen ankommt. Wer sich und seine Wirkung auf andere korrekt einschätzt, kann das nutzen, um seine Ziele leichter zu erreichen.

⌐ Übung: Selbstbild und Fremdbild ─────────────────────────

 Kopieren Sie die folgenden Fragen mindestens einmal und geben Sie sie Ihrem Partner oder einem sehr guten Freund. Bitten Sie ihn, die Fragen über Sie zu beantworten und dabei vollkommen ehrlich zu sein. Beantworten Sie davon unabhängig die Fragen über sich, wie Sie sich sehen. Integrieren Sie beide dabei auch Ihren körperlichen Ausdruck. Partner können diese Übung wechselseitig machen, dann haben beide etwas davon. Erkennen Sie damit, wie weit Ihr Selbstbild und das Bild, welches andere von Ihnen haben, übereinstimmen und wo es Differenzen gibt.

- Wie sprechen Sie? Wie wirken Ihre Wortwahl, Ihr Stimmklang, die Sprechmelodie, die Betonung, das Tempo und die Atmung dabei?
- Wie hoch sind Ihre fachlichen Fähigkeiten?
- Welche Ihrer Persönlichkeitseigenschaft bereitet Ihnen am meisten Probleme?
- Welche Ihrer Fähigkeiten sind besonders gut ausgeprägt?
- Und bei welchen Fähigkeiten besteht etwas Nachholbedarf?
- Auf welche Ihrer Fähigkeiten sind Sie besonders stolz?

- Was mögen Sie an sich selbst nicht?
- Was bewundern andere an Ihnen?
- Was bewundern Sie an sich selbst?
- Wofür werden Sie geliebt?
- Wie ergänzen Sie den Satz: Ich bin ein Mensch, der …?
- Was möchten Sie, das die anderen über Sie sagen?

Je exakter Ihr Selbstbild mit dem, was andere von Ihnen meinen, übereinstimmt, umso leichter werden Sie es im Leben haben; es steigert Ihre Selbstwirksamkeit. Von Ihrer richtigen Selbsteinschätzung hängt es wesentlich ab, wie Sie sich anderen gegenüber verhalten. Und von Ihrem Verhalten hängt ab, wie authentisch Sie wahrgenommen werden, wie beliebt oder weniger beliebt Sie sind, wie viel Autorität Sie ausstrahlen, wie gut Sie Ihre Entscheidungen durchsetzen können.

Die ewige Grenze: Zeit

Der Schlüssel liegt nicht darin, Prioritäten für das zu setzen, was auf Ihrem Terminplan steht, sondern darin, Termine für Ihre Prioritäten festzusetzen. [30]

Wenn Sie zu einem Patienten »Ja« sagen, z. B.: »Ja. Sie bekommen mehr Zeit, als verfügbar oder eingeplant ist«, sagen Sie damit automatisch zu einem oder mehreren anderen Patienten »Nein«: »Nein. Sie bekommen heute weniger Zeit.« Schlimmstenfalls sagen Sie zu sich selbst: »Nein, mir nehme ich heute meine Freizeit.« Mit der Zeit ist es viel einfacher als man denkt. Sie ist ein vollkommen fixes Kontingent, dessen Aufteilung in Ihrer Macht liegt; und es geht ausschließlich um deren Aufteilung. So erspare ich Ihnen und mir das typische Zeitmanagement, es funktioniert nur selten und auf Dauer noch seltener, ein besonderes Wesen namens »innerer Schweinehund« ist dabei häufig besonders aktiv. Drei Inhalte sind wichtig:

- Wenn Sie Zeitplanung betreiben, die korrekt Zeiteinteilungsplanung oder Zeitumgangsmanagement heißen sollte, dann tun Sie das auf wöchentlicher Basis. Damit erhalten Sie ein umfassenderes und dennoch überschaubares Bild dessen, wie Ihr Leben abläuft, als mit einer schlichten Tages- oder komplexen Monats- bzw. Jahresplanung.
- Wenn Sie für sich kompetent handeln wollen, müssen Sie immer wieder Pausen einlegen. Eine Pause wird als Leerlauf oder Auszeit empfunden. In der Tat bedeutet eine Pause jedoch einen Wechsel, markiert einen Rhythmus. Sie ist der Wechsel vom Aktiven ins Passive, um deren Ende durch das neue Aktive einzuläuten. Eine Pause bedeutet: Etwas ist anders als bis eben und bald wird es wieder anders sein.

- Der Satz »Ich habe keine Zeit« stimmt immer, weil kein Mensch Zeit hat. Sie können sich Zeit nur *nehmen*. Deshalb sollten Sie den Satz ehrlich formulieren: »Ich möchte mir dafür keine Zeit nehmen« oder in der indirekten Variante »Ich habe andere Prioritäten«. Schauen Sie zunächst an, wofür Sie sich tatsächlich Zeit nehmen, ohne dass es Ihnen wirklich nutzt.

Was ist

Übung: Meine beruflichen Zeitfresser

 Bearbeiten Sie die in Tabelle 5-5 aufgeführten beruflichen Zeitfresser. Erstellen Sie danach eine Liste der Tätigkeiten und Inhalte, welche Sie ab sofort oder ab einem von Ihnen festgelegten Zeitpunkt unterlassen, stark ändern oder delegieren.

Tab. 5-5 Berufliche Zeitfresser

- Besprechungen (ohne Nutzwert)
- Desinteresse
- Detailversessenheit
- E-Mails
- fehlende Entschlusskraft (Angst, Fehler zu machen mit der Folge, nichts zu tun)
- fehlende Initiative (versumpfen)
- fehlende Motivation (versauern)
- fehlende Planung
- fehlende Selbstdisziplin (sich selbst präsentieren)
- Fixierung auf alles, was dringend ist, und das wird immer mehr
- Helfersyndrom (vom Hundertsten ins Tausendste)
- Hetze
- Internetsurfen
- irrationale Entscheidungsfindung (alles mit dem Bauch lösen wollen – oder alles mit dem Kopf)
- Kommunikationsdefizite (nicht zuhören können oder wollen)
- mangelnde Koordination
- nicht zum Ende kommen wollen oder können
- Perfektionismus (ich muss noch mehr wissen, um etwas tun zu können)
- persönliche Desorganisation (aufschieben, fehlender Überblick, unzureichende Ablagesysteme)
- physikalische Stressoren (Lärm, Blendung)
- Überstrukturierung (für alles Aktennotizen)
- Unfähigkeit zum Neinsagen (jedem gefallen wollen)
- unnötige Wartezeiten (Leerlauf)
- Unterbrechungen (Telefonate, Pharmareferenten)
- unzureichende Einteilung (meistens zu viel auf einmal)
- unzureichender Informationsfluss (Unwissen)

Zeitverschwendungsanalyse

Üblicherweise macht man eine Zeitverwendungsanalyse. Die ist aber nur halb so aufschlussreich wie eine Zeitverschwendungsanalyse, machen Sie lieber diese.

Übung: Zeitverschwendungsanalyse

 Schreiben Sie vorab einen Tag lang alles auf, was Sie tun. Strukturieren Sie den einzelnen Patientenkontakt zunächst nicht in Begrüßungsgeplänkel, Diagnosestellung, Aufklärung usw., sondern notieren sich nur Patientenkontakte.

Bilden Sie sich so einen typischen Tag ab: Bad, Frühstück, Zeitung lesen, Fahrt zur Arbeit, Patientenkontakt usw.

Nehmen Sie sich Ihr Tagesprotokoll abends vor und entscheiden Sie für jede Ihrer Tätigkeiten, ob diese selbst- oder fremdbestimmt waren.

In den meisten Fällen dürften Sie ahnen, dass das meiste, was Ihnen geschieht, von Ihnen selbst bestimmt wurde.

Wenn es Ihnen wirklich nicht taugt, haben Sie damit die Macht, es zu ändern. Um nichts anderes geht es in dieser Übung: Sie sollten erkennen, dass vieles in Ihrem Leben von Ihnen initiiert und zumindest geduldet wird.

Sie sind keine Marionette, von wem auch immer, noch nicht einmal von sich selbst.

Für diese Zeitverschwendungsanalyse können Sie die in Tabelle 5-6 aufgelisteten Kategorien verwenden.

Tab. 5-6   Inhalte und Zeitverbrauch

- Arbeitszeit mit Patienten
- Arbeitszeit ohne Patienten (Abrechnung, Fachzeitschriften, Briefe diktieren usw.)
- Partner
- Familie
- Sex
- Sport
- Hobby
- Körperpflege
- Fernsehen
- Internet
- Nichtstun
- Zeitung lesen
- Musik hören
- Autofahren
- Alleinsein

Was sein soll

Zentral für Sie ist, mit wem Sie wie viel Zeit verbringen möchten. Machen Sie sich hierfür in einem *Soziogramm* klar, welche Menschen für Sie welche Bedeutung haben und ob sich deren Bedeutung adäquat über die ihnen gegebene Zeit ausdrückt. Wer glaubt, sein beruflicher Erfolg würde eventuelle Defizite im Privatbereich ausbügeln können, kann das erleben und genießen – vielleicht einige Jahre, höchstens. Es ist nicht möglich, ohne ausreichende Ressourcen auf Hochtouren zu laufen. Diese stammen wesentlich aus dem Privatleben – deshalb muss dieses so gestaltet sein, dass es Ihnen hilft und Kraft gibt.

⌐ Übung: Soziogramm ─────────────────────────

 Nehmen Sie sich genug Zeit für die folgende Liste, mit ihr arbeiten Sie weiter.

- Erstellen Sie zunächst eine Liste mit den Menschen, die Ihnen wichtig und nahe sind; darin stehen dann wahrscheinlich Partner, Kinder, bestimmte Verwandte und Freunde. Denken Sie auch an Kollegen, Mitarbeiter usw. Sie können auch Menschen aufführen, die bereits verstorben oder ausgewandert sind und daher nahezu unerreichbar. Es kommt im ersten Schritt darauf an, sich über die wichtigen Menschen im eigenen Leben bewusst zu werden.
- Wenn die Liste fertiggestellt ist, nehmen Sie sich ein großes Blatt, malen Sie ein Kreuz genau in die Mitte und schreiben daran: ICH.
- Nun malen Sie einen großen Kreis, der weite Teile des Blattes umfasst. Innerhalb des Kreises werden Sie alle Ihnen wichtigen Menschen, die leben, eintragen. Außerhalb des Kreises tragen Sie die Toten ein, die Ihnen wichtig sind.
- Nun gehen Sie die Menschen auf Ihrer Liste durch und legen für jeden einzelnen zunächst fest, wie Sie sich mit ihm fühlen, wie wichtig er für Sie ist und wie nah er Ihnen ist. Die Nähe drücken Sie über die Nähe zu dem Kreuz ICH aus. Je weiter weg von Ihnen, umso weiter weg malen Sie den Kreis für die entsprechende Person. Über den Umfang, also die Größe des Kreises, legen Sie fest, wie wichtig der Mensch für Sie ist.
- Es wird also Menschen geben, die einen ganz kleinen Kreis bekommen (die Ihnen nicht so wichtig sind), und Menschen mit einem sehr großen Kreis. Schreiben Sie die Namen der Menschen in Ihre Kreise. So kann es Ihnen sehr nahe Menschen (Kreise) geben, die sehr kleine Kreise bedingen, und auch weiter entfernte, die sehr große Kreise bekommen – und umgekehrt.
- Für wichtige Menschen, denen Sie negative Gefühle gegenüber haben, nutzen Sie eine rote Farbe, für alle anderen eine blaue oder grüne Farbe. Bei Menschen mit negativen Gefühlen schreiben Sie das konkrete Gefühl an den Namen der Person.

Nun haben Sie ein Bild vor Ihren Augen, was Ihrem sozialen Umfeld entspricht. Es sollte das Leitbild sein, an dem Sie Ihre zukünftigen zeitlichen Prioritäten orientieren.

Überlegen Sie sich noch einmal Ihre wirklichen Prioritäten. Mit wem der in Ihrem Soziogramm dargestellten Menschen werden Sie sich in Zukunft mehr (und wie viel mehr), genauso lang und weniger (und wie viel weniger) beschäftigen? Wie stellen Sie das konkret an?

Lerche oder Eule?

Beachten Sie weiterhin, welcher Typ Sie sind. Es gibt Menschen, die wachen voller Tatendrang um fünf Uhr morgens auf und wollen die Welt erobern, das sind die Lerchen. Und es gibt Menschen, die um neun Uhr morgens noch immer nicht finden, dass die Welt in Ordnung ist. Sie laufen ab dem frühen Abend zur Hochform auf, das sind die Eulen. Was sind Sie? Berücksichtigen Sie Ihre innere Zeit bei Ihrer Arbeit. Warum nicht von 6 Uhr bis 15 Uhr die Praxis öffnen, wenn Sie eher eine Lerche sind und sich jeden Morgen ab 6 Uhr ärgern, nichts Gutes tun zu können? Warum nicht von 14 Uhr bis 22 Uhr arbeiten, wenn Sie eine Eule sind?

Starke Stunden

Zeitumgangsmanagement funktioniert nicht als Konfektionsware. Es bedeutet im Sinne von Zeitsouveränität, sich einen Maßanzug zu schneidern und ihn auch zu tragen:

Übung: Meine starken Stunden [nach 73]

 Welche sind Ihre starken Stunden am Tag und welche Ihre schwachen? Indikatoren dafür sind:

- Wann wache ich ohne Wecker auf?
- Wie lange brauche ich, um morgens wirklich wach zu sein und mich leistungsfähig zu fühlen?
- Wann kommt mein erster Durchhänger des Tages?
- Was geht vormittags besser, was nachmittags, was zu noch anderen Zeiten? Es geht ausschließlich darum, was *Ihnen* wann leichter von der Hand geht, es geht nicht um ärztliche Konventionen wie ab 7 Uhr morgens wird operiert.

- Schwankt meine Stimmung den Tag über nachvollziehbar, einem Muster gleich?
- Wie geht es mir, wenn ich eine Stunde früher/später als sonst zu arbeiten beginne?
- Wie geht es mir, wenn ich eine Stunde früher/später als sonst mit der Arbeit aufhöre?

Erkennen Sie besser, wann Sie richtig fit sind und wann weniger?
Erledigen Sie schwere Aufgaben in den Zeiten, in denen Sie besonders leistungsfähig sind, und machen Sie regelhafte Routinetätigkeiten dann, wenn Sie sich wenig leistungsfähig fühlen.

Pflege des Lebensqualität-Quadranten

Es gibt Dinge, die sind nur wichtig, und solche, die sind nur dringend – dann gibt es noch wichtige, die dringend sind, und unwichtige, die nicht dringend sind. Daraus hat der amerikanische Präsident Eisenhower die nach ihm benannte Vierfeldertafel kreiert (Abb. 5-2). Anhand der Abbildung können Sie die Essenz von üblichem »Zeitmanagement« ziehen. Es gibt vier Möglichkeiten, wie Sie mit Ihren Aufgaben und der dafür notwendigen Zeit, Ihrer Zeit also, umgehen können (s. Tab. 5-6, S. 230):
    Entweder
- müssen Sie es sofort tun (Quadrant I) oder
- Sie legen es auf einen Termin (Quadrant II) oder
- Sie verändern oder delegieren die Aufgabe (Quadrant III) oder
- Sie lassen es sein, stornieren die Aufgabe (Quadrant (IV).

Typischerweise verbrauchen Ärzte einen Großteil Ihrer Energie in *Quadrant I,* sie sind problemorientiert und termingehetzt [30]. Dieser Quadrant hat eine phänomenale Eigenschaft: Je mehr Sie sich ihm zuwenden, umso größer wird er. Er hat die Neigung zur maßlosen Ausdehnung. Der für Ihre Lebensqualität wichtige Quadrant ist *Quadrant II,* die Aufgaben, welche wichtig sind, also Gewicht haben, die sich aber mangels Dringlichkeit nicht so sehr in den Vordergrund drängen. Wichtige Dinge, die nicht zugleich dringend sind, sind so wie bestimmte Kinder, die ruhig sind und bleiben, aber unsere Hilfe und Beachtung mehr brauchten als die lautstarken. Also ist Ihre Initiative gefragt, wenn Sie den Quadrant II mit Leben füllen wollen. Statt sich dem Erfüllenden zuzuwenden, flüchten manche in die unteren Quadranten, am liebsten in *Quadrant IV,* wo die unwichtigen und nicht dringenden Tätigkeiten verlockend warten. Noch andere lassen sich durch *Quadrant III* blenden, er täuscht mit seiner Dringlichkeit eine Wichtigkeit vor, die nicht existiert. Wer sich dort aufhält, macht alle möglichen

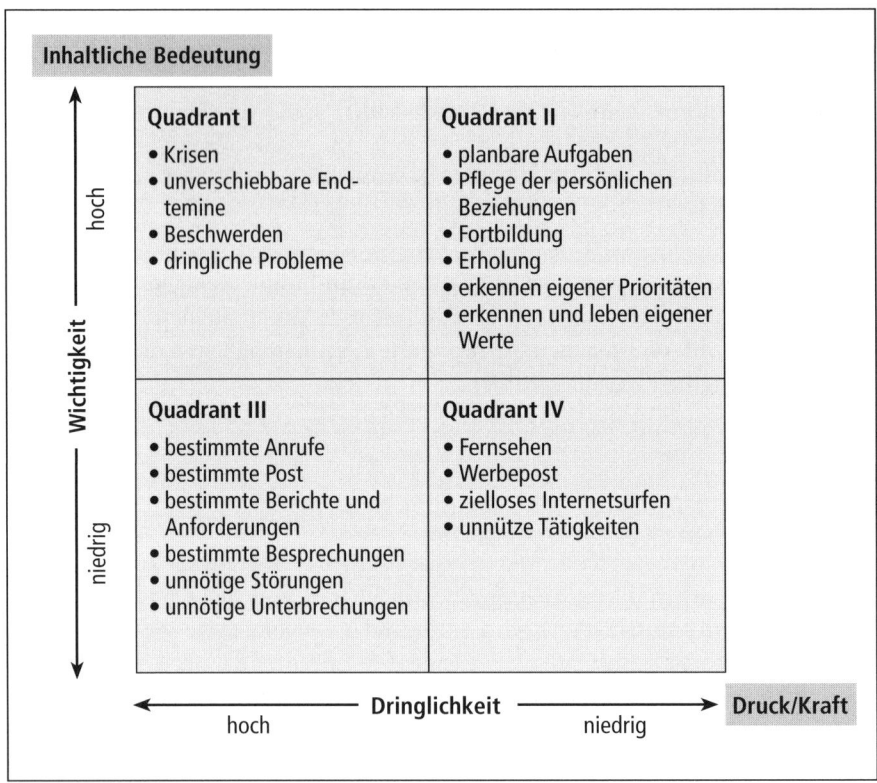

Abb. 5-2   Eisenhowersche Zeitmatrix

dringenden Dinge, die letztlich bedeutungslos sind. Ihm fehlt die notwendige Distanz und Klarheit, das Unwichtige im Dringenden zu erkennen.

Zeit für den Lebensqualität-Quadranten können Sie sich nur von den Quadranten III und IV holen. Dem Quadrant I müssen gerade Sie als Arzt erst einmal dienen, aber Sie werden nahezu garantiert erleben: Je mehr Sie sich dem Erfüllenden zuwenden, umso schwächer wird Quadrant I.

Was beachtet werden sollte

Telefon, Handy und E-Mail

Stellen Sie sich vor, Sie sitzen bei Ihrem Steuerberater und wollen mit ihm das eine oder andere klären, es wird etwa noch zehn bis 15 Minuten dauern, wie Sie beide wissen. Da wird ihm ein dringendes Telefonat hineingelegt, er nimmt es an und spricht zwölf Minuten mit dem Anrufer am anderen Ende der Leitung. Zwischendrin verdreht er ab und zu die Augen, um Ihnen zu demonstrieren, wie leid es ihm tut. Sicher haben Sie eine ähnliche Situation schon mehrfach erlebt.

Ähnliches muten manche Ärzte tagtäglich Ihren Patienten zu: Kein Mensch hat Probleme damit, einen physisch anwesenden Menschen warten zu lassen, noch nicht einmal, wenn er einem direkt gegenübersitzt. Aber wenn jemand am Telefon ist, trauen sich die meisten nicht, ihn lange warten zu lassen. Das Telefon macht jede Banalität dringend und was uns als dringend erscheint, zwingt uns scheinbar zu einer Reaktion, macht uns also *re-aktiv* und damit nicht mehr von uns aus handelnd. Entsprechendes gilt für das Handy und für E-Mails. Am besten, Sie verbannen diese Medien aus den Räumen, in denen Sie Ruhe brauchen – und das sind alle Räume, in denen Sie mit Patienten arbeiten. Sie müssen nicht unbedingt erreichbar sein, wenn ein leibhaftiger Patient von Ihnen beraten wird.

Terminmanagement

Die Grenze zwischen Beruf und Privatleben ist auch eine Grenze. Es gibt bei jedem immer wieder einmal Tage, in denen etwas liegen bleibt. Das sollte zu keiner Belastung werden, wenn es die Ausnahme ist. Liegengebliebenes bleibt Ihnen dann besonders wenig in Ihrem Sinn, wenn Sie am Abend festlegen, wie Sie am nächsten Tag damit umgehen werden. Machen Sie sich einen ganz kurzen schriftlichen Plan dazu, der alle Punkte berücksichtigt. Damit haben Sie das Unerledigte umgeformt zu Aufgaben mit Termin, konkret mit dem Termin morgen. Ihre Nacht wird ruhiger verlaufen und Sie werden nicht ins Grübeln oder Überlegen kommen. Schließen Sie in diesem Sinn Ihren Beruf jeden Abend ab.

Hierher gehört eine wichtige Maßnahme: Es gibt immer wieder Inhalte, Vorkommnisse, die einen belasten. Es ist besser, diese nicht mit nach Hause zu nehmen. Aber was tun, wenn sie heute nicht abschließbar sind? Machen Sie sich zu dem, was Sie belastet oder berührt, eine Aktennotiz, schriftlich, wie immer. Wenn Sie auf etwas reagieren sollten, beispielsweise einen Beschwerdebrief, dann fertigen Sie zumindest einen schriftlichen Entwurf. Das entlastet Sie und Sie nehmen den Kummer in abgemilderter Form mit nach Hause. Es ist eine Art des schriftlichen Stress-Abbaus, die gut und auf Dauer funktioniert.

Vereinfachung

Vor einigen Jahren entdeckten meine Familie und ich, wie wohl wir uns abseits der Touristenmassen mitten im Hochsommer auf Mallorca fühlten. Wir mieteten uns eine kleine Finca mit dem einzigen Luxus einer Waschmaschine und stellten beim ersten Urlaub dort fest, viel zu viel Kleidung mitgenommen zu haben. Der herrliche, stetige Wind auf der Insel trocknet gemeinsam mit der starken Sonne alles in wenigen Stunden. Dann merkten wir, dass uns bestimmte Brotauflagen fehlten, dass wir viel weniger Mückenschutz brauchten als wir mithatten, dass die lauen Abende uns regelrecht zum nicht beruflichen Bücherlesen animierten und uns die Bücher ausgingen. Bei diesem ersten Urlaub dort erkannte ich, wie sehr ich uns die Urlaubsvorbereitung erleichtern konnte, wenn ich eine Checkliste mache mit dem, was wir beim nächsten Mal mitnehmen sollten und was wir entsprechend zu Hause lassen konnten. Diese Checkliste wurde von Urlaub zu Urlaub minimal verändert, also den Gegebenheiten angepasst (beispielsweise entfielen irgendwann die Windeln), und das führte dazu, alle Sachen für die Familie in kurzer Zeit einpacken zu können.

⌐ Übung: Checklisten für wiederkehrende Aufgaben ───────────

 Überlegen Sie sich, welche Aufgaben in Ihrem Berufs- und Privatleben immer wiederkehren und bei denen es immer wieder zu Unstimmigkeiten oder unnötig großem Aufwand kommt. Erstellen Sie für diese Aufgaben Checklisten und speichern Sie sie in Ihrem Computer ab. Nutzen Sie die Checklisten bei jeder wiederkehrenden Herausforderung. Verlassen Sie sich auf Ihre Vorarbeit.

Umgang mit Terminlosen

Ohne Termin zu kommen bedeutet eine Grenzüberschreitung. Der korrekte Umgang mit Patienten, die keinen Termin bei Ihnen haben, ist eine wesentliche Maßnahme der Selbstachtung [nach 64]. Sie sparen Energie, wenn Sie folgende Vorschläge beachten und umsetzen:

- Wenn Sie sich des Patienten annehmen müssen und es sicher (!) mit einem kurzen, maximal drei Minuten langen Gespräch getan ist, führen Sie das Gespräch sofort. Bei der Verabschiedung weisen Sie darauf hin, dass vorab vereinbarte Termine ohne solchen Zeitdruck stattfinden.
- Wenn Sie sich jetzt absolut keine Zeit nehmen wollen, vereinbaren Sie einen Termin.
- Wenn Sie rasch merken, ohnehin nicht zuständig zu sein, vermitteln Sie den Patienten an die richtige Stelle weiter.
- Wenn jemand wiederholt ohne Termin kommt: Erziehen! Das heißt einen Termin geben und wegschicken.
- Wenn es geht, bleiben Sie bei Terminlosen stehen. Das macht mehr Druck als viele Worte.
- Legen Sie zu Beginn des Gesprächs fest, wie viel Zeit maximal zur Verfügung steht, und überschreiten Sie dann diese Zeit auch nicht; das müssen Sie aussprechen.
- Wenn es Sie nervt, sprechen Sie das deutlich aus und geben Sie über mehrere Schweigesekunden Ihrem Gegenüber Zeit, darauf zu reagieren.
- Nutzen Sie Ich-Sätze: »*Ich* stehe unter Druck, das Wartezimmer ist voll.«
- Erwähnen Sie anfangs, wie gerne Sie dem Terminlosen zuhören wollen würden, wie wichtig er und sein Anliegen sind, aber dass es eben im Moment so unpassend ist.

Multitasking

Es ist inzwischen wissenschaftlich bewiesen, dass kein Mensch erfolgreich mehrere Dinge auf einmal tun kann. Wer der Meinung ist, dies tun zu können oder zu tun, täuscht sich immer; er wechselt nur schnell hintereinander zwischen seinen Tätigkeiten. Allein der Versuch zum Multitasking führt zu erheblich mehr Fehlern [20] und vergeudet Zeit. Man braucht dann etwa ein Viertel der Zeit, um die Fehler zu korrigieren und sich innerlich der nächsten Aufgabe zuwenden zu können.

Dass Multitasking nicht funktioniert, ahnte auch der Gesetzgeber, als er das Handytelefonieren am Steuer verbot. Es sollte auch mit Freisprecheinrichtung verboten werden, weil das, was die Unfallgefahr so drastisch erhöht, nicht nur das Halten des Handys am Kopf ist, sondern die Notwendigkeit, aufgrund des Gesprächs Entscheidungen zu treffen. Diese brauchen Zeit, mindestens eine Sekunde; in dieser Sekunde fährt ein Auto bei 130 km/h 36 Meter – das ist viel. Autofahren bedeutet, laufend Entscheidungen zu treffen, aber wir können das nur nacheinander. Deshalb können Sie weiter unbeschwert Musik oder ein Hörbuch hören, während Sie Auto fahren. Da müssen Sie nämlich nichts entscheiden.

Als Arzt müssen Sie unablässig entscheiden, im Sekundentakt, wenn es darauf ankommt. Schlussfolgerung: erst das Patientengespräch, dann das Rezept ausdrucken, dann die Arzthelferin rufen, dann … Immer schön eins nach dem anderen; alles andere kostet Ihre Zeit!

6 Prinzip 6: Ärztliche Macht

6.1 Ärztliche Macht und Ohnmacht

Stärke zu leihen, baut Schwäche auf. [30]

Eine Frage der Macht

Untersuchungen weisen darauf hin, dass der Machttrieb das primäre, zentrale Bedürfnis des Menschen ist [122]. Das entspricht meiner langjährigen Erfahrung mit Lebensmustern [11] oder Kernüberzeugungen von Menschen: Ich habe noch nie einen Klienten erlebt, bei dem nicht mindestens 50 % aller Motivationen im Bereich der Macht angesiedelt waren. Im Regelfall liegt die Quote sogar noch deutlich höher [90]. Beim Machttrieb gibt es allgemein keine natürliche Sättigung wie beispielsweise beim Hungertrieb.

Arztsein ist eine typische, sehr machtvolle Position. Auch wenn die meisten Menschen spontan die Hilfe, welche eine Machtentscheidung ist, und die Mitmenschlichkeit beim Arzt vornan sehen und Ärzte das selbst gerne so sehen, ist die gesamte Tätigkeit als Arzt eine auf Macht gegründete – Ärzte sind keine Nonnen oder Pflegekräfte. Macht gibt der meistens uneinholbare Wissensvorsprung genauso wie die ärztliche Entscheidungsnotwendigkeit und -hoheit in unzähligen Einzelsituationen. Zu befehlen hat ein Arzt nichts, trotzdem ist er der Mächtige in seiner Beziehung zum Patienten.

Selbsttest: Welches Modell hätten Sie gern?

Sie lesen im Folgenden 15 Aussagen, deren Bedeutung Sie nach dem bekannten Schema von 1 bis 10 beurteilen. 1 bedeutet »Ich kann nichts damit anfangen« und 10 »Der Aussage stimme ich ohne Einschränkung zu«.

1. Ich habe hohes Expertenwissen, ausschließlich daran orientieren sich meine Behandlungsvorschläge.

   ① ② ③ ④ ⑤ ⑥ ⑦ ⑧ ⑩

2. Meine Patienten nehme ich ganzheitlich wahr, nicht nur als kranken Körper.

   ① ② ③ ④ ⑤ ⑥ ⑦ ⑧ ⑩

3. Meine Rolle als Arzt ist vorrangig die des Beraters.

   ① ② ③ ④ ⑤ ⑥ ⑦ ⑧ ⑩

4. Ich weiß in aller Regel, was für den Patienten am besten ist.

   ① ② ③ ④ ⑤ ⑥ ⑦ ⑧ ⑩

5. Wenn ich das auch nicht öffentlich sage, letztlich ist es so, dass der Patient mangels Fachwissens auch heute unmündig ist.

   ① ② ③ ④ ⑤ ⑥ ⑦ ⑧ ⑩

6. Meine Erfahrung ist, dass Inhalte jenseits der rein medizinischen Fachinformationen (wie die Lebenswelt des Patienten, seine Verpflichtungen usw.) in einen funktionierenden Behandlungsvorschlag integriert werden müssen.

   ① ② ③ ④ ⑤ ⑥ ⑦ ⑧ ⑩

7. Die Zufriedenheit meiner Patienten steht für mich sicher im Mittelpunkt, auch deshalb versuche ich herauszufinden, was sich meine Patienten wünschen.

   ① ② ③ ④ ⑤ ⑥ ⑦ ⑧ ⑩

8. Meine Patienten sind voll mündig.

   ① ② ③ ④ ⑤ ⑥ ⑦ ⑧ ⑩

9. Meine Patienten wollen neben respektvoller Zuwendung vorrangig gut informiert werden und dabei ihre Selbstständigkeit behalten.

   ① ② ③ ④ ⑤ ⑥ ⑦ ⑧ ⑩

10. Alles in allem empfinde ich mich mit dem Patienten auf einer Augenhöhe, wir sind gleichberechtigt.

   ① ② ③ ④ ⑤ ⑥ ⑦ ⑧ ⑩

11. Auch wenn ich der Fachmann bin, fällt meinem Patienten die volle
   Entscheidungskompetenz zu.

   ① ② ③ ④ ⑤ ⑥ ⑦ ⑧ ⑩

12. Es ist zentral, dass ich zunächst gegensätzliche Vorstellungen meiner
   Patienten in Einklang mit meinen bringe, und umgekehrt.

   ① ② ③ ④ ⑤ ⑥ ⑦ ⑧ ⑩

13. Ich lege im Gespräch mit dem Patienten die Gesprächsthemen/
   -inhalte fest.

   ① ② ③ ④ ⑤ ⑥ ⑦ ⑧ ⑩

14. Nur wenn meine Patienten und ich wie Partner zusammenarbeiten,
   wird das bestmögliche Ergebnis erreicht werden.

   ① ② ③ ④ ⑤ ⑥ ⑦ ⑧ ⑩

15. Meine Behandlung orientiert sich so optimal es geht am wissenschaftlichen Standard.

   ① ② ③ ④ ⑤ ⑥ ⑦ ⑧ ⑩

Auswertung
Zählen Sie die Werte Ihrer Aussagen zusammen, und zwar in folgenden
Blocks:

A: Antworten zu 1, 4 , 5, 13, 15
B: Antworten zu 2, 3, 7, 9, 11
C: Antworten zu 6, 8, 10, 12, 14

In welchem Bereich (Bereichen) haben Sie am meisten gepunktet?

A: Sie bevorzugen das paternalistische Modell, welches sich in Folge aus
   dem hippokratischen ableitet. Sie bekräftigen damit die Asymmetrie
   zwischen Ihrem Wissen und dem Patienten, den Sie als Laien bewerten.
   Ihre Patienten sollen, ja müssen sich auf Ihr Fachwissen verlassen. Ihnen
   geht es ganz vorrangig um die Sachebene, Emotionen sind nicht Ihr
   Ding. Dem Patienten geben Sie ungern Autonomie, er soll sich auf Sie
   verlassen.

B: Sie bevorzugen das Dienstleistungsmodell. Die Beziehung zwischen Ihnen und Ihren Patienten ist asymmetrisch, anders als beim paternalistischen Modell jedoch zugunsten der Patienten, welche von Ihnen Entscheidungsmacht gegeben bekommen. Sie sind und bleiben der Experte, vermitteln Ihr Wissen aber so weiter, dass Ihre Patienten selbstständig entscheiden können. Zufriedene und eigenverantwortliche Patienten sind Ihr Ziel. Letztlich befriedigen Sie damit die sozialen Bedürfnisse Ihrer Patienten. Sie haben sehr wahrscheinlich weniger Compliance-Probleme als Typ A, aber in aller Regel erkauft mit einem höheren, zeitlichen Gesprächsaufwand. Ihr Modell bietet sich an, wenn meistens mehrere Behandlungsmöglichkeiten existieren, über welche Ihre informierten Patienten selbst entscheiden können. Sie haben damit etwas von einem »Medizinlehrer«.

C: Sie haben sich für das partnerschaftliche Modell entschieden. Da Sie den sicheren Einklang mit Ihrem Patienten anstreben, finden Compliance-Probleme kaum statt. Sie übernehmen keine Entscheidung, das muss Ihr Patient für sich tun, was Sie wiederum entlastet. Damit der Patient wirklich selbst entscheiden und die volle Verantwortung übernehmen kann, ist Ihr Beratungsaufwand der höchste der drei Modelltypen. Sie haben damit den höchsten Zeitaufwand, nicht selten Idealismus, denn Ihr Zeitaufwand wird materiell nicht honoriert. Wenn Sie Ihr Modell dauerhaft leben, wird Ihr Zeitaufwand geringer, weil informierte Patienten bei Folgebesuchen erheblich weniger fragen und weniger »Störfeuer« entwickeln. Je mehr Dauerpatienten Sie aufgrund Ihres Tätigkeitsfeldes haben, umso sinnvoller ist dieses Modell. Dann entlastet es Sie; sporadisch eingesetzt belastet es Sie eher.

Es ist ein faszinierendes Phänomen, dass täglich unzählige Menschen ihr Kraftfahrzeug zur Reparatur bringen und nahezu alles glauben, was der Meister in der Werkstatt ihnen erzählt. Der wird als Fachmann akzeptiert, ohne dass ihm vorgeworfen wird, sich als Übervater (paternalistisches Verhalten) aufzuplustern. Das heißt, dessen Informations- und Erfahrungsasymmetrie wird ohne Wenn und Aber akzeptiert. Wenn diese Menschen zu einem Arzt gehen, mit dem sie mindestens so sehr wie mit einem Automechaniker eine asymmetrische Experten-Laien-Beziehung haben, kommt der Wunsch auf gleiche Augenhöhe auf. Die gibt es grundsätzlich zunächst nicht, sie kann jedoch Schritt für Schritt entwickelt werden. Das Bestreben, den Arzt einfach so, ohne eingreifende Änderungen, als reinen Dienstleistenden zur Behebung von Schadensfällen [54] zu instrumentalisieren, ist ein Ausdruck des Bestrebens, die Asymmetrie zu verleugnen.

Ein kompetenter Arzt muss jenseits des eigenen Wissens, der eigenen Erfahrungen und der eigenen Vorstellungen erkennen, wie ein Patient auf eine bestimmte Situation reagieren könnte – nämlich vollkommen anders als er selbst. Das muss schon allein deshalb sein, weil es starke Dysbalancen in dieser Dyade gibt. Unveränderlich ist die Tatsache, dass die Erkrankung den Patienten selbst betrifft, der Arzt ist in dieser Dyade der Gesunde, auch das macht den Arzt mächtiger. Konkret hat er die folgenden sieben *Machtinstrumente* zu Wahl.

■ **Kommunikationswerkzeuge:** Ein Gespräch im Sprechzimmer ist auch durch ein Hin und Her von Machtmomenten gekennzeichnet und nicht nur durch Empathie, Freiwilligkeit und Liebe. Das muss nicht so bleiben, aber eine entsprechende Korrektur der Gesprächskultur erfordert, dass beide Seiten damit einverstanden sind; es darf bezweifelt werden, jeden Patienten davon überzeugen zu können. Jeder Arzt nutzt eine Palette von Manipulations- und Machtwerkzeugen:
- loben
- ermahnen
- auffordern
- drohen
- flirten
- Dritte (Krankenkassen, Gesetzgeber) vorschieben

Dem Arzt dienen diese Techniken, über die Gefühlswelt des Patienten seine ärztlichen Ziele zum Wohl des Patienten durchzusetzen – zumindest so, wie es der Arzt für ihn definiert. Ein objektives Gespräch zwischen Arzt und Patient ist eher die Ausnahme als die Regel, dazu trägt auch der Patient bei.

Es gibt eine Reihe anderer sprachlicher Machtinstrumente, die im ärztlichen Alltag genutzt werden [23]:
- Der Arzt initiiert das Gespräch (»Weshalb kommen Sie denn heute?«).
- Der Arzt hat das Recht, Fragen zu stellen, auch Fragen mit weitreichendem oder intimem Inhalt. Der Fragende führt immer ein Gespräch und ist per se der Starke.
- Der Arzt hat das Recht, mittels Fragen das Gespräch in eine von ihm gewünschte Richtung zu treiben.
- Der Arzt nimmt sich das Recht, den Patienten zu unterbrechen.
- Der Arzt entscheidet über das Ende des Gesprächs.

■ **Modell:** Sie sprechen mit überdurchschnittlicher Wahrscheinlichkeit nicht die gleiche Sprache wie Ihre Patienten. Für den Patienten bedeutet es auch, dass sein Modell infrage gestellt wird. Was geschieht bei einem Menschen, der sich nicht wirklich verstanden fühlt, was eine ungleiche Sprache verursachen kann? Er fühlt sich unwohl, empfindet vieles als Angriff, fühlt sich in die Ecke gedrängt, klein. Es sind keine guten Gefühle, welche Patienten daraufhin entwickeln können.

■ **Die eine Therapie:** Zu jeder (!) Therapieempfehlung abseits von Notfällen gibt es eine oder mehrere Alternativen. Dem Patienten eine Alternative zu offenbaren bedeutet jedoch für manchen Arzt, sich klein zu machen, nicht den einzig richtigen Weg zu wissen; dabei demonstriert gerade das Wissen von Alternativen die Fähigkeiten des Arztes.

■ **Zeit:** Es gibt Ärzte, die genießen es nahezu, dass ihre Patienten meistens, bestens immer, warten müssen. Darin kann eine Form der Machtausübung erkannt werden. Unabhängig davon kann es unter dem Gesichtspunkt der Ehrlichkeit betrachtet werden. Wenn Sie einem Menschen sagen, er hat einen Termin um 10.15 Uhr und Sie haben erst um 11.20 Uhr Zeit für Ihre Beratung, haben Sie ihn de facto angelogen und ihn um eine Stunde seines Lebens betrogen. Die Stärke der Lüge wird umso größer, je regelhafter so etwas geschieht. Termintreue bedeutet Wahrhaftigkeit und Ehrlichkeit. Wenn nahezu jeder Patient zu einem anderen Termin von Ihnen behandelt wird, als ihm zuvor mitgeteilt wurde, ist Ihre Praxis voller Unwahrheit. Das mindert Ihre eigene Glaubwürdigkeit in Verbindung mit einer Machtdemonstration.

■ **Wissensunterschied:** Das Gespräch zwischen einem Experten und einem Laien ist immer asymmetrisch, der Experte steht im Wissen über dem Laien, er ist darin hierarchisch höher. Das ist nicht seine Schuld, sondern Folge aus seinem vorhergehenden Streben. Es ist auch nicht die Schuld des Laien, sondern Folge aus seiner eigenen Vorgeschichte.

Ein Gespräch zwischen Arzt und Patient ist immer asymmetrisch, selbst wenn der Patient ein Arzt ist. In dem Moment, in dem er einen Arzt konsultiert, gibt er seine Rolle als Arzt vorübergehend auf. Wenn er es nicht tut, ist es ein konsiliarisches Gespräch, nicht das Gespräch zwischen einem Menschen, von dem Hilfe erwartet oder erhofft wird, und einem Menschen, der Hilfe braucht. Ein konsiliarisches Gespräch macht es der Instanz des Heilens schwer, zu wirken. Sobald der Arzt als Patient seine Arztrolle vorübergehend abgibt, wird er zu einem hochgebildeten, dennoch »üblichen« Patienten.

Der Haupthebel Ihrer Macht liegt darin begründet, dass Sie als Arzt entscheiden, wie viel Ihres Wissens Sie nutzen oder weitergeben. Informationen zurückzuhalten ist auch ein Machtmittel.

■ **Diagnose verschweigen:** Noch immer scheint es Ärzte zu geben, welche die Diagnose verschweigen, nicht nur schwere Diagnosen. Das ist heute grundsätzlich obsolet, weil der Patient im 21. Jahrhundert darum wissen *muss,* damit er vielleicht noch etwas erreichen oder ändern kann, und grundsätzlich, weil er eigenverantwortlich und selbstbestimmt ist. Die einzige Ausnahme ist die willentliche Erklärung des Patienten, nicht aufgeklärt werden zu wollen.

■ **Entscheidung übernehmen:** Ärzte sind grundsätzlich verpflichtet, den Patienten die definitiven Entscheidungen über seine Gesundheit und Krankheit selbst treffen zu lassen [23]. Damit der Patient das tun kann, braucht er ein kompetentes Aufklärungsgespräch. Immer wieder beobachte ich Ärzte, welche die von ihnen als sinnvoll und notwendig erachtete Diagnostik und Therapie für den Patienten entscheiden. Das ist nicht in Ordnung, selbst wenn der Patient gegen seine eigenen gesundheitlichen Interessen handelt. Das tut ein jeder Arzt selbst, wenn er beispielsweise raucht oder Alkohol trinkt, zu dick ist, mehr als 40 Stunden in der Woche arbeitet oder sich zu wenig bewegt.

Ohnmacht der Ärzte

Ärzte suchen sich in der Regel ihre Patienten nicht aus – *die Patienten suchen sich den Arzt aus*. Das gibt dem Patienten eine Machtposition. Auch das immer noch stark einschränkende Werbeverbot für Ärzte entmachtet sie zum Teil. Die Allmachtsphantasien, welche Ärzte haben können, sind Selbstbetrug, denn auch sie sind Manipulationsversuchen vonseiten ihrer Patienten ausgesetzt. Die Manipulationsversuche bedeuten im konkreten Alltag eine Art der vorübergehenden Entmachtung. Sie dienen dem Patienten, mittels der ärztlichen Gefühlsregungen für sich selbst etwas herauszuschlagen. Diese Manipulationsversuche sind den Patienten und auch den Ärzten oftmals nicht klar. Dies sind konkret neben vielen anderen:
- Lob durch den Patienten
- Behaupten von Tatsachen
- Verlangen nach einer Leistung, gerne unter dem Mantel, das sei aus ethischen Gründen vom Arzt zu tun
- Mitleid einfordern
- flirten
- in die Enge treiben
- auf die Tränendrüse drücken
- das langjährige Vertrauensverhältnis zitieren

Ärzte freuen sich am Gefühl, helfen zu können und somit nicht hilflos zu sein. Für die Ärzte, die *nur* das wollen, gibt es erfreulicherweise immer wieder Momente der Hilflosigkeit. Sie ist letztlich das Eingeständnis, keine endgültige Macht zu haben.

Wenn ein Patient über seine unheilbare Krankheit informiert werden muss, wird im Arzt das Gefühl der Hilflosigkeit entstehen, er muss nun seine Machtlosigkeit anerkennen; auch deshalb sind solche Gespräche unangenehm. Er muss sich in diesem Moment eingestehen, außer z.B. Schmerzlinderung nichts mehr tun zu können. Die Erkrankung ist stärker als sein Wissen und seine Fähigkeit. Es sind dann scheinbar Banalitäten, mit denen er die Situation erträglich gestalten kann: die Hand reichen, das Schweigen aushalten, das Weinen ertragen, ein Taschentuch reichen, nachfragen, was der Patient sagen möchte, ihn auffordern, seine Gefühle zu äußern und diese dann auch mit ihm zu tragen, einfach nur da sein, die große Verzweiflung und Einsamkeit spüren. Das alles ist aber das Wesentliche in dieser Situation: die eigene Hilflosigkeit anzuerkennen, dem Betroffenen zu signalisieren, dass ich mich in ihn einfühle und sonst mit ihm schweige. Das *Sein* ist in diesem Moment die wesentliche Ebene, nicht mehr das *Tun,* das, worauf sich Ärzte sonst spezialisiert haben. Denn es gibt Situationen und Erkrankungen, wo ein Arzt mit seinem Tun nichts mehr tun kann, wo seine Helferfähigkeiten keinen Nutzen bieten. Der Nutzen liegt dann auf der wesentlichen ärztlichen Ebene, dem Sein. Deshalb heißt es Arztsein, nicht Arzttun.

> Arztsein heißt: Für den Patienten da sein.

6.2 Patient auf gleicher Augenhöhe

Die Gesundheit des Patienten wird meine erste Sorge sein. Genfer Gelöbnis von 1948

Kein Kranker braucht doppelt blinde Untersuchungen und entsprechende *Belehrungen,* braucht Verlaufsbeobachtungen und Multicenterstudien, Qualitätsmanagement und noch weniger Statistik. Das Wesentliche, um das es beim Kranken geht, ist, dass er angenommen wird, wie er ist, sich verstanden fühlt, dem Arzt vertrauen kann und will, eine spürbare Hilfe für seinen Körper und seine Seele erhält.

Manche Ärzte meinen, wenn sie korrekte Fachinformationen erläutern, würde das genügen, ihre Patienten würden es verstehen und in der vom Arzt beabsichtigten Weise annehmen können. Vielleicht bemühen sich Ärzte deshalb um möglichst kognitive Gespräche, weil sie denken, der Patient benutze die gleichen Wissens-, Interpretations- und Lebensmodelle. Welch tragischer Irrtum!

Dabei gäbe es so viele Möglichkeiten für eine konstruktive Einflussnahme des Arztes (Tab. 6-1).

Tab. 6-1   Chancen für konstruktive Einflussnahme als Arzt

- Hoffnung geben (nur in dem Maß, das tatsächlich existiert)
- Zuversicht wecken
- beruhigen
- Zuverlässigkeit (Compliance) erhöhen
- Handlungsfähigkeit wiederherstellen
- ermutigen
- auffordern
- begleiten
- verstehen
- Verständnis demonstrieren
- da sein

Es wäre eine erwähnenswerte Ausnahme, wenn der Laie und der Fachmann das gleiche Wissensmodell benutzten. Versetzen Sie sich einmal in eine Situation, in der Sie keine Ahnung haben, worum es geht. Jeder hat Themen und Inhalte, mit denen er wenig oder nichts anzufangen weiß. In unserem Land wird Schulkindern praktisch nichts über ihren Körper und noch weniger über ihre Seele und ihren Geist beigebracht. Das Wissen um die faszinierende Einheit, welche erkranken kann, ist minimal, kaum vorstellbar *wie* minimal. Das zu erkennen und darauf korrekt zu reagieren bedeutet, nicht mehr als unantastbare ferne Wesen dazustehen, sondern als einfühlsame Fachleute, die viel wissen und können. Gehen Sie als Grundregel davon aus, dass Ihre Patienten nicht wirklich verstehen, was Sie ihnen sagen wollen, oder bemühen Sie sich darum, wirklich verstehbar zu werden.

In der Praxis können Sie sich durch Nachfragen an dieses Ziel herantasten:
- Mir erscheint es gerade so, als ob Ihnen noch nicht ganz klar ist, was in Ihrem Körper gerade vorgeht?
- Ich erkenne, dass Sie etwas ändern möchten?
- Macht es für Sie einen Unterschied, ob …?
- Sie haben niemanden, der Ihnen bei … helfen kann?
- Sind Sie wirklich bereit, das auf sich zu nehmen?
- Könnte es sein, dass Sie einen Teil zu dem Ganzen durch … beitragen?

Die Welt und das Erleben zwischen Arzt und Patient sind heute komplex (Tab. 6-2).

Wofür wurde vor Jahrtausenden die Folter eingeführt und auch heute noch genutzt? Weil Sie keinen Menschen, auf dessen Hilfe Sie angewiesen sind, anders als durch Folter *zwingen* können, Ihnen zu helfen oder was auch immer zu tun. Sie können keinen Patienten und keinen Kollegen und keinen Mitarbeiter gegen dessen Wunsch dazu bringen, Ihr eigenes Vorhaben zu unterstützen. Daraus sollten Sie als Arzt den Schluss ziehen, dem Patienten nichts mehr zu verordnen,

Tab. 6-2 Was heute die Arzt-Patienten-Beziehung ausmacht [nach 120]

Arzt
• unüberschaubares medizinisches Wissen
• Ausdehnung des Tätigkeitsspektrums versus immer höhergradige Spezialisierung
• Arzt als »Opfer«: Arztbild in den Medien
• rechtliche Einschränkungen
• Erreichen ethischer Grenzen
• Erreichen fachlicher Grenzen
Patient
• zunehmende Selbstbestimmung
• zunehmende Individualität
• leicht(er) verfügbare Informationen
• steigendes Bildungsniveau

sondern ihm zunächst zu verdeutlichen, was zu seinem Besten ist. Wenn er einverstanden ist, verordnen Sie ihm noch immer nichts, Sie stellen ihm ein Rezept aus. Das ist Ihre ärztliche Hilfsleistung.

Ärzte neigen manchmal dazu, sich als Erzieher ihrer Patienten aufzuspielen statt als Vorbild zu fungieren. Selbst wenn sich jemand wirklich ändern will, können Sie als Arzt nur einige Impulse geben, den Prozess muss der Patient selbst durchlaufen.

Ein Ziel sollte der Einklang zwischen Ihnen und dem Patienten sein. Aber mit welchen Zielen kommt so mancher Patient zum Arzt? Restitutio ad integrum ohne Eigenarbeit – klingt fatal und einseitig, aber eine solche Erfahrung kann täglich gemacht werden. Ein nicht unwesentlicher Teil von Patienten legt Bereiche des erwachsenen Bewusstseins ab, wenn er die Schwelle zum Arzt überschreitet. Es kann damit sehr schwer sein oder länger als notwendig dauern, bis die Ziele von Patient und Arzt kongruent sind. Das müssen sie aber werden, damit die Behandlung die beste Wirkung hat.

Dazu gehört auch, sich einmal intensiv in die Rolle des Patienten zu versetzen und zu fühlen, wie es ihm wohl dort geht, wo Sie mit ihm sind.

Übung: Mit anderen Augen sehen

Diese Übung eignet sich für Ärzte, die ihr eigenes Umfeld selbst bestimmen und somit auch verändern können; in der Regel also für Niedergelassene. Nehmen Sie sich für die Übung genug Zeit und machen Sie sie beim ersten Mal, wenn keine Mitarbeiter und Patienten da sind; wahrscheinlich also am Wochenende oder am Feierabend.

Versetzen Sie sich vorher in die Rolle Ihres Patienten, der etwas hat, das ihm Schmerzen bereitet. Wenn Sie sich eingestimmt haben, parken Sie da, wo Ihre Patienten meistens parken, und gehen Sie den Weg Ihrer Patienten; nehmen Sie auch den Weg mit öffentlichen Verkehrsmitteln. Nutzen Sie den Lift oder die Treppe, je nachdem, und gehen Sie im Bewusstsein als Patient in Ihre Praxis.

- Wie wird er empfangen?
- Ist alles sauber und ordentlich?
- Welche Farben herrschen vor?
- Gibt es störende Kanten und Winkel?
- Ist alles gut ausgeleuchtet, ohne zu blenden?
- Findet er die Rezeption sofort und wirkt die offen oder eher als Mauer?
- Findet er die Toiletten problemlos und wie wirken diese?
- Wie empfinden Sie das Wartezimmer – wären Sie hier gern Patient? Setzen Sie sich und bleiben Sie einige Minuten dort sitzen. Mag man da gerne warten? Ist für Abwechslung gesorgt oder sind die Zeitschriften von anno dazumal?

Fühlen Sie sich so ganz in Ihre Praxis ein. Wie ist der Gesamteindruck: Sauber? Übersichtlich? Aufnehmend? Hell? Professionell?

Die zweite Übung kommt, wenn die Praxis läuft.
Nun konzentrieren Sie sich auf das, was ein Patient empfinden wird, welche Stimmung oder Schwingung er wahrnehmen kann.

- Wie verhalten sich Ihre Mitarbeiter?
- Wie wirkt alles zusammen?

Wenn ein kranker Mensch zu Ihnen kommt, musste er sich in der Regel darum kümmern, wo *Sie* tätig sind, er musste einen Termin vereinbaren, sich fertigmachen und zu Ihnen fahren, sich um die Versicherung kümmern und dann auch noch warten: Für ihn ist es *wichtig,* Sie zu sprechen, Ihre Meinung, Ihren Ratschlag zu hören. Damit haben Sie eine zentrale *Pflicht* bekommen: Sie müssen den Patienten ernst nehmen, gleich, ob Sie das als Banalität einstufen, was ihn bewegt: Sie haben kein Recht zu dieser Bewertung!

Sie müssen signalisieren, dass es *Ihnen* ernst ist mit seiner Erkrankung. Ihr erstes Signal sollte sein, ihn wirklich anzuhören. Sie müssen ihm nicht unbedingt helfen können, aber annehmen müssen Sie ihn in seiner Not. Dazu gehört jedoch auch, auf *ungebetene* Ratschläge zu verzichten. Erst wenn der Patient um Rat bittet, sollten Sie ihn geben. Das wird meistens schon zu Beginn der neuen Konsultation sein: »Herr Doktor, ich habe da so einen komischen Fleck an der rechten Schulter bemerkt, der juckt nicht, ist aber auffallend schwarz.« Das ist bereits implizit eine Aufforderung, zumindest eine Diagnose zu bekommen.

Wenn Ihnen als Arzt nicht klar wird, ob der Patient noch mehr wissen will, eben einen Rat bekommen möchte, fragen Sie ihn: »Möchten Sie einen Rat von mir?« Das wird ein Patient nicht verneinen, aber er fühlt sich auf gleicher, erwachsener Augenhöhe behandelt – und das ist wichtig für ihn.

Wenn Sie Ihre Kommunikation perfektionieren wollen, setzen Sie eins drauf, so es passt: »Es ist mein Rat, mehr nicht. Sie haben die freie Wahl, ihn zu befolgen.«

Wenn sich ein Patient gegen einen ärztlichen Rat entscheidet, führt das bei der Mehrzahl der betroffenen Ärzte dazu, in eine Art innere Distanz zum Patienten zu gehen. Das ist eine unprofessionelle Reaktion auf die eigene narzisstische Kränkung. Wenn der Patient in einer solchen Situation trotzdem bei Ihnen bleibt, signalisiert er, von *Ihnen* behandelt werden zu wollen und *Ihnen* nach wie vor zu vertrauen. Sie müssen die Entscheidung Ihres Patienten respektieren. Eine Entscheidung, die Ihrem Rat widerspricht, Ihnen nicht gefällt, entbindet Sie nicht von der Aufgabe, den Menschen weiter zu begleiten, wenn er das möchte. Tun Sie das nicht, verkennen Sie Ihr *Amt,* das Sie als Arzt auch innehaben. Ein unbedingtes Ja zu seiner erwachsenen, eigenverantwortlichen Entscheidung ist eine zentrale Grundlage für Ihre eigene, echte Empathie ihm gegenüber.

Tab. 6-3 Was sich Patienten vom Arzt wünschen [nach 120]

- hohe fachliche Fähigkeiten
- Arzt ist im Notfall schnell erreichbar
- hohe Sorgfalt
- Mitmenschlichkeit und menschliche Wärme
- Interesse für die Probleme des Patienten
- Ernstnehmen des Patienten *und* seines Weltbildes
- Zeit für den Patienten
- zuhören können
- fundierte Informationen
- Freiraum für Äußerungen durch den Patienten
- klare und verständliche Ausdrucksweise
- empfinden, der Arzt versteht mein Krankheitserleben

Das Verhältnis von Arzt zu Patient hat nichts mit dem von Eltern zu deren Kindern zu tun. Heute wünschen sich Patienten ihre Ärzte anders, als es in der Vorstellung mancher Ärzte ist (Tab. 6-3).

Bei all den Patientenvorstellungen ist es dennoch sinnvoll, die wahrscheinliche Entwicklungsstufe des Urteilsvermögens und Wissens Ihres Patienten zu berücksichtigen.

Es widerspräche jeder Realität, zu meinen, der netten alten Dame oder dem netten alten Herrn, welche sich leiten lassen *wollen,* nun die Macht der eigenen Entscheidung zu geben, wenn sie offenkundig nach ausführlicher Beratung nicht in der Lage sind, diese Entscheidung auch zu treffen. Es wäre maßlos zu meinen, ihr oder ihm in diesem Alter noch diese Lernaufgabe stellen zu dürfen. Grundsätzlich aber gilt: Niemand will bestimmt werden, alle wollen selbst bestimmen [121].

Wenn Ihnen wichtig ist, was der Patient gerne hätte, empfehlen sich zum Testen folgende Fragen:

- Informieren Sie sich über Ihre Erkrankung über andere Quellen als mich?
- Ist Ihnen wichtig, bei der *Entscheidungsfindung* beteiligt zu werden oder wollen Sie sozusagen »nur« die letzte Entscheidung selbst treffen?

Ein Arzt kann nichts befehlen, aber er darf führen. Führen beruht auf Verständnis und gemeinsamer Motivation. Patienten müssen Ihre Argumente verstehen, sie dann akzeptieren und dabei von einer Ihrer Motivation ähnlichen angetrieben sein. Dann helfen Sie ihnen für die gemeinsame Aufgabe der Verbesserung seiner gesundheitlichen Situation. Dass Sie trotzdem fachlich viel kompetenter sind und deshalb sicher vom Patienten anerkannt werden, ist vollkommen in Ordnung.

Der Patient als Partner im medizinischen Entscheidungsfindungsprozess, die partizipative Entscheidungsfindung (PEF; engl. *shared decision making,* SDM), wird heute als der richtige Weg angesehen. Neben der Tatsache, dass eine überwältigende Mehrheit von Patienten ausführlich über ihre Behandlung informiert

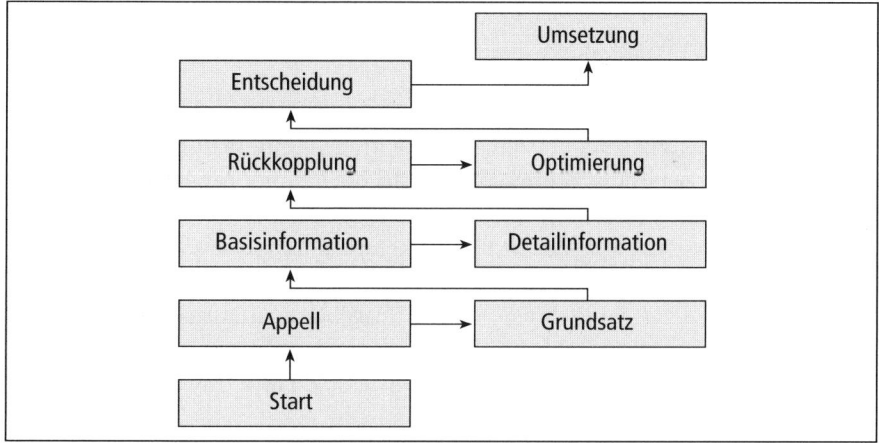

Abb. 6-1 Partizipative Entscheidungsfindung

werden will, hat es Vorteile, wenn Patienten stärker in den Entscheidungsfindungsprozess integriert werden [82]:

- Ihr Wissen nimmt zu.
- Sie haben eine realistischere Erwartung über Behandlungsverläufe.
- Sie beteiligen sich aktiver an der Behandlung.
- Es verringern sich Entscheidungskonflikte.
- Ihre Unentschlossenheit nimmt ab.
- Es verbessert sich die Kommunikation zwischen ihnen und dem Arzt.
- Es schärft sich ihre Risikowahrnehmung.

Wenn Sie Ihre Patienten als Partner sehen, sollten Sie beachten, was der Sinn jeder guten Partnerschaft ist: Dem anderen Gutes zu tun, dafür zu sorgen, dass der andere sich wohlfühlt.

Welche Prinzipien zu diesem Modell und dem vorgegebenen Ablauf führen, zeigen die folgenden STEPS und die Abbildung 6-1.

STEPS: Schritte der partizipativen Entscheidungsfindung [nach 82]

Step 1 Sie teilen dem Patienten mit, dass eine Entscheidung ansteht.

Step 2 Sie drücken aus, dass Ihr Patient gleichberechtigt entscheiden kann.

Step 3 Sie unterrichten ihn über seine Wahlmöglichkeiten.

Step 4 Sie informieren ihn über die Vor- und Nachteile der Optionen.

Step 5 Sie erfragen sein Verständnis, seine Gedanken und Erwartungen.

Step 6 Gemeinsam mit Ihrem Patienten ermitteln Sie dessen Präferenzen.

Step 7 Sie handeln die Entscheidung gemeinsam aus.

Step 8 Sie führen gemeinsam die Entscheidung herbei.

Step 9 Sie setzen gemeinsam die Entscheidung um und treffen entsprechende Vereinbarungen.

Es kommt gerade für Ärzte und deren Patienten darauf an, sich um den Einzelnen zu kümmern. Arztsein bedeutet nicht, die *Welt* erlösen zu sollen, sondern sich um das *Individuum* zu sorgen.

Wenn ein kranker Mensch spürt, wie wichtig und zentral für Sie als Arzt er und seine Erkrankung sind, entstehen starke, tragende Beziehungen, aus denen Sie als Arzt Kraft schöpfen können. Je oberflächlicher Sie Ihre Beziehungen gestalten, umso eher werden Sie selbst damit Kraft verlieren.

Ziel der Arzttätigkeit kann nicht das Erreichen eines Ideals sein – das Gegenteil ist der Fall: Es geht darum, dem kranken Menschen dabei zu helfen, seine *individuelle Wirklichkeit*, seine ihm passende Umgebung zu ermöglichen. Es geht darum, dass der Kranke seine eigenen Fähigkeiten und Kräfte zu nutzen lernt und damit und darin Autonomie erlangt. Das ist die Hilfe zur echten Eigenverantwortung; sie hängt in Art und Ausprägung vom Einzelnen ab und nicht von standardisierenden Normen.

> Es geht um den Menschen – alles andere ist nachrangig.

7 Prinzip 7: Ärztliche Freiheit

7.1 Sich selbst befreien

Arztsein – frei sein oder Fremdbestimmung?

Es ist an der Zeit, auch die Bedürfnisse des Arztes als Mensch zu formulieren. Menschlichkeit dem Patienten gegenüber darf nicht bedeuten, von uns selbst Unmenschliches zu verlangen. [143]

Unabhängigkeit ist eine Frage der Selbstlüge.

Freiheit bedeutet, selbst zu entscheiden, wie wir auf einen Reiz reagieren werden. Freiheit verlangt, das Selbst zwischen Reiz (außen) und Reaktion (innen) wirken zu lassen. Echte Freiheit bedeutet somit die Fähigkeit, seine Möglichkeiten sich gemäß auszuleben.

Grundsätzlich können zwei Taktiken angewendet werden: Die eine ist die passive oder die Opferposition: Wir reagieren auf das, was uns vorgesetzt wird; diese Reaktion wird zwar meistens kognitiv erklärt, ist in der Tat aber regelhaft gefühlsgesteuert. Die andere ist die aktive (konkreter pro-aktive) oder die Handlungsposition: Wir leiten dann unser Verhalten von unseren Entscheidungen ab und nicht von den gegebenen Bedingungen [30]. Mit dieser Grundeinstellung entfällt sofort das Gefühl der Fremdbestimmtheit.

Unser Verhalten, unsere Handlungen also, sind unseren Werten unterzuordnen. Es macht keinen Sinn, gegen eigene, hohe Prinzipien zu verstoßen, aber es macht viel Sinn, jede einzelne Tat nur dann auszuführen, wenn sie von den eigenen Werten unterstützt wird.

In keinem Beruf, auch in keiner noch so hohen Position, gibt es völlige Wahlfreiheit, ohne Einschränkungen existiert kein Beruf. Wer sich kontinuierlich fremdbestimmt fühlt, das mit den äußeren Gegebenheiten begründet und sich nicht mehr darum kümmert, wie er dieses negative Gefühl loswird, kommt selbst in die Täterrolle.

Es ist Ihre Entscheidung, wie Sie mit vorgegebenen Tatsachen umgehen, es gehört so etwas wie eine innere Resignation (und auch die ist *Ihre* Entscheidung) oder eine unzureichende Eigengrenzwahrung dazu, wenn Sie sich von gesundheitspolitischen Entscheidungen *lenken* lassen. Lenken bedeutet auch, diesen fremden Entscheidungen in Ihrem Gefühlsraum so viel Platz zu bieten, dass Sie sich schlecht fühlen und Ihre Stimmung dauerhaft leidet.

Fallbeispiel

Ein Extrembergsteiger, der einen Achttausender bezwingen will, wird dann erfolgreich sein, also sein Ziel, auf dem Gipfel zu stehen, erreichen, wenn er sich an das Wetter anpasst. Er käme niemals auf die Idee, sich über das Wetter zu beklagen. Oder über die Steilheit des Aufstiegs, oder über die angebliche Minderwertigkeit des Materials oder die Unfähigkeit des Sherpa. Er wird seinen Weg gehen.
Mehr müssen Sie nicht tun, um Lebensqualität zu erreichen.

Das bedeutet: Verzichten Sie ab sofort innerlich wie äußerlich darauf, über das System zu jammern – verlassen Sie es, wenn es Sie denn so stört. Es ist, als würde der Bergsteiger das Fundament, den Berg also, beklagen, auf dem er seine Leistung vollbringen möchte. Er wird den Berg nicht verändern, so wie Sie als *einzelner* Arzt das System nicht verändern werden. Wenn Sie das System aber nicht verlassen wollen, kommen Sie mit ihm aus. Sie haben keine andere Wahl. Sie sind aufgrund Ihrer »gestrigen«, also vergangenen Entscheidungen heute Arzt. Wenn Sie heute das sind, was Sie früher selbst initiiert haben, basiert es auf *Ihren* Wahlmöglichkeiten. Sie haben sich Hundert Mal an Weggabelungen Ihres Lebens neu entschieden, bis Sie dorthin kamen, wo Sie heute stehen. Das können Sie ein weiteres Mal tun und das System verlassen. Dies tun jährlich viele Kollegen freiwillig, indem sie aus dem Beruf ausscheiden, sich ausschließlich privatärztlich betätigen oder ins Ausland gehen – und leider tun es wohl noch mehr über schwere eigene Erkrankungen. Aus dem System auszuscheiden kostet einen Preis, den Sie bereit sein müssen zu zahlen. Und wenn Sie das nicht sind, dann sind *Sie* das nicht. Es ist keine Frage der Fremdbestimmung, wenn Sie einen bestimmten Preis nicht zu zahlen bereit sind.

Wer selbstbestimmt lebt, konzentriert seine Macht und Kraft auf das, was in seinem Einflussbereich liegt – und als Arzt können Sie vieles nicht beeinflussen, das System nicht und erst recht nicht das Schicksal.

Wie können Sie die Umstände wirklich beeinflussen? Indem Sie an *sich* arbeiten statt sich um die Umstände zu kümmern oder sich Sorgen darum zu machen.

Es gibt nahezu unendlich viele Dinge in Ihrem Leben, die vollkommen außerhalb Ihres Einflussbereiches liegen. Wenn Sie etwas nicht ändern können, können Sie doch etwas ändern: Ihre Einstellung dazu.

Beim Banalbeispiel Wetter und der Unsinnigkeit, sich über scheinbar nicht passendes Wetter zu ärgern, können die meisten innerlich noch folgen. Es kann als genauso dümmlich empfunden werden, sich über die Gesundheitspolitik aufzuregen. Kein Zweifel, sie ist nicht ärztefreundlich gestaltet und beinhaltet das vollkommene Fehlverständnis des menschlichen Wesens als Geistes- und Seelenwesen, das einen Körper *hat*, jedoch kein Körper *ist*. Es fehlt auch die Erkenntnis der Notwendigkeit von Krankheit für die menschliche Entwicklung. Aber es ist vollkommen sinnlos, sich als Einzelner darüber aufzuregen. Sinn machte, wenn sich eine Mehrheit von Ärzten zusammentäten und mit geballter Macht taktisch klug Gegenentwicklungen einleiteten; die Macht dazu hätten Sie, wenn Sie sie denn nähmen.

Wenn es gesellschaftliche Strömungen gibt, die einem nicht passen, gehen viele Menschen in einen inneren Widerstand dagegen. Worum es geht, mag ich Ihnen an einem nicht gesellschaftlichen, sondern persönlichen Beispiel erläutern:

Fallbeispiel

Eines Tages kam unser pubertierender Sohn nicht verabredungsgemäß zu einem bestimmten Zeitpunkt nach Hause, sondern deutlich später. Wir erreichten ihn nicht per Handy und machten uns Sorgen; er hatte letztlich einfach vergessen, uns Bescheid zu geben, bei einem Freund längere Zeit als beabsichtigt geblieben zu sein. Ihm war das Surfen im Internet äußerst wichtig. Ich meinte, damit einen Hebel zu besitzen, ihn dazu zu bringen, uns in Zukunft anzurufen, zumindest sein Handy anzulassen, wenn er sich verspäten sollte oder länger als verabredungsgemäß fortbleiben wollte. Er bekam zwei Wochen Internetverbot, was ihn zunächst richtig sauer machte. Die zwei Wochen verstrichen nahezu ohne weitere Probleme. Gegen Ende der Zeit erläuterte er mir, warum: Er ging bei Freunden ins Internet oder im Internetcafé.

Ab einem gewissen Entwicklungsstand ist es nicht möglich, gegen einen anderen Menschen zu agieren. Und es ist eben auch nicht möglich, bei einer starken und entwickelten Gesellschaftsstruktur allein gegen sie zu agieren. In aller Regel stehen zumindest Zeit- und Energieeinsatz und Effekt in keinem akzeptablen Verhältnis.

Es macht noch nicht einmal Sinn, sich über gesellschaftliche Entwicklungen aufzuregen; nutzen Sie besser Ihre Kraft für das, was Sie wirklich beeinflussen können.

Entscheiden Sie sich in einigen ruhigen Minuten, ob Sie die Kraft haben, einen Kampf gegen das Gesundheitssystem zu beginnen und diesen erfolgreich abzuschließen oder nicht. Entscheiden Sie sich, ob Sie die Fähigkeit haben, gegen gesellschaftliche Strömungen anzugehen und dabei wirkungsvoll zu sein. Wenn nicht, nutzen Sie die Autonomie, die Sie wirklich haben:

- selbst entscheiden: Arbeit und Freizeit weitgehend selbst einteilen
- selbst handeln: Freiheit der Wahl zwischen Alternativen

- selbst gestalten: Ziele und Schwerpunkte setzen
- selbst verantworten: Eigenverantwortlichkeit als Selbstverständlichkeit

Hierhin wollte Sie das Buch führen, zum Gefühl, Arzt zu sein und dieses Sein ganz auszufüllen. Autonomie ist *ein* Ziel, ein wesentliches sogar, es kann aber nie vollkommen erreicht werden; wir alle leben in sozialen und gesellschaftlichen Beziehungen, in sozialen Zwängen, mit impliziten sozialen Abkommen – das alles nagt an unserer Autonomie.

Arztsein darf sich nicht den Entwicklungen der Gesellschaft verschließen, die Bedürfnisse der Patienten heute sind anders als vor Jahrzehnten [26]. Die Ausübung des Arztberufs muss im großen gesellschaftlichen Kontext gesehen werden, auch um verlorenes Vertrauen in die Ärzteschaft zurückzugewinnen. Wer als Arzt heute und in Zukunft noch mehr die Bedürfnisse seiner Patienten nicht ausreichend hoch würdigt, wird Probleme bekommen. Es lohnt also, die Wünsche der Patienten, soweit sie die Ehre und Würde des Arztseins nicht mindern, zu erkennen und zu beachten. Es lohnt sich zugleich für den Arzt, der es mit zufriedenen Patienten angenehmer hat.

Aber es ist nicht möglich, als Arzt zu einem normalen Dienstleistenden, zu einem Leistungserbringer zu werden. Das geht nur, wenn eine fast gleiche Augenhöhe zwischen Dienstleistendem und Dienstempfänger herrscht; die herrscht zwischen Arzt und Patient regelhaft nicht – im harmlosen Fall, weil der Patient fast nichts und der Arzt sehr viel über die Erkrankung weiß und es nicht die Aufgabe des Arztes sein kann, dem Patienten sein gesamtes, in vielen Jahren gesammeltes Wissen in drei Minuten zu vermitteln; im ernsten Fall, weil der Patient bewusstlos ist. Therapie- und Diagnoseleistungen können nicht so einfach gekauft werden.

Es ist fatal und in Großkrankenhäusern manchmal schwer zu verhindern, wenn ein Patient zu einem medizintechnischen Werkstück [21] wird, dessen Personenhaftigkeit keine Würdigung mehr erfährt. Er *ist* dann seine Erkrankung, das bedeutet seine Fragmentierung, welche auch in die Arztpraxis Einzug gehalten hat. Das liegt wesentlich daran, dass Beratungsleistungen vollkommen inadäquat honoriert werden, eine verständnisvolle Vermittlung der medizinischen Inhalte ist längst zu einem betriebswirtschaftlichen Luxus verkommen.

Aber gerade das Sprechen hat heilende Wirkungen, wobei genügend Fallstricke bestehen: Dass zwei Menschen ein und dasselbe sehen oder erleben und dennoch ganz andere Rückschlüsse daraus ziehen, ist üblich.

Beachten Sie die Metaebene, wegen der das ärztliche Gespräch überhaupt stattfindet. Die Ebene lässt sich allgemein als Heilung oder Gesundheit oder Minderung von Beschwerden beschreiben, das sind die offiziellen Ziele. Das Ziel ist bei Weitem nicht nur die Gesundheit per se, es gibt Patienten, welche ihre Einsamkeit durch den Arztbesuch mindern wollen, andere haben den Fortbestand der Krankheit als Metaziel, beispielsweise im Rahmen von Rentenbegehren.

Was für die Einheit eines Organismus gilt, dass alles mit allem verwoben ist, gilt auch für die Menschen. Sie können dieses Buch nur deshalb lesen, weil ich mit dem Verlag kooperiert habe, der wiederum mit PR-Abteilungen von Buchhändlern und zuvor mit einer Druckerei, weil es Transportunternehmen gibt, welche die Bücher in die Buchhandlungen oder direkt zu Ihnen nach Hause bringen und so fort: Wir leben immer in einem System wechselseitiger Abhängigkeiten. Es ist so etwas wie der Preis dafür, nicht mehr als Sammler durch die Steppe zu laufen.

Sobald man sich klar gemacht hat, dass Abhängigkeiten real sind und nicht wirklich verändert werden können, kann das von Ärzten so beklagte Gefühl der Fremdbestimmung durch Gesetzgeber oder Qualitätssicherungsmaßnahmen angegangen werden.

In diesem Zusammenhang wird das Paradigma des freien Berufes gerne zitiert; wenn man ehrlich ist, muss man konstatieren, es gibt keinen freien Beruf. Wovon soll er denn frei sein? Arztsein besteht aus Abhängigkeiten, von der Natur und deren Heilkräften, vom Kranksein des Menschen als einem Teil seines Weges, von Medizintechnik und inzwischen auch von Informationstechnik, von Abrechnungsvorschriften. Ich will die Aufzählung, die seitenlang sein könnte, damit beenden, Sie darauf hinzuweisen, dass ein beträchtlicher Teil Ihrer Berufsfreiheit darin besteht, dass Sie meistens keine Akquise zu betreiben haben. Die Kranken und die Krankheiten kommen einfach so.

Zusammenfassend ist festzustellen, dass gerade Ärzte immer stärker kontrolliert und als Kostenfaktoren betriebswirtschaftlich auf die Ebene des Helfens degradiert werden; aber sie lassen das auch mit sich machen.

Viel wesentlicher als die zweifelsfrei bestehenden äußeren Abhängigkeiten sind die innerlichen – z. B. die Abhängigkeiten vom Status oder in einer Opferposition gefangen zu sein.

Wahre Unabhängigkeit ist die innere, sich von dem, was den Beruf ausmacht, nicht mehr lenken und verführen zu lassen. Es ist die Unabhängigkeit von den selbst erwählten Bedingungen für sein privates und berufliches Leben. Wer sich daraus befreit, fühlt Freiheit.

Arztsein heute

Je mehr sich die Politik in die Abläufe im Gesundheitswesen einmischt, desto stärker leidet die Berufszufriedenheit der Ärztinnen und Ärzte. Das ist fatal, weil die Qualität der Versorgung der Patienten vorrangig von jener Zufriedenheit abhängt. Wenn weiter die Gestaltungsspielräume für Ärzte eingeschränkt werden, haben letztlich die Patienten das Nachsehen. [86]

Arbeitsstörungen von Ärzten

Der Höhe der menschlichen und fachlichen Anforderungen entsprechend gibt es viele Risiken für Ärzte, überstarke Belastungssituationen zu erleben (Tab. 7-1).

Tab. 7-1 Belastungssituationen für Ärzte [nach 84]

- allgemein schlechter werdende Arbeitsbedingungen
- Burnout
- defizitäres Führungsverhalten der eigenen Vorgesetzten
- Depression
- eigene, traumatische Erfahrungen
- Klage oder Angst vor Kunstfehlerverfahren
- lückenhafte Ausbildung
- Mobbing in der Klinik
- persönliche Krise
- Persönlichkeitsstörung (z. B. sozialphobische Persönlichkeit)
- schwere eigene Erkrankung
- Sucht
- traumatische Erfahrungen (wie berufsbezogene Gewalterfahrung)
- wirtschaftliche Bedrohung (Überschuldung)

Tab. 7-2 Formen von Arbeitsstörungen bei Ärzten [nach 84]

- Probleme, Schriftsachen zu bearbeiten (Gutachten, Anträge, Arztbriefe)
- in Teilbereichen mangelndes Fachwissen (oft verleugnet) sowohl in Diagnostik wie in Therapie
- Leistungsabfälle in bestimmten Zeitabschnitten
- Organisationsprobleme (Verwechslung von Befunden, Unpünktlichkeit, Akten verlieren)
- Arbeitssucht (kein Ende finden; wohl die häufigste Arbeitsstörung)
- betriebswirtschaftliches Unwissen, Unwille oder Unfähigkeit (keine, inkorrekte oder verspätete Rechnungsstellung, fehlender Überblick über Kostenstruktur der Praxis)

Die Auswirkungen dieser Belastungen sind vielfältig (Tab. 7-2), aufgrund der Art der Tätigkeit auch bedrohlich für Patienten.

Bei Ärzten werden überdurchschnittlich häufig folgende Auffälligkeiten nachgewiesen: Depression, Suizid(-versuch), Partnerschaftsprobleme (Ärztehen sind besonders konfliktträchtig) und Sucht [108]; das ist eine explosive Mischung. Die Suizidrate ist im Mittel mindestens 250 % höher als bei Angehörigen vergleichbarer Berufsgruppen [109].

Viele Krankheitsverläufe bei Ärzten sind oftmals protrahiert [108], weil sie Eigentherapie versuchen und aufgrund ihres Berufs und der erwünschten Abschirmung nicht »normal« behandelt werden.

Die Ausprägung der Berufstätigkeit der deutschen Ärzte mahnt Verbesserungsbedarf an [134]: Deutsche Ärzte haben durchschnittlich 243 Patientenkontakte in einer Woche, üblich sind im Vergleich mit anderen, hoch entwickelten Gesundheitssystemen zwischen 102 und 154. Entsprechend dauert ein durchschnittlicher Patientenkontakt in Deutschland weniger als acht Minuten, in anderen Ländern sind es zwischen elf und 19 Minuten [75].

Tab. 7-3 Wie Ärzte ihre Arbeit empfinden [aus 111]

Mit dem Arbeitsplatz verbindet der Arzt	im Krankenhaus	in der Praxis
Stress	97 %	83 %
Bürokratie	98 %	96 %
Vereinbarkeit von Familie und Beruf	14 %	74 %
Hierarchie	97 %	–
eigener Herr sein	–	93 %
angemessene Bezahlung	15 %	–
wirtschaftliches Risiko	–	96 %
Karrierechancen	60 %	–
Verantwortung	–	99 %

Tab. 7-4 Ursachen der Unzufriedenheit von Ärzten (angegeben ist die Summe aus den Angaben etwas und sehr unzufrieden) [nach 75]

• mangelnde Freiheit, medizinische Entscheidungen zu treffen	74 %
• Einkommen	53 %
• Zeit, die für den Patienten zur Verfügung steht	49 %
• tägliche Arbeit, allgemeine Erfahrungen	20 %
• Möglichkeiten, sich über neueste Entwicklungen im medizinischen Bereich zu unterrichten	8 %

Die banalste Erklärung für die vielen Arzt-Patienten-Kontakte in Deutschland ist wahrscheinlich die richtige: Ein Blick in die Gebührenordnungen schafft Klarheit – es ist eine Reaktion auf die »Abrechnungslogik« – Leistungen, besonders Geräteleistungen (also das Haben, eingeschränkt das Tun) werden belohnt, nicht das Sprechen (also das Sein).

> Das Arztsein in Deutschland ist dabei, sich als eine Spielform des modernen Materialismus zu pervertieren.

Diese und andere Zahlen (Tab. 7-3) verdeutlichen, weshalb sich Ärzte in Deutschland erheblich gestresster fühlen müssen als anderswo.

Nirgendwo ist die Unzufriedenheit der Ärzte so stark ausgeprägt wie in Deutschland (Tab. 7-4), 54 % der Ärzte halten grundlegende Änderungen für nötig und 42 % wollen das System komplett reformiert sehen [75]. Sie haben auch mit über 50 Wochenstunden die höchste durchschnittliche Wochenarbeitszeit aller verglichenen Gesundheitssysteme.

Die Zufriedenheit wird durch eine ausreichend lange Zeit pro Patientenkontakt bestimmt und nicht durch die Summe aller Kontakte. Die Unzufriedenheit wächst mit der Dauer der Berufstätigkeit [92]. Weitere Gründe für Unzufriedenheit sind:

- schlechtes Arbeitsklima
- mangelnde Vereinbarkeit von Beruf und Familie [112]
- Arbeitsüberlastung
- zu ungeregeltes Leben
- Zeitdruck bei der Berufsausübung

Die Ergebnisse weisen darauf hin, dass viele Ärzte an der Grenze ihrer beruflichen Belastbarkeit angekommen sind [92, 106].

In den USA liegt die Lebensqualität aller befragten Ärzte über dem Durchschnitt der Bevölkerung. Die deutschen Klinikärzte empfinden eine geringere Lebensqualität als der Bundesdurchschnitt [52], nur die Chefärzte liegen darüber.

Zeit

Zeit ist ein interessantes Phänomen, das schon längst, markant mit der Einführung von Fließbändern durch Henry Ford vor etwa einhundert Jahren, einem Fetisch gleich begafft und verehrt wird. Da gibt es Sätze wie die Notwendigkeit für Organisationen, mindestens so schnell lernen zu können, wie die Veränderungsgeschwindigkeit der Umwelt ist. Oder die Just-in-time-Zulieferung in bestimmten Industriezweigen.

Zeit hat längst das Gesundheitswesen erreicht, zunächst noch harmlos mit der Tatsache, Gespräche in einer sehr groben Untergliederung (unter und über zehn Minuten) nach Zeit zu bezahlen. Der Teufel, den man einmal zuließ, nutzte seine Chance. Nun wird minutiös vorgeschrieben und berechnet, welche Leistung wie lange dauern darf. Es ist die mentale Übertragung des Fließbandes via Abrechnung auf höchst intime Dyaden, denen zwischen Arzt und Patienten.

Die Arbeit der Ärzte hat sich stetig verdichtet [115], was sich durch einen höheren Zeitdruck und längere Arbeitszeiten zeigt; das liegt an

- zunehmenden Fallzahlen,
- zunehmender Bürokratie,
- kürzeren Liegezeiten bei stationären Patienten.

Die durchschnittliche Arbeitszeit in Kliniken liegt zwischen 57,8 und 68 Wochenstunden [115]. 85 % aller Klinikärzte arbeiten täglich mehr als neun Stunden. Überlange Arbeitszeiten mindern jedoch die Qualität der Arbeit und die eigenen Lebensqualität.

Konsequenzen

Viele Herausforderungen unserer Gesellschaft hängen mit der Gesundheit und Krankheit der Bürger zusammen:

* die Entwicklung der Alterspyramide, die zu mehr Erkrankungen führen wird
* die Kostenexplosion in bestimmten Bereichen – und das sind sämtlich nicht ärztliche Bereiche
* die Privatisierung und damit Ökonomisierung und damit Dehumanisierung von Krankenhäusern
* der Rückzug des Staates sogar aus Universitätskliniken

Inzwischen wird der Vorwurf lauter, Ärzte seien gute Fachleute, hätten aber seit einiger Zeit die Entwicklung im Gesundheitswesen ignoriert [44]; das bedeutete ein Nachlassen ärztlicher Kernkompetenzen. Hierfür sprechen auch die von Medizinstudenten benannten Ausbildungsdefizite (Tab. 7-5). Von den fünf wichtigsten Defiziten sind vier im Bereich der Persönlichkeitsfähigkeiten angesiedelt.

Die Verdrängung freier Arztpraxen durch eine sich gerade aufstellende Gesundheitsindustrie scheint möglich; es gibt Schätzungen, dass in weniger als einem Jahrzehnt die Hälfte der bisherigen Arzthonorare für ambulante Behandlungen neu verteilt wird [56]. Die Krankenkassen wollen mehr und mehr Einfluss auf die Versorgung nehmen [43], sie haben sich längst von der Verwaltung der Mitgliedsbeiträge zu ausschließlich machtorientierten Wirtschaftsunternehmen mutiert; im offiziellen Sprachgebrauch nennt sich das ein kundenorientiertes Dienstleistungsunternehmen. Sie nutzen ausgeklügelte betriebswirtschaftlich ausgerichtete Personalentwicklungstools, denen ein einzelner Arzt wenig entgegenzusetzen hat.

Tab. 7-5 Ausbildungsdefizite im Medizinstudium aus Sicht der Absolventen (in abnehmender Gewichtung) [nach 110]

	Typ Fachkompetenz	Typ Persönliche Kompetenz
Praktische Fähigkeiten	×	–
Umgang mit Patienten	–	×
Psychosoziale Kompetenz	–	×
Kommunikationsfähigkeit	–	×
Teamwork	–	×
Interdisziplinäre Denkweise	×	–
Organisationsfähigkeit	–	×
Wirtschaftskenntnisse	×	–
EDV-Kenntnisse	×	–
Führungsqualität	–	×

Den Patienten ist die Art des Ausübung des Arztberufes von nachrangiger Bedeutung, sie konzentrieren ihren Fokus auf den einzelnen Arzt [54], der

- hohe Fachkompetenz,
- hohes Einfühlungsvermögen,
- Hinwendung zu den Patienten,
- genug Zeit und
- umfassende Informierung der Patienten

bieten soll.

Insofern können Ärzte nicht auf die Unterstützung ihrer Patienten bauen, wenn sie von ihnen ungewollte Entwicklungen verhindern wollen. Die Situation entspricht einer Zwickmühle; auf dem Spielbrett der Wirtschaftlichkeit und des zeitlichen Drucks soll der Arzt zugleich mehr Flexibilität an den Tag legen und ein zunehmendes Gespür für den Patienten entwickeln. Das bedeutet Druck – und der hat das Denken noch nie gefördert, nur die Fehlerquote nimmt zu, ebenso die ärztliche Unzufriedenheit. Die niedrige Arbeitszufriedenheit korreliert mit restriktiven Kopfpauschalen und dem hohen Wirtschaftlichkeitsdruck [50].

Das Bestreben der Gesundheitspolitik, den Arzt auf einen Funktionsträger innerhalb des Versorgungsgeschehens zu reduzieren [50], ist offensichtlich. Aber Gesundheit ist nicht das bloße Funktionieren eines Organismus, sondern das Wohlbefinden der Person als eine Ganzheit, organisch, psychisch, spirituell [98].

Es ist vollkommen in Ordnung, wenn Sie die Reduzierung Ihres Berufs in rein kommerzielle Kategorien verabscheuen; ich meine, sie ist inhaltlich unhaltbar. Denn *Ärzte sind keine Kaufleute, und sie verkaufen keine Ware* [61].

Aber das Gesundheitssystem ist nun einmal Ihr Rahmen, der die Bedingungen diktiert. Diese Rahmenbedingungen werden Sie nicht ändern, Sie allein ohnehin nicht und die Ärzteschaft nur dann, wenn sie sich einen würde: Gehen Sie davon aus, dass das geschieht? Es macht Sinn, sich die Rahmenbedingungen, die einem starken Wandel unterworfen sind, klar zu machen und sich dann zu entscheiden, ob man sich in diesen seine individuelle berufliche Zukunft vorstellen kann oder nicht. Klug ist es, sich entweder daraus zu entfernen, das geht weitgehend über eine rein privatärztliche Tätigkeit. Das ist eine Möglichkeit, auch wenn die Unkenrufe, das deutsche Gesundheitswesen sei auf dem Weg zum Zwei-Klassen-Staat [123], nicht abebben; lassen Sie sich davon nicht irritieren: Wer die Augen öffnet, weiß, dass es noch niemals ein Ein-Klassen-System war. Das ist auch von minderer Bedeutung, denn *ein Arzt ist keinem System verpflichtet, sondern sich selbst und dem einzelnen Patienten.*

Die andere Möglichkeit ist, sich konstruktiv auf die Veränderungen einzustellen und zu sehen, wie man damit umgeht, sodass es einem gut und besser geht. Das funktioniert mittels persönlicher und individueller Gestaltungsfaktoren; dieses Buch handelt ausschließlich von solchen Gestaltungsfaktoren, konkret von Verhaltensweisen, Einstellungen, Ideen, Erkenntnissen, welche Sie selbst festlegen und verändern können. Denn: *Ärzte sollen zu Gestaltern der eigenen Arbeitsbedingungen werden, anstatt sie nur passiv zu erleiden* [44].

Andere, von Ihnen unabhängige Veränderungen werden Sie nicht aufhalten [59], weil

- kein Fortschritt aufhaltbar ist, auch der medizinische und erst recht der gesundheitssystemische nicht.
- immer mehr ältere Menschen würdig behandelt werden müssen.
- wir alle eine hohe Lebenserwartung für uns alle wünschen.

Einiges spricht für die Bewertung, dass Menschen und sogar Systeme – wie das Gesundheitssystem – den Bewegungen der Geschichte hilflos ausgeliefert sind [133]. Dennoch sollte es nur der Apfelbaum sein, der als letzte Tat gepflanzt wird. Das Arztsein sollte sich an Leitideen, an einem innerärztlichen Leitkonsens orientieren. Ansonsten ist es gegen die aktuellen Zerstörungsangriffe nicht wirkungsvoll zu verteidigen [58].

Ärztliche Führung

Doctors, because of the nature of their training and their profession, have to be leaders. [141]

Als eine Bundeskanzlerin ihre erste Neujahrsbotschaft ans Volk brachte, war diese mit einem Meta-Lebensmuster betitelt [11]: *Gemeinsam sind wir stärker.*

Der Inhalt trifft auf die Ärzteschaft zu und auch nicht. Ihr wäre eine erheblich größere Gemeinsamkeit zu wünschen statt sich im Einzelkämpfertum aufzuarbeiten ohne die Chance, die notwendigen Korrekturen im Gesundheitssystem zu beeinflussen. Andererseits gibt es typische Situationen, welche nur betitelt werden können mit »*Gemeinsam werden wir schwächer*« wie bei Ärztestammtischen oder ähnlichen Besprechungen. In aller Regel wird dort gelästert, über die Politik, eventuell über bestimmte, ausgesuchte Kollegen, über die Honorarsituation usw. Das bedeutet konkret: Hier finden sich Menschen zusammen, um ihre Meinung gegenseitig zu bestätigen. Das bringt keine Entwicklung; im Gegenteil, negative Energien werden gesammelt. Besser wäre es, erfolgreiche Ärzte zu einem Vortrag einzuladen und zu sehen, was diese anders machen oder wie anders sie Chancen und die Situation im Gesundheitswesen einschätzen.

Wer etwas ändern und damit etwas Neues erreichen will, sollte sich an einem Menschen orientieren, der so etwas bereits geschafft hat. Von dem darf man abkupfern. Sie haben Ihr Fach ja auch nicht von einem Medizinstudenten gelernt, sondern von erfahrenen und fähigen Kollegen. Wer Glück hat, konnte Führungsqualitäten von einem fähigen Ober- oder Chefarzt übernehmen. Das ist notwendig, denn Ärzte sind immer in mehr oder minder markanten Führungsrollen [16], aber nahezu nichts bereitet sie darauf vor [97], zumindest nichts, was die Bezeichnung eines systematischen oder strukturierten Lernens verdiente.

Weder Management- noch Führungsfähigkeiten sind angeboren, sie müssen immer erworben werden. Zu Führen bedeutet, Menschen und Veränderungen wahrzunehmen und zu begleiten und diese in Einklang zu bringen mit der eigenen, visionären Zukunftsidee.

Die Notwendigkeit, als Arzt heute überdurchschnittliche Fähigkeiten in Führung, in betriebswirtschaftlichen Belangen und bei Organisationsaufgaben zu erwerben, besteht ohne Frage; es ist auch keine Frage, dass hierfür systematische Trainings sinnvoll sind, denen sich die wenigsten unterziehen [22].

Es gibt folgende charakteristische Fähigkeiten, die eine gute Führungskraft haben sollte [nach 141]:

- eine Vision aufbauen und andere dafür begeistern
- die richtigen Mitarbeiter um sich sammeln (und mit den richtigen kooperieren)
- die Fähigkeit, die Mitarbeiter zu motivieren und zu begleiten
- der Wille, die Arbeit bestmöglich (aber nicht perfektionistisch) zu tun
- emotional intelligent handeln
- die Fähigkeit, andere zu Führungskräften aufzubauen

Untersuchungen belegen auch im Gesundheitswesen, wie wichtig die Fähigkeiten einer Führungskraft sind, weil sie maßgeblich über das Ausmaß der emotionalen Erschöpfung der Mitarbeiter entscheiden und damit über ihr Burnout-Risiko. Je höher die persönlichen und sozialen Kompetenzen des Arztes sind, umso weniger psychosomatische Symptome treten auf und umso bessere Zusammenarbeit mit seinen Mitarbeitern [31] wird möglich.

Oftmals reicht es, einfach da zu sein [47]. Die Beziehung zwischen Arzt und Patient geht weit über das Technische hinaus, damit meine ich das Fachwissen. Jeder, der mit offenen Augen und mit offenem Herz seinen Beruf ausübt, fühlt und weiß, wie stark diese Dyade auf den Heilungsfortschritt wirkt; im Amerikanischen: »*The wise physician make the most of these magic moments*« [47].

Ziel muss sein, dass Arzt und Patient mit dem gemeinsamen Prozess zufrieden sind; dieser wird immer vom Patienten initiiert – er ist es, der den Arzt aufsucht und nicht umgekehrt. Patientenzufriedenheit ist ein wesentliches Ziel professioneller Arzttätigkeit [67]; dennoch sollte die eigene Zufriedenheit damit korrelieren. Was beeinflusst die Zufriedenheit des Patienten maßgeblich? Laut wissenschaftlicher Untersuchungen ist es das Ausmaß der vom Arzt gegebenen und vom Patienten angenommenen Empathie [71, 142], daran hängt auch der Wille des Patienten zur Compliance [36]. Je mehr Sie Ihre Empathie trainieren, umso leichter haben Sie es. Beim Kontakt mit dem Patienten geht es vielleicht sogar um Liebe, nicht um leidenschaftliche oder starke Liebe, sondern um weise und kluge, um die leise Form der Liebe [55]. Die emotionalen Anteile von somatischen Erkrankungen sind unbestritten. Ernstzunehmende Fachleute gehen davon aus, dass mindestens 80 % aller organischen Erkrankungen *auch* eine psychische Komponente haben [122], die jedoch nicht auffallen muss. Wenn ein Arzt das integriert, ist der Schritt nicht mehr weit, sich selbst zu führen: Ein guter Arzt ist, wer zuerst an sich denkt und dadurch die körperliche, geistige und seelische Kraft aufbaut und behält, um anderen helfen zu können.

Helfen und Heilen

Es gibt Anderes – mehr als doppelt blinde Untersuchungsergebnisse – zwischen Himmel und Erde, und wenn wir das negieren, sind wir doppelt blind. [23]

Gesundheit und Krankheit sind Zustandsbeschreibungen, die mit unterschiedlichen Bedürfnissen einhergehen; wenn vorbeugend etwas für Gesundheit getan wird, was mit anderen Worten bedeutet, dem Menschen zu helfen, weiter heil zu bleiben, haben wir alle keine Probleme mit dem Wort *Dienstleistung*. Es ist eine gesundheitserhaltende Dienstleistung, einen Sport zu lernen und ihn auszuüben, ebenso über gesunde Ernährung zu informieren usw. Wenn etwas präventiv getan wird, scheint also eine bestehende Asymmetrie zwischen Anbieter und Annehmendem nicht weiter zu stören [132].

Das Leiden und der Tod scheinen weit weg, wenn man sie präventiv zu umgehen oder milde zu stimmen versucht; kaum wird der Mensch krank, kommt die Angst vor dem Tod *maßgeblich* ins Spiel – diese Angst in Verbindung mit der gleichen Asymmetrie wie bei den eben benannten Präventionsmaßnahmen scheint den meisten Patienten zu viel zu sein. Nun wollen sie kontrollieren, was sie vorher nicht wollten, in der irrigen Hoffnung, den Verlauf grundsätzlich wirklich selbst beeinflussen zu können. Diese Hoffnung währt nur kurz, kaum wird die Erkrankung dominanter, muss der Patient erkennen, eben nicht alles, und vielleicht erst recht nicht das Lebensentscheidende, beeinflussen zu können.

Kaum ist der Mensch krank, also nicht mehr ganz heil, und verlangt nach Heilung, kippt sein Einstellungssystem – auf einmal sind die Ärzte Helfer und Heiler; ihre Tätigkeit stellt keine Dienstleistung mehr dar. Aber sie sollte es niemals sein, ein Problem besteht darin, dass manche Ärzte dies selbst nicht erkennen.

Bei vielen Patienten ist die »Souveränität des Kunden« stark eingeschränkt [70] und je nach Erkrankungsfortschritt überhaupt nicht vorhanden. Spätestens dann wäre es fatal, einfach nicht der Wirklichkeit gemäß, diesen Patienten mit der Haltung eines Dienstleisters entgegenzukommen, bei dem Diagnose- und Therapieleistungen eingekauft werden können.

Auch wenn Ärzte keine Erfüllungsgehilfen sind [60], folgt Medizin den Bedürfnissen der Kranken; deren Bedürfnisse können körperlicher, seelischer und modischer Natur sein, insofern ist Medizin immer *auch* ein kulturelles Produkt. Seit Menschengedenken war Medizin verbunden mit Leistungen, die nur sehr indirekt mit Erkrankungen oder dem Tod zusammenhingen. So sich die Patienten – auf der Metaebene betrachtet – ihre Medizin schufen, waren sie sich nie ganz sicher, ob die Medizin ihre Möglichkeiten nicht auch missbrauchte [132].

Selbsttest: Helfen ───────────────────────────────

Zu dienen scheint altmodisch – trotz des viel gebrauchten Ausdrucks der Dienstleistung. Da achten wir meistens mehr auf die Leistung als auf den Dienst. Ich bevorzuge den Ausdruck des Helfens und der Hilfsleistung. Wem wollen Sie helfen?

- der Gesundheit   ① ② ③ ④ ⑤ ⑥ ⑦ ⑧ ⑩
- dem Gesundheitssystem   ① ② ③ ④ ⑤ ⑥ ⑦ ⑧ ⑩
- Ihren Patienten   ① ② ③ ④ ⑤ ⑥ ⑦ ⑧ ⑩
- Ihren Mitarbeitern   ① ② ③ ④ ⑤ ⑥ ⑦ ⑧ ⑩
- Ihren Kollegen   ① ② ③ ④ ⑤ ⑥ ⑦ ⑧ ⑩
- Ihren Vorgesetzten   ① ② ③ ④ ⑤ ⑥ ⑦ ⑧ ⑩
- der Krankenkasse   ① ② ③ ④ ⑤ ⑥ ⑦ ⑧ ⑩
- Ihrem Partner   ① ② ③ ④ ⑤ ⑥ ⑦ ⑧ ⑩
- Ihren Kindern   ① ② ③ ④ ⑤ ⑥ ⑦ ⑧ ⑩
- sich selbst   ① ② ③ ④ ⑤ ⑥ ⑦ ⑧ ⑩
- Ihren Angehörigen (welchen?)   ① ② ③ ④ ⑤ ⑥ ⑦ ⑧ ⑩

Auswertung
Sie konnten zwischen 11 und 110 Punkten erlangen. Ein hoher Wert ehrt Sie scheinbar, strengt aber auch ziemlich an.

Das Arztsein als Berufung und intime Handlung am Menschen verbinden zu lernen mit Patienten, die als Konsumenten auftreten, ist sehr schwer, vermutlich ist es sogar unmöglich. Die auf Dauer wirkungsvollere und erfüllendere Alternative ist, den Spagat zwischen einem sich aufopfernden Helfer und »Verbrauchern von Gesundheitsleistungen« aufzugeben und sich zu dem zu bekennen, was das Arztsein und die Arztberufung ausmachen [13]. Dennoch gibt es unstrittig Hinweise auf Szenarien mit Patienten oder »Kunden«, die gezielt nach medizinischen Leistungen wie nach Verbrauchsgütern fragen [125] – der aktive Nachfrager von Leistungen.

Schopenhauer sagte: *Es gibt Leute, die zahlen für Geld jeden Preis.* Ihre Patienten empfinden Ihre IGeL-Angebote grundsätzlich als kaufmännisch (was sie *auch* sind, das Empfinden trifft also den Kern); dadurch kommt dem pekuniären Aspekt zwischen Ihnen und Ihren Patienten ein höherer Stellenwert zu, was den heilkundlichen Auftrag in den Hintergrund drängt [88]. Auch deshalb sollten Sie IGeL-Angebote nicht beim Erstkontakt auf den Tisch legen [61].

Gesundheit ist keine Ware, wird und kann keine sein, da sie in letzter Konsequenz ganz anderen Einflüssen unterliegt, als sie ein Arzt bieten kann [15]. Gesundheit hat mit Schicksal zu tun – sie braucht einerseits die Natur und ihre Wirkungskräfte, um zu sein, und andererseits eine höhere Instanz, um zu wirken. Heilung bedeutet nicht immer die *Restitutio ad integrum*. Heilung ist vor allen Dingen ein Fortschreiten der Persönlichkeit, um Gesundheit und Entwicklung auf einer höheren Ebene zu erringen.

Ein Arzt, der seinen Beruf als Lebensaufgabe ausfüllt, hilft und vermittelt Heilung, er selbst heilt jedoch nicht. Es ist sein Bestes, Heilung zu vermitteln; das ist seine Berufung.

Es geht um Menschen, nicht um Geld, nicht um Materie, nicht um Prinzipien, nicht um Macht. Es geht nicht um eine codegestützte Heilindustrie, nicht um Profitgier und nicht um Maschinenlesbarkeit. Das Einmalige ist der Patient, ist seine Konstruktion seiner Wirklichkeit, ist sein Konzept von seinem Leben; das ist individuell, eben einmalig. *Damit* hängt die Heilkunst des Arztes zusammen, sie lässt sich nicht zu einem profitorientierten Industrieunternehmen transformieren [52].

Die weiter existierende Asymmetrie fordert den Arzt (…) heraus, sich aus seiner Expertenwelt in die individuelle Wirklichkeit des Kranken hineinzuvermitteln. Partnerschaft (…) gedeiht nur im vertrauensvollen gegenseitigen Austausch, in der offenen Kommunikation. Wo dies gelingt, (…) wird die Selbstheilungskraft des Kranken angeregt, verwirklicht sich die Heilkunst zum Wohl des Kranken und zur Genugtuung des Arztes. [21]

7.2 Der Mensch ist das Maß – Effektivität oder Effizienz?

Ein profitorientiertes Gesundheitswesen ist ein Widerspruch in sich. Bernard Lown

Viele Ärzte denken, sie müssten funktionieren. Die meisten Top-Führungskräfte, die ich coache, denken das zunächst auch; deshalb kamen sie in eine starke Überlastungsreaktion. Auf der Vorstellung, funktionieren zu müssen, basieren viele wirtschaftliche Erfolge und das wirtschaftliche Ausnutzen von Menschen; es ist der Ausdruck des Fetischs Effizienz. Dabei muss kein Mensch funktionieren und niemand muss effizient sein. Effizienz ist der Weg ins Burnout und zu minderer Lebensqualität – Effektivität schützt hingegen vor Überlastung.

Der grundsätzliche Unterschied ist: Effizienz basiert ausschließlich auf Kognition, Effektivität entsteht durch die Vereinigung von Kognition mit Affekt; sie basiert auf bauch- und kopfgestützten Ideen oder Erkenntnissen.

Im Gesundheitswesen »müssen« heute schwarze Zahlen geschrieben werden – das Einzige, was einen Wert zu haben scheint, ist die positive Bilanz [69]. Die Industrialisierung erfasst inzwischen den Intimbereich des Menschen, seine Krankheit.

Auch wenn es unter der Huldigung des Materialismus kaufmännisch angestrebt wird, kann die Effizienz nur sehr eingeschränkt im Arzt-Patienten-Kontakt gesteigert werden. Wenn überhaupt, sollten Effizienzsteigerungen vorrangig in Organisations- und Führungsbereichen angestrebt werden. Diese Bereiche können an Orientierungsmaßstäben ausgerichtet werden, welche der Ökonomie unterstehen. Ansonsten existieren stark unterschiedliche Referenzmaßstäbe zwischen Medizin und Ökonomie [136], die sich kaum miteinander vereinbaren lassen. Medizin versucht, Behandlungserfolge zu maximieren, was der Ökonomie oftmals diametral gegenübersteht. Letztere definiert Grenzkosten und Grenznutzen, was im Bereich von Krankheit unmenschlich ist. Wohin solche Prinzipien führen, zeigt ein Blick in die USA, deren Gesundheitssystem auf Effizienz und Materialismus basiert: In den USA war im Jahr 2005 die Säuglingssterblichkeit so hoch wie in Malaysia, in bestimmten Regionen in Indien ist sie geringer als unter der schwarzen Bevölkerung der USA, und 46 Millionen US-Amerikaner sind überhaupt nicht krankenversichert.

Nirgendwo ist Effizienz so fehl am Platz wie beim Umgang mit Menschen; jedes Paradigma einer wirtschaftsorientierten Krankheitsplanung ist menschenunwürdig. Bei Dingen wie der optimierten Herstellung von irgendeinem Industrieprodukt ist Effizienz sogar eine Frage des korrekten Umgangs mit Ressourcen, aber beim Menschen muss es um Effektivität gehen.

Krankheiten bedeuten keine Defekte. Sie sind nicht zu reparieren, genauso wenig wie es einen jährlichen TÜV oder Gesundheitscheck gibt.

Nur die Sicht der Krankheit als etwas Standardisierbarem ermöglicht es Menschen, die vom Kranksein des Menschen und vom Arztsein keine Ahnung haben, Ärzten vorzuschreiben, was sie wie, mit welchem Aufwand, in welcher Zeit und zu welchen Kosten zu behandeln haben.

Menschen sind die komplexesten Lebewesen auf der Erde. Es ist anmaßend, mittels Fallpauschalen, DRG-Sytemen und vielem mehr letztlich über sie zu verfügen, als seien sie normierbare Industrieprodukte. Sie sind immer viel mehr, als ihre einzelnen Eigenschaften, auch ihre Krankheiten, vorgeben mögen.

Sie haben vollkommen individuelle Wirklichkeiten – das ist eine Wahrheit, welche nicht wenige Ärzte noch heute negieren. Wären kranke Menschen standardisierbar, würde jede Therapie, würde jedes Medikament immer gleich wirken. Das Gegenteil ist der Fall.

All das scheinbar Objektive kann die individuelle Wirklichkeit des kranken Menschen missachten.

Wir alle wissen darum, würden wir uns strikt an das Lehrbuch halten, ginge es unseren Patienten schlechter. Wir alle folgen im Alltag viel mehr unseren Gefühlen und Vorstellungen als einem abstrahierenden Lehrbuch. In der Realität verzichten wir auf Wissenschaftlichkeit und nutzen unser Gefühl, und das ist gut so.

Wir gehen damit auf den Menschen ein, der uns gegenübersitzt. Er gibt seinem Leben und auch seiner Krankheit subjektiv eine ganz andere Bedeutung, als objektiv nachvollziehbar sein mag.

Es kommt vorrangig auf die innere Bewertung an. Objektivität herrscht nirgendwo – am wenigsten im Arztberuf. Wie albern sind die Versuche, eine Objektivität dort zu etablieren, wo es um die größtmögliche Subjektivität geht, darum, wie es dem Subjekt Patient wieder besser geht.

Fachlicher Erfolg im Beruf als Arzt hat wenig mit persönlicher und sozialer Kompetenz zu tun. Aber *Misserfolg* im Beruf als Arzt hat zentral damit zu tun.

Im Gesundheitssystem, so wie es heute etabliert ist, zählen Effizienz und Fachwissen der Ärzte. Beide haben nichts mit persönlichen und sozialen Kompetenzen zu tun.

Als Arzt konnten Sie bisher mit anderen Teilintelligenzen außer der emotionalen Intelligenz beruflich erfolgreich sein. Defizite im emotionalen Bereich mussten sich nicht negativ auswirken. Aber es bestehen berechtigte Zweifel daran, mit dieser Einstellung auch in Zukunft erfolgreich zu sein. Erst recht, wenn sich wesentliche, wirtschaftlich wichtige Patientengruppen gut aufgehoben fühlen möchten und es als selbstverständlich erachten, dass der Arzt fachlich hochkompetent ist, was tatsächlich ein Recht des Patienten darstellt; dann werden die anderen, zusätzlichen Qualitäten des Arztes über seinen Erfolg mitentscheiden.

Erwägen Sie – vielleicht erneut –, Ihre Profession als eine *Berufung* zu erkennen, als eine Einladung, ein Leben von höchster Zweckbestimmtheit zu führen [98]!

Lassen Ärzte es weiter zu, dass sie selbst und die Patienten zu einer statistischen Größe degradiert werden, zu einer Zahl im Spiel von Krankenversicherungen, politischen Interessen und wirtschaftlicher Gier?

Lassen Sie es zu, das *Individuelle* zugunsten von Fallpauschalen, Managementsystemen und Minutentakten ins Jenseits zu befördern?

Ich möchte Ihnen meine schlichte, persönliche Antwort auf diese Fragen mitteilen: *Der Mensch ist das Maß aller Dinge, nicht das Geld!*

Das gilt zuallererst für Sie selbst, deshalb noch dieses:

Sei du selbst! Alle anderen sind bereits vergeben. Oscar Wilde

Anhang

Übersicht der Selbsttests, Übungen und STEPS

Übung	Kapitel	Seite
Abhängigkeit	1	25
Alles ist klar	4	167
Aufmerksamkeitswechsel	4	187
Bei sich angekommen?	1	48
Checklisten für wiederkehrende Aufgaben	5	236
Das eigene Drehbuch V schreiben	1	54
Die gestreckte Faust	3	100
Ein Monat – zwei Zahlen	Einleitung	13
Emotionale Kompetenz	3	130
Empathie	4	160
Es sich selbst schwer machen	1	50
Gefühle und Haltung	3	117
Gefühlsklärung – Wirksame Zusammenhänge	3	103
Gefühlsqualität und konkretes Gefühl	3	143
Gute Gefühle	3	123
Kann man das auch anders sehen? Neubewertung einer Situation	5	209
Kontrolle der eigenen Empathiefähigkeit	4	180
Mein Umgang mit Idealismus	5	197
Meine Baustellen	1	30
Meine beruflichen Zeitfresser	5	229
Meine Fähigkeit zur Visualisierung	4	182
Meine heutige Erkenntnis	1	49
Meine Lebensqualität	Einleitung	5
Meine starken Stunden	5	232
Meine tatsächlichen Bedürfnisse	1	21
Mit allen Ohren hören	2	64
Mit anderen Augen sehen	6	248
Nachfassen	1	44
Partnergespräch – Sonderfall Bedürfnisse	1	24
Party der Anteile	1	27
Persönliche Fähigkeiten	3	131
Perspektivenwechsel	4	184
Quartalsgespräch mit sich selbst	1	43
Selbstberuhigung (kognitives Stressmanagement)	5	199
Selbstbewertung – Wie ich mich empfinde	3	130
Selbstbild und Fremdbild	5	227
Sich in Stimmung bringen	3	136
Soziogramm	5	231
Stimmung und Entscheidung	3	155
Stimmung und Fähigkeit	3	151
Stimmung wechseln	3	154
Störblatt	5	195

Was muss noch verbessert
werden?
- Arbeitsabläufe besser strukturieren!
- Gefühle bremsen

Literatur

1. Adam A. Das Patienten-Gespräch. Ärztliche Kardinalfehler. Dtsch Ärztebl 2004; 101: A1288.
2. Akerjordet K, Severinsson E. Emotional intelligence: a review of the literature with specific focus on empirical and epistemological perspectives. J Clin Nurs 2007; 16: 1405–16.
3. Augusto Landa JM, López-Zafra E, Berrios Martos MP, Aguilar-Luzón Mdel C. The relationship between emotional intelligence, occupational stress and health in nurses: a questionnaire survey. Int J Nurs Stud 2008; 45: 888–901.
4. Bandura A. Self-efficacy: toward a unifying theory of behavioural change. Psychol Rev 1977; 84: 191–215.
5. Bar-On R. Bar-On Emotional Quotient Inventory, facilitator's resource manual. Toronto: Multi-Health Systems Inc. 1998.
6. Bar-On R. The Bar-On model of emotional-social intelligence (ESI). Psicothema 2006; 18 (Suppl): 13–25.
7. Bauer J. Warum ich fühle, was du fühlst. Hamburg: Hoffmann und Campe 2005.
8. Beasley JW, Karsh BT, Sainfort F, Hagenauer ME, Marchand L. Quality of work life of family physicians in Wisconsin's health care organizations: a WReN study. WMJ 2004; 103: 51–5.
9. Becker M, Zander B. Ärzte-Outing provoziert Kritik. http://www.spiegel.de/wissenschaft/mensch/0,1518,druck-538596,00.html.
10. Bellón JA, Fernández-Asensio ME. Emotional profile of physicians who interview frequent attenders. Pat Educat Couns 2002; 48: 33–41.
11. Bergner TMH. Lebensmuster erkennen und nutzen. Heidelberg: mvg 2005.
12. Bergner TMH. Burnout bei Ärzten. Arztsein als Lebensaufgabe statt Lebens-Aufgabe. Dtsch Ärztebl 2004; 101: A2232–4.
13. Bergner TMH. Burnout bei Ärzten. Stuttgart: Schattauer 2006.
14. Bergner TMH. Burnout-Prävention. Das 9-Stufen-Programm zur Selbsthilfe. Stuttgart: Schattauer 2007.
15. Bergner TMH. Arztsein in Deutschland. Ärztebl Sachsen 2007; 18: 422–7.

16. Bergner TMH. Ärztliche Führung. In: Bundesärztekammer (Hrsg). Ärztliche Führung. Berlin 2007.
17. Bergner TMH. Nicht gegen sich leben. Strategien gegen Burnout. Forschg Lehre 2008; 16: 108–9.
18. Berking M. Training emotionaler Kompetenzen. Heidelberg: Springer 2008.
19. Birks YF, Watt IS. Emotional intelligence and patient-centred care. J Roy Soc Med 2007; 100: 368–74.
20. Blawat K. Schön der Reihe nach statt Multitasking. http://www.spiegel.de/wissenschaft/mensch/0,1518,druck-491334,00.html.
21. Böker W. Arzt-Patient-Beziehung: Der fragmentierte Patient. Dtsch Ärztebl 2003; 100: A24.
22. Büchler P, Martin D, Knaebel HP, Büchler MW. Leaderhip characteristics and business management in modern academic surgery. Langenbecks Arch Surg 2006; 391: 149–56.
23. Bucka-Lassen E. Das schwere Gespräch. Einschneidende Diagnosen menschlich vermitteln. Köln: Deutscher Ärzteverlag 2005.
24. Bühring P. Lebenszufriedenheit von Ärzten. Für Psychohygiene Sorge tragen. Dtsch Ärztebl 2003; 100: A2272–3.
25. Cadman C, Brewer J. Emotional intelligence: a vital prerequisite for recruitment in nursing. J Nurs Manag 2001; 9: 321–4.
26. Carrothers RM, Gregory SW, Gallagher TJ. Measuring emotional intelligence of medical school applicants. Acad Med 2000; 75: 456–63.
27. Caruso DR, Salovey P. Managen mit emotionaler Kompetenz. Frankfurt am Main: Campus 2005.
28. Chen D, Lew R, Hershman W, Orlander J. A cross-sectional measurement of medical student empathy. J Gen Intern Med 2007; 22: 1434–8.
29. Ciaramicoli AP, Ketcham K. Der Empathie-Faktor. Mitgefühl, Toleranz, Verständnis. München: dtv 2001.
30. Covey SR. Die 7 Wege zur Effektivität. Prinzipien für persönlichen und beruflichen Erfolg. Offenbach: Gabal 2005.
31. Cummings G, Hayduk L, Estabrooks C. Mitigating the impact of hospital restructuring on nurses: the responsibility of emotionally intelligent leadership. Nurs Res 2005; 54: 2–12.
32. Damasio AR. Descartes' Irrtum. Fühlen, Denken und das menschliche Gehirn. München: List 1997.
33. De Sousa R. Die Rationalität des Gefühls. Frankfurt: Suhrkamp 2001.
34. Diener E, Diener M, Diener C. Factors predicting the subjective well-being of nations. J Personal Soc Psychol 1995; 69: 851–64.
35. Duran A, Extremera B, Rey L. Self-reported emotional intelligence, burnout and engagement among staff in services for people with intellectual disabilities. Psychol Rep 2004; 95: 386–90.
36. Elam C. Use of emotional intelligence as one measure of medical school applicants noncognitive characteristics. Acad Med 2000; 75: 445–6.
37. Elam C, Stratton TD, Andrykowski MA. Measuring the emotional intelligence of medical school matriculants. Acad Med 2001; 76: 507–8.

38. Ernst H. Herz plus Hirn. Emotionale Intelligenz im Alltag. Psychologie heute 2005; 32: 20–7.

39. Estrada CA, Young MJ, Isen AM. Positive affect influences creative problem solving and reported sources of practice satisfaction in physicians. Motivat Emotion 1994; 18: 285–99.

40. Estrada CA, Isen AM, Young MJ. Positive affect facilitates integration of information and decreases anchoring in reasoning among physicians. Organiz Behav Hum Decis Proc 1997; 71: 117–35.

41. Evans D, Allen H. Emotional intelligence: its role in training. Nurs Times 2002; 98: 41–2.

42. Extremera N, Fernandez-Berrocal P. Emotional intelligence as predictor of mental, social, and physical health in university students. Span J Psychol 2006; 9: 45–51.

43. Flintrop J, Rieser S. Gestalten statt verwalten – die Kassen meinen es ernst. Dtsch Ärztebl 2006; 103: A221–6.

44. Flintrop J, Gerst T. Medizinische Kompetenz allein genügt nicht. Dtsch Ärztebl 2008; 105: A509–13.

45. Freshman B, Rubino L. Emotional intelligence: a core competency for healthcare administrators. Health Care Manag 2002; 20: 1–9.

46. Freshman B, Rubino L. Emotional intelligence skills for maintaining social networks in healthcare organizations. Hosp Top 2004; 82: 2–9.

47. Gerard RJ. Wise physician. Fam Med 1999; 31: 586–8.

48. Goleman D. What makes a leader? Clin Lab Manage Rev 1999; 13: 123–31.

49. Goleman D, Boyatzis R, McKee A. Emotionale Führung. München: Econ 2002.

50. Gothe H. Arbeits- und Berufszufriedenheit von Ärzten. Dtsch Ärztebl 2007; 104: A1394–9.

51. Grossman RJ. Emotions at work. Clin Leadersh Manag Rev 2001; 15: 391–4.

52. Hakanen EA. Relation of emotional intelligence to emotional recognition and mood management. Psychol Rep 2004; 94: 1097–1103.

53. Halpern J. Empathy and patient-physician conflicts. J Gen Intern Med 2007; 22: 696–700.

54. Hansen L, Meier E. Professionelle Fürsorge. Dtsch Ärztebl 2006; 103: A2530–2.

55. Hassed C. Medicine. What has love got to do with it? Aust Fam Physician 2000; 29: 68–9.

56. Heiny L. Der Krieg der Ärzte. Medbiz 2008; 5: 4–8.

57. Hillert A, Marwitz M. Die Burnout Epidemie. Oder brennt die Leistungsgesellschaft aus? München: Beck 2006.

58. Hontschik B. Körper, Seele, Mensch. Frankfurt: Suhrkamp 2006.

59. Hoppe JD. Zuwendung statt kalter Betriebswirtschaft. Dtsch Ärztebl 2002; 99: A79–83.

60. Hoppe JD. (Interview) Ärzte sind keine Erfüllungsgehilfen. Dtsch Ärztebl 2007; 104: A1273–5.

61. Hoppe JD. (Interview) Ärzte sind keine Kaufleute, und sie verkaufen keine Ware. Dtsch Ärztebl 2008; 105: A67–69.

62. Hojat M, Gonnella JS, Nasca TJ, Mangione S, Vergare M, Magee M. Physician empathy: definition, components, measurement, and relationship to gender and specialty. Am J Psychiatry 2002; 159: 1563−9.

63. Ivcevic Z, Brackett MA, Mayer JD. Emotional intelligence and emotional creativity. J Pers 2007; 75: 199−235.

64. Jäger R. Selbstmanagement und persönliche Arbeitstechniken. Gießen: Verlag Dr. Götz Schmidt 2007.

65. Jurkat HB, Reimer C. Lebensqualität und Gesundheitsverhalten von berufstätigen Ärztinnen im Vergleich zu Ärzten. Schweiz Ärztez 2001; 82: 1739−44.

66. Jurkat HB, Reimer C. Arbeitsbelastung und Lebenszufriedenheit bei berufstätigen Medizinern in Abhängigkeit von der Fachrichtung. Schweiz Ärztez 2001; 82: 1745−50.

67. Katić M, , Budak A, Ivanković, Mastilica M, Lazić D, Babić-Banaszak A, Matković V. Patients' views an the professional behaviour of family physicians. Fam Pract 2001; 18: 42−7.

68. Kehr HM. Souveränes Selbstmanagement. Weinheim: Beltz 2002.

69. Kieckbusch D. Bewertung von Nutzen und Effizienz. Dtsch Ärztebl 2007; 104: A2550.

70. Kienzle F. Ärztinnen und Ärzte. Keine Dienstleister. Dtsch Ärztebl 2002; 99: A1810.

71. Kim SS, Kaplowitz S, Johnston MV. The effects of physician empathy on patient satisfaction and compliance. Eval Health Prof 2004; 27: 237−51.

72. Klein S. Alles Zufall: Die Kraft, die unser Leben bestimmt. Hamburg: Rowohlt 2005.

73. Klein S. Zeit: Der Stoff, aus dem das Leben ist. Frankfurt: Fischer 2006.

74. Kliszcz J, Nowicka-Sauer K, Trzeciak B, Nowak P, Sadowska A. Empathy in health care providers – validation study of the Polish version of the Jefferson Scale of Empathy. Adv Med Sci 2006; 51: 219−25.

75. Koch K, Gehmann U, Sawicki PT. Primärärztliche Versorgung in Deutschland im internationalen Vergleich. Dtsch Ärztebl 2007; 104: A2584−91.

76. Larson EB, Yao X. Clinical empathy as emotional labor in the patient-physician relationship. JAMA 2005; 293: 1100−6.

77. Lay R. Führen durch das Wort. Fremd- und Eigensteuer, Motivation, Kommunikation, Praktische Führungsdialektik. Frankfurt am Main: Ullstein 1996.

78. Lazare A. Shame and humiliation in the medical encounter. Arch Intern Med 1987; 147: 1653−8.

79. Lee WN, Langiulli M, Mumtaz A, Peterson SJ. A comparison of humanistic qualities among medical students, residents, and faculty physicians in internal medicine. Heart Dis 2003; 5: 380−3.

80. Lelord F, André C. Die Macht der Emotionen und wie sie unseren Alltag bestimmen. München: Piper 2007.

81. Lermer S. Kommunikative Kompetenz. Offenbach: Gabal 2005.

82. Loh A, Simon D, Kriston L, Härter M. Patientenbeteiligung bei medizinischen Entscheidungen. Dtsch Ärztebl 2007; 104: A1483−8.

83. Lopes PN, Salovey P, Strauss R. Emotional intelligence, personality, and the perceived quality of social relationships. Personal Individ Diff 2003; 35: 641−58.

84. Mäulen B. Arbeitsstörungen bei Ärzten. MMW 2004; 146: 4–10.

85. Marcus ER. Empathy, humanism, and the professionalization process of medical education. Acad Med 1999; 74: 1211–5.

86. Maus J. Ärztliches Handeln in Freiheit. Dtsch Ärztebl 2006; 103: A439–41.

87. Mauss I. Mensch, ärgere dich nicht! Gehirn Geist 2007; 1: 72–7.

88. May U, Ries M. Beim Arzt gut aufgehoben. Dtsch Ärztebl 2006; 103: A2090–2.

89. Mayer J, Salovey P. The intelligence of emotional intelligence. Intelligence 1993; 17: 433–42.

90. McClelland DC, Koestner R, Weinberger J. How do self-attributes and implicit motives differ. Psychol Rev 1989; 96: 690–702.

91. McQueen AC. Emotional intelligence in nursing work. J Adv Nurs 2004; 47: 101–8.

92. Merz B, Oberlander W. Ärztinnen und Ärzte beklagen Einschränkung ihrer Autonomie. Dtsch Ärztebl 2008; 105: A322–4.

93. Mikolajczak M, Roy E, Luminet O, Fillée C, de Timary P. The moderating impact of emotional intelligence on free cortisol responses to stress. Psychoneuroendocrinology 2007; 32: 1000–12.

94. Montes-Berges B, Augusto JM. Exploring the relationship between perceived emotional intelligence, coping, social support and mental health in nursing students. J Psych Ment Health Nurs 2007; 14: 163–71.

95. Müller HE. Moderne Physik und Grundfragen der Medizin: Zur Lösung von Grundfragen. Dtsch Ärztebl 2000; 97: A3102.

96. Nagel E, Manzeschke A. Wunsch nach Orientierung. Dtsch Ärztebl 2006; 103: A168–70.

97. Naylor CD. Leadership in academic medicine: reflections from administrative exile. Clin Med 2006; 6: 488–92.

98. O'Donovan LJ. Vom transzendenten Horizont des Heilens. Dtsch Ärztebl 2003; 100: A3362–8.

99. Oginska-Bulik N. Emotional intelligence in the workplace: exploring tis effects on occupational stress and health outcomes in human service workers. Int J Occup Med Environ Health 2005; 18: 167–75.

100. Opacic DA. The relationship between self-efficacy and student physician assistant clinical performance. J Allied Health 2003; 32: 158–66.

101. Palfai TP, Salovey P. The influence of depressed and elated mood on deductive and inductive reasoning. Imagin Cogn Personality 1993; 13: 57–71.

102. Pau A, Rowland ML, Naidoo S, AbdulKadir R, Makrynika E, Moraru R, Huang B, Croucher R. Emotional intelligence and perceived stress in dental undergraduates: a multinational survey. J Dent Educ 2007; 71: 197–204.

103. Petra JJ. The role of the mind and emotions of patient and surgeon in the outcome of surgery. Plast Reconstr Surg 2000; 105: 2636–7.

104. Pletzer MA. Emotionale Intelligenz – Das Trainingsbuch. Planegg b. München: Haufe 2007.

105. Prekop J. Einfühlung oder Die Intelligenz des Herzens. München: Kösel 2002.

106. Ratheiser K. (Interview) Zu wenig Burnout-Prävention für Ärzte. http://www.aerztewoche.at/viewArticlePrintDetails.do?articleId=6045.

107. Reeves A. Emotional intelligence: recognizing and regulating emotions. AAOHN J 2005; 53: 172–6.

108. Reimer C, Jurkat H. Lebensqualität von Ärzten. Pessimismus macht sich breit. Dtsch Ärztebl 1996; 93: A1022–4.

109. Reimer C, Jurkat H. Zur Problematik der Lebensqualität und Suchtgefährdung von Ärztinnen und Ärzten. http://www.aerztegesundheit.de/lebensqualit2.htm.

110. Richter-Kuhlmann EA. Unsicher in der Praxis. Dtsch Ärztebl 2003; 100: A2114–5.

111. Richter-Kuhlmann EA. »Ja« zum Arztberuf, »Nein« zu deutschen Verhältnissen. Dtsch Ärztebl 2007; 104: A1881–2.

112. Rieser S. Ärztemangel: Arbeitsbedingungen schrecken viele ab. Dtsch Ärztebl 2005; 102: A797.

113. Romanelli F, Cain J, Smith KM. Emotional intelligence as a predictor of academic and/or professional success. Am J Pharm Educ 2006; 70: 69.

114. Rosenberg MB. Gewaltfreie Kommunikation. Eine Sprache des Lebens. Paderborn: Junfermann 2004.

115. Rosta J. Arbeitszeit der Krankenhausärzte in Deutschland. Dtsch Ärztebl 2007; 104: A2417–23.

116. Salovey P, Mayer JD. Emotional intelligence. Imagination, Cognition and Personality 1990; 9: 185–211.

117. Schimmer M. Widerstreit zwischen Vernunft und Gefühl. Dtsch Ärztebl 1998; 95: A2381–2.

118. Schmidt-Atzert L. Lehrbuch der Emotionspsychologie. Stuttgart: Kohlhammer 1996.

119. Schutte NS, Malouff JM, Bobik C, Coston TD, Greeson C, Jedlicka C, Rhodes E, Wendorf G. Emotional intelligence and interpersonal relations. J Soc Psychol 2001; 141: 523–36.

120. Schweickhardt A, Fritzsche K. Kursbuch ärztliche Kommunikation. Köln: Deutscher Ärzte-Verlag 2007.

121. Schwing C. Neue Führungskräfte braucht das Hospital – Anforderungen an die Führungskräfte im Krankenhaus der Zukunft. http://www.thieme-connect.com/ejournals/html/uro/doi/10.1055/s-2003–44499.

122. Seidel W. Emotionale Kompetenz. Heidelberg: Springer 2004.

123. Seith A. »Bald haben wir amerikanische Verhältnisse«. http://www.spiegel.de/wirtschaft/0,1518,druck-544700,0.html.

124. Sonnenmoser M. Selbstmotivation: Innere Anreize setzen. Dtsch Ärztebl 2004; 101: A372.

125. Spielberg P. Der Patient von morgen. Dtsch Ärztebl 2006; 103: A2093.

126. Strickland D. Emotional intelligence: the most potent factor in the success equation. J Nurs Adm 2000; 30: 112–7.

127. Tapia M. Measuring emotional intelligence. Psychol Rep 2001; 88: 353–64.

128. Topf C. Emotionale Intelligenz für Frauen. München: Redline Wirtschaftsverlag 2008.

129. Totterdell P, Kellet S, Teuchmann K, Briner RB. Evidence of mood linkage in work groups. J Personal Soc Psychol 1998; 74: 1504–15.

130. Traufetter G. Die Weisheit der Gefühle. http://www.spiegel.de/wissenschaft/mensch/0,1518,druck-507122,00.html.

131. Triola N. Authentic leadership begins with emotional intelligence. AACN Adv Crit Care 2007; 18: 244–7.

132. Unschuld P. Der Patient als Leidender und Kunde. Dtsch Ärztebl 2006; 103: A1136–9.

133. Unschuld P. Der Arzt als Fremdling in der Medizin? München: Zuckschwerdt 2005.

134. Viciano A. Guter Arzt, kranker Arzt. http://www.zeit.de/2007/05/M-Aerztegesundheit.

135. Vitello-Cicciu JM. Exporing emotional intelligence. Implications for nursing leaders. J Nurs Adm 2002; 32: 203–10.

136. Von Arx W, Rüegg-Stürm J. Ansatzpunkte für eine erfolgreiche Weiterentwicklung. Dtsch Ärztebl 2007; 104: A2110–3.

137. Von Kanitz A. Gesprächstechniken. Planegg: Haufe 2007.

138. Von Kanitz A. Emotionale Intelligenz. Planegg: Haufe 2007.

139. Wagner PJ, Jester DM, Moseley GC. Use of the emotional quotient inventory in medical education. Acad Med 2001; 76: 506–7.

140. Wagner PJ, Moseley GC, Grant MM, Gore JR. Physicians emotional intelligence and patient satisfaction. Fam Med 2002; 34: 750–4.

141. Woo KT. Physician leadership. Singapore Med J 2007; 48: 1069–73.

142. Zachariae R, Pedersen CG, Jensen AB, Ehrnrooth E, Rossen PB, von der Maase H. Association of perceived physician communication style with patient satisfaction, distress, cancer-related self-efficacy, and perceived control over the disease. Br J Cancer 2003; 88: 658–65.

143. Zylka-Menhorn V. Auch Ärzte sind Menschen und Patienten. Dtsch Ärztebl 2007; 104: A1144–5.

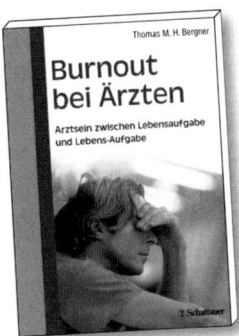
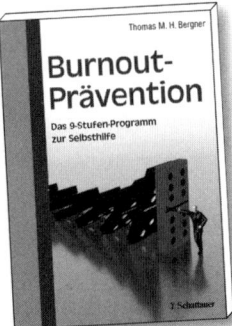
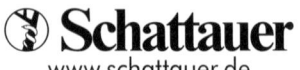